Praxisbuch Kontrastmittelsonografie

Springer Nature More Media App

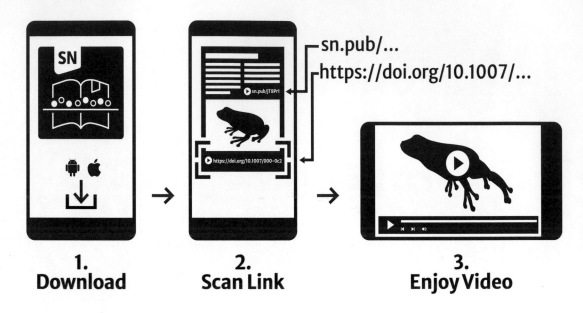

1.
Download

2.
Scan Link

3.
Enjoy Video

Support: customerservice@springernature.com

Ulf Teichgräber
Thomas Fischer
Dirk-André Clevert
Hrsg.

Praxisbuch Kontrastmittelsonografie

Kursbuch des CEUS-Kurs-Zertifikats der DRG

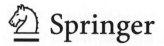 Springer

Hrsg.
Ulf Teichgräber
Institut für Diagnostische und
Interventionelle Radiologie
Universitätsklinikum Jena
Jena, Deutschland

Thomas Fischer
Interdisziplinäres USZ
Klinik für Radiologie Charité, CCM
Universitätsmedizin Berlin
Berlin, Deutschland

Dirk-André Clevert
Klinik und Poliklinik für
Radiologie; Interdisziplinäres
Ultraschall-Zentrum
Klinikum der Universität München
München, Deutschland

Die Online-Version des Buches enthält digitales Zusatzmaterial, das durch ein Play-Symbol gekennzeichnet ist. Die Dateien können von Lesern des gedruckten Buches mittels der kostenlosen Springer Nature „More Media" App angesehen werden. Die App ist in den relevanten App-Stores erhältlich und ermöglicht es, das entsprechend gekennzeichnete Zusatzmaterial mit einem mobilen Endgerät zu öffnen.

ISBN 978-3-662-61685-7   ISBN 978-3-662-61686-4   (eBook)
https://doi.org/10.1007/978-3-662-61686-4

Die Deutsche Nationalbibliothek verzeichnet diese Publikation in der Deutschen Nationalbibliografie; detaillierte bibliografische Daten sind im Internet über http://dnb.d-nb.de abrufbar.

Umschlagabbildung © Thomas Fischer/Springer
Umschlaggestaltung deblik Berlin

Lektorat: Daniel Quinones
Springer ist ein Imprint der eingetragenen Gesellschaft Springer-Verlag GmbH, DE und ist ein Teil von Springer Nature.
Die Anschrift der Gesellschaft ist: Heidelberger Platz 3, 14197 Berlin, Germany

Vorwort

Die sonografische Diagnostik inklusive der farbkodierten Dopplersonografie sowie die sonografisch-gestützte interventionelle Therapie sind ein vollumfassender integraler Bestandteil der Weiterbildungsordnung (WBO) für das Fachgebiet Radiologie. Dies beinhaltet auch spezielle sonografische Anwendungen in den Teilgebieten der Kinder- und Neuroradiologie.

Die kontrastverstärkte sonografische Untersuchung (englisch: „contrast-enhanced ultrasound", CEUS) hat seit einigen Jahren Einzug in die Ultraschallroutineuntersuchung gehalten. Es existiert inzwischen eine Vielzahl von Indikationen, die zu einer Erweiterung des diagnostischen Spektrums im klinischen Ultraschall geführt haben. Für die erfolgreiche Anwendung von CEUS sind jedoch technische wie auch klinische Erfahrungen notwendig, welche bisher kein obligater Bestandteil des Weiterbildungscurriculums der Radiologie sind.

Ziel des vorliegenden Buches ist die Begleitung des Konzeptes zur Erlangung eines Fortbildungszertifikats für die kontrastmittelverstärkte Sonografie durch die Arbeitsgemeinschaft Ultraschal (AGUS) der Deutschen Röntgengesellschaft e. V. (DRG). Damit verbunden ist die Stärkung der Qualifikation von Nachwuchsradiologinnen und -radiologen in dieser speziellen sonografischen Technik und die Steigerung der Kompetenz in den Weiter- und Ausbildungsstätten.

Ulf Teichgräber
Thomas Fischer
Dirk-André Clevert

Inhaltsverzeichnis

1	**Grundlagen**	1
	Christian Greis	
1.1	Historischer Rückblick	2
1.2	Aufbau der Ultraschallkontrastmittel	3
1.3	Zubereitung und Administration	4
1.4	Pharmakologische Eigenschaften	6
1.5	Dosierung	7
1.6	Sicherheit von Ultraschallkontrastmitteln	9
1.7	Akustische Eigenschaften	9
1.8	Gerätetechnik	11
1.9	Untersuchungsprotokolle	13
1.10	Dokumentation	15
1.11	Quantifizierung	16
1.12	Zukünftige Entwicklungen	18
	Literatur	19
2	**Kontrastmittelsonografie der Leber (JUNG EM)**	21
	Ernst Michael Jung	
2.1	Kontrastmittelapplikation	25
2.2	Dosis	25
2.3	Technik	25
2.4	Untersuchungsablauf	26
2.5	Vaskuläre Diagnostik	27
2.6	Lebertransplantation	28
2.7	Charakterisierung von benignen oder malignen Leberläsionen	29
2.7.1	Lokale Fettverteilungsstörungen	30
2.7.2	Leberzysten	32
2.7.3	Infektionen und Leberabszess	32
2.7.4	Fokale noduläre Hyperplasie	35
2.7.5	Hämangiome und atypische Hämangiome	35
2.7.6	Leberadenome	38
2.7.7	Lebermetastasen	39
2.7.8	Hepatozelluläres Karzinom	41
2.7.9	Cholangiozelluläres Karzinom (CCC)	43
2.8	Leberinterventionen	44
2.9	Perfusionsauswertung bei Tumorbehandlung	46
2.10	Fusionsbildgebung	46
2.11	Intraoperative CEUS zur Tumorresektion	48
2.12	Zusammenfassung	48
	Literatur	49
3	**Kontrastverstärkter Ultraschall des Pankreas**	53
	Dirk-André Clevert	
3.1	Anatomie	54
3.2	Untersuchungstechniken	54
3.3	Farbkodierte Duplexsonografie und Power-Doppler	54

3.4	**Kontrastmittelunterstützte Sonografie**	55
3.5	**Dosis**	55
3.6	**Kontrastmittelphasen**	55
3.7	**Indikationen**	55
3.7.1	Adenokarzinom	55
3.7.2	Neuroendokrine Tumoren	58
3.7.3	Seröses Zystadenom	59
3.7.4	Pseudozysten	59
3.7.5	Pankreasmetastasen	64
3.7.6	Pankreatitis	66
3.7.7	Pankreastransplantation	66
3.8	**Fazit für die Praxis**	68
	Literatur	70

4	**Kontrastmittel-verstärkte Milzsonsonograpie**	**73**
	Ulf Teichgräber und Thomas Benter	
4.1	**Indikationsstellung**	74
4.2	**Morphologie und physiologische Funktion**	74
4.2.1	Form und Größe	74
4.2.2	Topografie und Echostruktur	74
4.2.3	Histologie	74
4.2.4	Gefäßversorgung und Perfusion	75
4.2.5	Physiologische Funktion	75
4.2.6	Größenbestimmung und Volumetrie	76
4.2.7	Lagebestimmung	76
4.3	**Nebenmilz**	76
4.4	**Einsatz der kontrastunterstützten Sonografie**	77
4.5	**Untersuchungstechnik**	77
4.6	**Technische Voraussetzungen**	79
4.7	**Pathologische Milzveränderungen**	79
4.7.1	Splenomegalie	79
4.7.2	Hyposplenismus	80
4.7.3	Fokale und diffuse parenchymatöse Milzläsionen	80
4.7.4	Benigne Milzläsionen	80
4.7.5	Maligne Milzläsionen	87

5	**Kontrastverstärkter Ultraschall des Urogenitaltrakts**	**91**
	Thomas Fischer und Markus Lerchbaumer	
5.1	**Niere**	93
5.1.1	Hintergrund	93
5.1.2	Untersuchungstechnik	93
5.1.3	Ischämie und Niereninfarkt	93
5.1.4	Entzündung	93
5.1.5	Nierenzysten	94
5.1.6	Kategorie I: Simple, benigne Zysten	96
5.1.7	Fokale Nierenläsionen und Pseudotumoren	101
5.1.8	Nierenzellkarzinom und solide Nierentumoren (■ Abb. 5.13, 5.14 und 5.15)	102
5.1.9	Cavazapfen und Tumorinvasion	104
5.2	**Nierentransplantat**	105

5.2.1 Hintergrund 105
5.2.2 Untersuchungsablauf 105
5.2.3 Spezielle Gefäßpathologien des Transplantats......................... 106
5.2.4 Raumforderung, Entzündung... 107
5.3 **Harnblase** 108
5.3.1 Hintergrund 108
5.3.2 Untersuchungstechnik 108
5.3.3 Charakterisierung intramuraler Läsionen.............................. 109
5.3.4 Limitationen 109
5.4 **Prostata** 110
5.4.1 Hintergrund 110
5.4.2 Untersuchungstechnik TRUS... 111
5.4.3 Untersuchungstechnik (MRT/TRUS-Fusionsbiopsie) 111
5.4.4 Prostatitis und postentzündliche Veränderungen....................... 111
5.4.5 Prostatakarzinom (◘ Abb. 5.22) 112
5.4.6 Postinterventionelle Kontrolle 113
5.4.7 Limitationen 113
5.5 **Hoden**... 113
5.5.1 Hintergrund 113
5.5.2 Untersuchungstechnik 114
5.5.3 Trauma 114
5.5.4 Ischämie und Infarkt 114
5.5.5 Entzündliche Veränderungen.. 117
5.5.6 Zystische Hodenläsionen 117
5.5.7 Charakterisierung solider Hodenläsionen 119

6 **Erfassung und Detektion von Aortenpathologien unter**
Verwendung des kontrastverstärkten Ultraschalls 125
Dirk-André Clevert
6.1 **Ultraschalltechnik** 126
6.1.1 Farbkodierte Duplexsonografie und Spektraldoppler................... 126
6.1.2 Kontrastmittelunterstützte Sonografie 126
6.2 **Normalbefunde Aorta abdominalis**.................................. 127
6.3 **Pathologische Veränderungen der Aorta**........................... 128
6.3.1 Abdominelles Aortenaneurysma... 128
6.3.2 Inflammatorisches Aortenaneurysma 134
6.3.3 Aortendissektion... 135
6.3.4 Endovaskuläre Aneurysmaoperation und Follow-up...................... 145
6.4 **Fazit für die Praxis** 149
Literatur 153

7 **Kontrastmittelsonografie bei Patienten mit**
abdominellem Trauma 157
Tilmann Gräter
7.1 **Einleitung** 158
7.2 **Welche Organschäden sind bei einem stumpfen Bauchtrauma zu**
erwarten? 158
7.3 **Schweregrade eines Unfalltraumas** 159
7.4 **Bildgebung beim schweren Polytrauma (Hochenergietrauma)** 159

7.5	**Bildgebung beim Niedrigenergietrauma**	160
7.6	**Einsatz von CEUS beim abdominellen Trauma**	161
7.6.1	Untersuchungsablauf	161
7.6.2	Typische Befunde der Traumadiagnostik mit CEUS	162
7.7	**Fazit für die Praxis**	164
	Literatur	164

8	**CEUS-gestützte Interventionen**	**165**
	Timm Kleffel	
8.1	**Einführung**	166
8.2	**Technische Grundlagen**	166
8.2.1	Intravenöse Gabe	166
8.2.2	Endokavitäre Gabe	166
8.2.3	Anwendungszulassung und Nebenwirkungen	167
8.3	**Einsatzgebiete**	167
8.3.1	Intravenöse Kontrastmittelgabe	167
8.3.2	Endokavitäre Kontrastmittelgabe	170
8.4	**Vergleich mit anderen bildgebenden Methoden**	183
8.4.1	Computertomografie	183
8.4.2	Durchleuchtung	183
8.5	**„Verschiedenes"**	184
8.5.1	Fusion mit Needle Tracking	184
8.5.2	Nur Luft verwenden	184
8.6	**Pitfalls und Limitationen**	186
8.7	**Zusammenfassung**	186
	Literatur	187

9	**Kontrastverstärkter Ultraschall (CEUS) der Brust**	**189**
	Markus Lerchbaumer und Thomas Fischer	
9.1	**Hintergrund**	190
9.2	**Untersuchungstechnik**	190
9.3	**Benigne Läsionen**	190
9.3.1	Sklerosierende Adenose	190
9.3.2	Intraduktales Papillom	190
9.3.3	Zystische Läsionen	191
9.3.4	Fibroadenom	191
9.3.5	Carcinoma in situ	192
9.4	**Maligne Läsionen**	192
9.5	**Praxistipp**	192
9.6	**Neoadjuvante Therapie**	195
9.7	**Sentinel-Lymphknoten, Metastasen**	195
9.8	**Limitationen**	195
	Literatur	196

10	**Pädiatrische CEUS-Anwendungen**	**197**
	Hans-Joachim von Mentzel und Jörg Detlev Moritz	
10.1	**Einsatz von Kontrastmitteln in der pädiatrischen Sonografie**	198
10.2	**Historie**	198
10.3	**Safety**	199
10.4	**Off-Label-Use**	200

10.5 **Intrakavitäre Kontrastmittelapplikation.** 200
10.5.1 Durchführung der Miktionsurosonografie 201
10.5.2 Dokumentation und Befunde der MUS. 203
10.6 **Intravenöse Kontrastmittelapplikation.** 205
10.6.1 Dokumentation und Befunde. 208
10.6.2 Trauma 208
10.6.3 Tumoren. 210
10.6.4 Entzündung. 213
10.6.5 Weitere Anwendungen 216
10.7 **Zusammenfassung** 216
Literatur 227

11 **Kontrastmittelsonografie des muskuloskeletalen**
Systems. 229
Marc-André Weber, Martin Krix und Christian Fischer
11.1 **Grundlagen der CEUS-Anwendung am Bewegungsapparat** 231
11.2 **Qualitative Bewertung der Dynamik von Ultraschallkontrastmitteln** 231
11.3 **Quantitative Analyse von Signalintensitäts-Zeit-Kurven** 231
11.4 **Wiederanflutungskinetiken** 232
11.5 **Praktische Implikationen der speziellen Eigenschaften**
der Skelettmuskelperfusion 234
11.6 **Spezielle CEUS-Methoden.** 235
11.6.1 Periphere arterielle Verschlusskrankheit. 236
11.6.2 Diabetes mellitus. 238
11.6.3 Zusammenfassende Einschätzung 240
11.7 **Perioperative Diagnostik.** 240
11.7.1 Frakturen und Pseudarthrosen (ausbleibende Knochenheilung
nach Fraktur). 240
11.7.2 Gewebetransplantationen. 241
11.7.3 Schulteroperation (muskuläre Determinanten für das OP-Ergebnis) 244
11.8 **Entzündliche, degenerative und neoplastische muskuloskelettale**
Pathologien 246
11.8.1 Entzündliche rheumatische und artverwandte Erkrankungen. 246
11.8.2 Gonarthrose 246
11.8.3 Chronische Tendinopathie. 247
11.8.4 Entzündliche Myopathien 247
11.8.5 Weichteiltumoren 248
11.9 **Grundlagenforschung zur Physiologie der Muskelperfusion und zu**
Trainingseffekten 251
11.10 **Beispiele von muskuloskelettalen CEUS-Anwendungen in der**
klinischen Routine 256
11.10.1 Grundlagen. 256
11.10.2 Vorbereitungen zur Kontrastmitteluntersuchung. 256
11.10.3 Technische Aspekte 257
11.10.4 CEUS-Untersuchungsverfahren 257
11.11 **Praxisbeispiel: Perioperative Beurteilung von Frakturen und**
Pseudarthrosen. 258
11.11.1 Vorbereitung, B-Bild-Beurteilung und primäre Scanebene 258
11.11.2 CEUS-Verfahren 258

11.12   **Praxisbeispiel: Perioperative Beurteilung des Supraspinatusmuskelgewebes** 258
11.12.1 Untersuchungsvorbereitung. 258
11.12.2 Voruntersuchung mittels B-Mode-Ultraschall und primäre Scanebene 258
11.12.3 CEUS-Verfahren 259
11.13   **Fazit für die Praxis** 259
         Literatur 259

Serviceteil

Stichwortverzeichnis 269

Autorenverzeichnis

Thomas Benter Klinik für Innere Medizin - Gastroenterologie, Hämatologie, Onkologie und Abhängigkeitserkrankungen, DRK Kliniken Berlin Mitte, Berlin, Deutschland
t.benter@DRK-Kliniken-Berlin.de

Dirk-André Clevert Klinik und Poliklinik für Radiologie; Interdisziplinäres Ultraschall-Zentrum, Klinikum der Universität München, München, Deutschland
Dirk.Clevert@med.uni-muenchen.de

Christian Fischer Orthopädie und Unfallchirurgie, Leitung Ultraschallzentrum, Orthopädische Universitätsklinik Heidelberg, Heidelberg, Deutschland

Arcus Sportklinik, Schulter- und Ellenbogenchirurgie, Pforzheim, Deutschland
Christian.Fischer@sportklinik.de

Thomas Fischer Interdisziplinäres USZ Klinik für Radiologie Charité, CCM, Universitätsmedizin Berlin, Berlin, Deutschland
thom.fischer@charite.de

Tilmann Gräter Klinik für Diagnostische und Interventionelle Radiologie, Universitätsklinikum Ulm, Ulm, Deutschland
tilmann.graeter@uniklinik-ulm.de

Christian Greis Bracco Imaging Deutschland GmbH, Konstanz, Deutschland
christian.Greis@bracco.com

Ernst Michael Jung Institut für Röntgendiagnostik, Universitätsklinikum Regensburg, Regensburg, Deutschland
ernst-michael.jung@ukr.de

Timm Kleffel Klinik für Diagnostische und Interventionelle Radiologie und Neuroradiologie, Universitätsklinikum Augsburg, Augsburg, Deutschland
timm.kleffel@uk-augsburg.de

Martin Krix Medical Leader X-ray & Ultrasound, Europe Asia, Bracco Global Medical & Regulatory Affairs, Bracco Imaging Deutschland GmbH, Konstanz, Deutschland
martin.krix@bracco.com

Markus Lerchbaumer Campus Mitte: Institut für Radiologie, Charité Universitätsmedizin Berlin, Berlin, Deutschland
markus.lerchbaumer@charite.de

Hans-Joachim von Mentzel Institut für Diagnostische und Interventionelle Radiologie, Universitätsklinikum Jena, Jena, Deutschland
Hans-Joachim.Mentzel@med.uni-jena.de

Jörg Detlev Moritz Klinik für Radiologie und Neuroradiologie, Kinderradiologie, Universitätsklinikum Schleswig-Holstein, Kiel, Deutschland
JoergDetlev.Moritz@uksh.de

Ulf Teichgräber Institut für Diagnostische und Interventionelle Radiologie, Universitätsklinikum Jena, Jena, Deutschland
Ulf.Teichgraeber@med.uni-jena.de

Marc-André Weber Institut für Diagnostische und Interventionelle Radiologie, Kinder- und Neuroradiologie, Universitätsmedizin Rostock, Rostock, Deutschland
marc-andre.weber@med.uni-rostock.de

Grundlagen

Christian Greis

Inhaltsverzeichnis

1.1   Historischer Rückblick – 2

1.2   Aufbau der Ultraschallkontrastmittel – 3

1.3   Zubereitung und Administration – 4

1.4   Pharmakologische Eigenschaften – 6

1.5   Dosierung – 7

1.6   Sicherheit von Ultraschallkontrastmitteln – 9

1.7   Akustische Eigenschaften – 9

1.8   Gerätetechnik – 11

1.9   Untersuchungsprotokolle – 13

1.10   Dokumentation – 15

1.11   Quantifizierung – 16

1.12   Zukünftige Entwicklungen – 18

        Literatur – 19

Ergänzende Information Die elektronische Version dieses Kapitels enthält Zusatzmaterial, auf das über folgenden Link zugegriffen werden kann https://doi.org/10.1007/978-3-662-61686-4_1. Die Videos lassen sich durch Anklicken des DOI Links in der Legende einer entsprechenden Abbildung abspielen, oder indem Sie diesen Link mit der SN More Media App scannen.

© Springer-Verlag GmbH Deutschland, ein Teil von Springer Nature 2022
U. Teichgräber et al. (Hrsg.), *Praxisbuch Kontrastmittelsonografie*,
https://doi.org/10.1007/978-3-662-61686-4_1

1

1.1 Historischer Rückblick

Die ersten Kontrasteffekte im Ultraschall wurden 1968 von Gramiak und Shah beschrieben, nachdem sie während einer Untersuchung der Aortenwurzel eine Indocyaningrün-Lösung injizierten, welche einige Luftbläschen enthielt (Gramiak und Shah 1968). Dies führte zu der Idee, kleine Luftbläschen zur Kontrastierung von Blut zu verwenden. Anfangs wurden dazu visköse Lösungen (z. B. Röntgenkontrastmittel) mit Luft aufgeschäumt. Feinstein entdeckte, dass eine Behandlung mit Ultraschall (Sonikation) zu Bläschen mit kleinerer Größe und erhöhter Stabilität führte (Feinstein et al. 1984), was für eine Lungenpassage und Kontrastierung der linken Herzkammer nach intravenöser Injektion essenziell ist. Es wurde schnell klar, dass für eine breitere klinische Anwendung die Bläschen in ihrer Größe standardisiert und für eine längere Verweildauer stabilisiert werden müssen. Zahlreiche Firmen begannen mit der kommerziellen Entwicklung von Ultraschallkontrastmitteln, wovon allerdings nur wenige die klinische Entwicklung abschlossen und eine Zulassung zur Humananwendung erhielten.

Bei den Präparaten der ersten Generation wurde Luft mithilfe von Hüllsubstanzen stabilisiert. Echovist® (Schering, Berlin) war das erste Präparat, welches nach einer klinischen Entwicklung 1991 eine Marktzulassung erhielt. Echovist® besteht aus Galaktosemikropartikeln, welche nach Injektion kleine Luftbläschen freisetzen. Die Stabilität war aber zu gering, um die Lungenpassage zu überstehen. Albunex® (Molecular Biosystems, San Diego) wurde in den USA auf der Basis der Sonikationstechnik von Feinstein entwickelt. Albunex® besteht aus einer sonikierten Humanalbuminlösung mit eingeschlossenen Luftbläschen. Albunex® konnte zumindest bei einem Teil der Patienten die Lungenpassage überstehen und die linken Herzkammern kontrastieren (Crouse et al. 1993). Die Bläschen waren aber sehr druckempfindlich und erlaubten nur eine sehr kurze Kontrastdauer. Die erste Marktzulassung erfolgte 1993 in den USA. In Deutschland entwickelte Schering eine verbesserte Version von Echovist®

unter dem Namen Levovist®, bei welcher die Galaktosemikropartikel mit Palmitinsäure überzogen wurden. Dies erlaubte die Lungenpassage und den Übertritt in das arterielle Gefäßsystem, wodurch eine Verstärkung des Dopplersignals im gesamten Blutgefäßsystem erreicht werden konnte (Hosten et al. 1999). Allerdings wurden die Bläschen bereits nach kurzer Beschallung zerstört. Levovist® erhielt 1995 die Marktzulassung in Europa.

Bei den Präparaten der zweiten Generation wurden anstatt Luft lipophile Gase (z. B. Schwefelhexafluorid oder Perfluorkarbone) mit sehr schlechter Löslichkeit in Wasser (Blut) verwendet. Dabei handelt es sich um nicht toxische Gase, welche unverändert über die Lunge wieder ausgeschieden werden. In den USA erhielt Optison® (GE Healthcare, Oslo) 1998 die Marktzulassung. Optison® war eine Weiterentwicklung von Albunex®, ebenfalls aus einer sonikierten Humanalbuminlösung aber mit Perflutrengas (Perfluorpropan) anstatt von Luft (Cohen et al. 1998). Optison® erhielt eine Zulassung in der Kardiologie zur Kontrastierung des linken Ventrikels (LV). In Europa wurde zur gleichen Zeit SonoVue® (Bracco, Mailand) mit dem Ziel entwickelt, sowohl die linken Herzkammern als auch die Gefäße und parenchymatösen Organe zu kontrastieren, was einen Einsatz in der Radiologie erlaubt. SonoVue® enthält Mikrobläschen mit einer sehr dünnen Phospholipidmembran, gefüllt mit Schwefelhexafluoridgas, welche über einen breiten Frequenzbereich (1–10 MHz) eingesetzt werden können (Greis 2004). SonoVue® wurde 2001 in der EU für die LV-Kontrastierung, die Kontrastierung der zerebralen und peripheren Gefäße (Makrogefäßsystem) sowie die Kontrastierung von Leber und Mamma (Mikrogefäßsystem) zugelassen. In den USA erfolgte die Zulassung 2014 unter dem Namen Lumason®. Ein ähnliches Präparat wurde in den USA unter dem Namen Definity® (Lantheus Medical Imaging, Billerica) für die LV-Kontrastierung entwickelt. Definity® enthält auch Mikrobläschen mit einer Phospholipidhülle, aber gefüllt mit Perflutrengas (Perfluorpropan) (Kitzman et al. 2000). Definity® beinhaltet eine wesentlich höhere Bläschenkonzentration und muss vor Gebrauch mit einem speziellen Schüttler (Vialmix) aktiviert werden. Definity® wurde 2001 in den USA und 2006 unter dem Namen Luminity® in Europa zugelassen.

In den Folgejahren wurden noch weitere Kontrastmittel mit abweichenden pharmakologischen Eigenschaften entwickelt. Während es sich bei den oben beschriebenen Zweitgenerationskontrastmitteln um Bloodpoolkontrastmittel handelt, welche den Ein-und Ausstrom des Blutes in Organen und Läsionen darstellen, werden diese Kontrastmittel aufgrund einer stabileren Hülle und anderer Oberflächeneigenschaften vom retikuloendothelialen System (RES) phagozitiert. Anstelle eines relativ schnellen Auswaschens mit dem Blutstrom werden diese RES-Kontrastmittel im Gewebe gespeichert (z. B. in den Kupfferzellen der Leber). Nicht phagozitierendes Gewebe bleibt dabei ausgespart. Beispiele sind BR14 (Bracco, Mailand) oder Sonazoid® (GE Healthcare, Oslo). Während die klinische Entwicklung von BR14 eingestellt wurde, erhielt Sonazoid® die Marktzulassung 2006 in Japan und später auch in China und Norwegen. Sonazoid®-Mikrobläschen bestehen aus einer relativ steifen Hülle aus hydrogeniertem Ei-Phosphatidylserin, eingebettet in eine amorphe Saccharose-Matrix, gefüllt mit Perfluorbutangas (Sontum 2008).

1.2 Aufbau der Ultraschallkontrastmittel

Die heutigen Ultraschallkontrastmittel bestehen aus Mikrobläschen mit einer stabilisierenden Hülle, gefüllt mit einem inerten, lipophilen (schwer wasserlöslichen) Gas. Die Hülle ist vorzugsweise sehr dünn und elastisch, um eine Resonanzschwingung im Schallfeld auch bei sehr niedriger Schallenergie (in der Tiefe) zu ermöglichen. Das Gas ist pharmakologisch inert, nicht toxisch und besitzt nur eine sehr geringe Löslichkeit in Wasser (Blut), um die Diffusion aus den Mikrobläschen zu erschweren. Damit wird eine hohe Stabilität im Blutkreislauf erreicht (◘ Abb. 1.1).

In einem Milliliter SonoVue®-Suspension sind ca. 340 Millionen Mikrobläschen mit

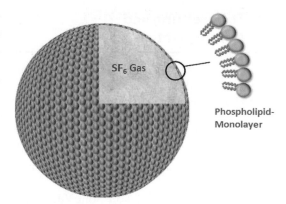

◘ **Abb. 1.1** Aufbau eines SonoVue®-Mikrobläschens: Die Hülle besteht aus einem Monolayer aus Phospholipiden (DSPC und DPPG-Na), bei dem sich die Phospholipide alle mit den hydrophilen Phosphatgruppen nach außen und den Lipidketten nach innen ausrichten. Bei der Bildung der Mikrobläschen in wässriger Lösung wird das Schwefelhexafluoridgas somit automatisch in den Bläschen eingeschlossen, während die wässrige Lösung außen die Phosphatgruppen umgibt

einem mittleren Durchmesser von ca. 2 μm, also etwa im Bereich der roten Blutkörperchen. Die Bläschen haben aber nicht alle die gleiche Größe, sondern decken einen Bereich zwischen 1 und 10 μm ab, um eine gute Echogenität über einen breiten Frequenzbereich zu gewährleisten. Entscheidend ist, dass die Mikrobläschen alle klein genug sind, um die Kapillaren frei zu passieren, aber groß genug, dass sie die Gefäßwände nicht durchdringen können. Damit bekommen sie den Charakter eines Bloodpoolkontrastmittels, welches ausschließlich das Blutkompartment kontrastiert (Greis 2004). Dies unterscheidet Ultraschallkontrastmittel von den gängigen Röntgen- und MRT-Kontrastmitteln, welche aufgrund ihrer sehr viel geringeren Größe die Gefäßwände wie einen löcherigen Schlauch durchdringen und sich in der gesamten interstitiellen Gewebsflüssigkeit verteilen (sogenannte extrazelluläre Kontrastmittel).

> Ultraschallkontrastmittel bestehen aus kapillargängigen Mikrobläschen, welche mit dem Blutstrom zirkulieren und aufgrund ihrer Größe das Gefäßbett nicht verlassen können (Bloodpoolkontrastmittel).

1

1.3 Zubereitung und Administration

SonoVue® wird als lyophilisiertes Pulver in einem gasgefüllten Gläschen (Vial) geliefert. Die Mikrobläschen werden erst kurz vor der Administration durch Zugabe einer physiologischen Kochsalzlösung erzeugt. SonoVue® muss deshalb auch nicht (wie z. B. Optison® und Definity®/Luminity®) im Kühlschrank gelagert werden.

Für die Zubereitung von SonoVue® wird ein Kit geliefert, welcher eine einfache und sichere Zubereitung erlaubt. Der Kit besteht aus

1. dem SonoVue®-Vial mit der lyophilisierten Trockensubstanz und dem Schwefelhexafluoridgas,
2. einer vorgefüllten Fertigspritze mit 0,9 %iger Kochsalzlösung sowie dem dazugehörigen Stempel,
3. einem Transfer-Spike, welcher eine nadelfreie Injektion des Lösungsmittels und Entnahme der Kontrastmittelsuspension erlaubt.

Der mitgelieferte Transfer-Spike enthält ein Sterilfilter zur Belüftung, um das Kontaminationsrisiko des Vials bei Entnahme von Kontrastmittelsuspension zu minimieren. Die äußere transparente Hülle gewährleistet eine genau zentrierte Perforation des Gummistopfens und hält das Vial nach dem Durchstechen des Stopfens in Position (◘ Abb. 1.2).

SonoVue® wird vor der Administration mithilfe des Kit zubereitet. Die Anleitung des Herstellers ist dabei strikt zu beachten, um eine optimale Qualität der Mikrobläschen zu gewährleisten. Ein Kit ergibt 5 ml gebrauchsfertige Mikrobläschensuspension. Die fertige Suspension ist nach Zubereitung für 6 h haltbar. Dies hat vor allem Sterilitätsgründe, da die Suspension keine Konservierungsmittel enthält und selbst bei sorgfältiger Anwendung nach dieser Zeit die Keimzahl in der Suspension ansteigen kann. Nach Zubereitung steigen die gasgefüllten Mikrobläschen aufgrund ihres Auftriebs an die Oberfläche und sammeln sich dort als weiße Schicht an. Die Suspension im Vial wird dadurch zunehmend klar. Nach längerem Stehen muss das Vial deshalb vor Entnahme der Suspension nochmals vorsichtig durch mehrfaches Drehen auf den Kopf gemischt werden, bis die Suspension wieder homogen milchig trüb ist (◘ Abb. 1.3).

Für die intravenöse Injektion wird die Spritze mit der Kontrastmittelsuspension an den geraden Anschluss der Venenverweilkanüle angedockt. Eine zweite Spritze mit 0,9 %iger Kochsalzlösung wird an den T-Anschluss der Kanüle angedockt, um nach der

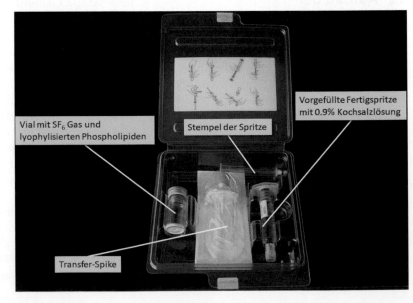

◘ **Abb. 1.2** Sono-Vue®-Kit: Der Kit enthält das Vial mit dem lyophilisierten Pulver und dem Schwefelhexafluoridgas (SF$_6$-Gas), die vorgefüllte Fertigspritze mit der 0,9 %igen Kochsalzlösung samt Stempel zum Einschrauben sowie den Transfer-Spike mit einem Sterilfilter zur Belüftung

Vial mit SF$_6$ Gas und lyophylisierten Phospholipiden

Stempel der Spritze

Vorgefüllte Fertigspritze mit 0.9% Kochsalzlösung

Transfer-Spike

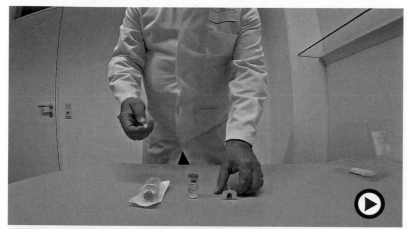

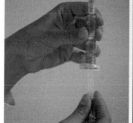

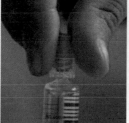

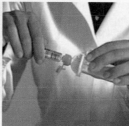

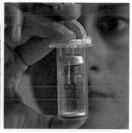

Verbinde den Stempel durch einschrauben im Uhrzeigersinn mit der Spritze

Öffne den Blister des Transfer-Spike und entnehme den Spike. Dann entferne die Schutzkappe der Fertigspritze.

Öffne die grüne Verschluß-kappe des Transfer-Spike und schraube die Fertigspritze auf den Spike (Luer Lock)

Entferne die blaue Schutzkappe vom Vial und führe das Vial in den transparenten Mantel des Transfer-Spike ein. Drücke fest auf den Boden des Vial bis es hörbar einrastet.

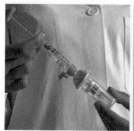

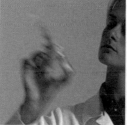

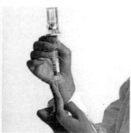

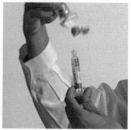

Entleere den kompletten Inhalt der Fertigspritze in das Vial (Stempel bis zum Anschlag herunterdrücken).

Schüttle das Vial kräftig für ca. 20 Sekunden um den Inhalt gut zu vermischen. Dabei entsteht eine milchig weiße Suspension.

Zur Entnahme der SonoVue Suspension: Drehe das Vial auf den Kopf und entnehme vorsichtig die benötigte Menge.

Schraube die Spritze vom Transfer-Spike los und die Suspension ist fertig zum Gebrauch.
Grüne Schutzkappe des Spikes zum Schutz des Inhalts schließen.

◘ Abb. 1.3 und Video 1.3 Zubereitung von Sono-Vue®: Die Zubereitung der SonoVue®-Suspension sollte direkt vor Gebrauch erfolgen. Damit wird die bestmögliche Qualität der Mikrobläschensuspension sichergestellt. Nach Injektion der 0,9 %igen Kochsalzlösung mithilfe des Transfer-Spikes in das Vial mit dem Lyophilisat und dem Schwefelhexafluoridgas werden die Mikrobläschen durch Mischen der Phospolipide mit dem Gas in der wässrigen Trägerlösung gebildet. Es entsteht eine milchig weiße Mikrobläschensuspension (▶ https://doi.org/10.1007/000-6g0)

Injektion des Kontrastmittels (KM) die Leitung nachzuspülen und zu gewährleisten, dass die geringe Kontrastmittelmenge vollständig in den Blutstrom gelangt. Eine Injektion des Kontrastmittels durch den Seitanschluss (um die Ecke herum) ist zu vermeiden, da große Scherkräfte die Mikrobläschen beschädigen können. Die Injektion sollte zügig, aber ohne großen Druck erfolgen (ggf. vorhandenen Zugang vorher auf Durchgängigkeit prüfen).

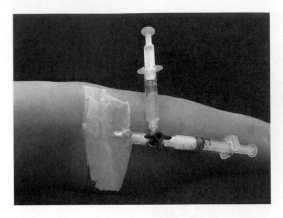

▣ Abb. 1.4 Intravenöse Administration von Sono-Vue®: Die Kontrastmittelspritze wird an den geraden Anschluss der Venenverweilkanüle abgedockt, die Kochsalzspritze zum Nachspülen an den seitlichen Anschluss. Die Kanüle sollte nicht zu englumig sein (mind. 20 G). Die Verwendung eines Dreiwegehahns wird empfohlen, um einen vorzeitigen Eintritt von Kontrastmittelmikrobläschen in den Blutstrom zu verhindern

Ein Dreiwegehahn ist hilfreich, um einen vorzeitigen Eintritt von Mikrobläschen in den Blutstrom zu verhindern. Die Kanüle sollte nicht zu englumig sein, um zu hohe Scherkräfte zu vermeiden (empfohlen 20 G). Eine Injektion durch einen liegenden zentralvenösen Katheter ist möglich, wenn dieser keinen Filter enthält. Dabei ist aber zu beachten, dass die Anflutungszeiten deutlich verkürzt werden (▣ Abb. 1.4).

Für die intrakavitäre Injektion muss das Kontrastmittel stark verdünnt werden (ca. 1:500, wenige Tropfen auf 10 ml 0,9 %iger Kochsalzlösung) (Duran et al. 2012). Die Kochsalzlösung sollte aus einem Plastikbehälter stammen, da Glasbehältnisse häufig hitzesterilisiert (und damit entgast) sind. Die verdünnte KM-Suspension wird mit wenig Druck unter Ultraschallkontrolle injiziert, bis der gesamte Hohlraum mit Mikrobläschen gefüllt ist. Ein Nachspülen ist hierbei nicht notwendig. Eine Verdünnung in stillem Wasser (z. B. zur intestinalen Anwendung) ist ebenfalls möglich (Heinzmann et al. 2012).

> ❯ Die Mikrobläschensuspension muss vor Gebrauch gemäß Herstellervorschrift zubereitet werden. Die intravenöse Injektion sollte vorwiegend in eine großvolumige

Verweilkanüle in der Armbeuge erfolgen, gefolgt von einer Injektion von 0,9 %iger Kochsalzlösung zum Nachspülen. Für die intrakavitäre Gabe muss die Originalsuspension ca. 1:500 verdünnt werden.

1.4 Pharmakologische Eigenschaften

Der aktive Wirkstoff von Ultraschallkontrastmitteln ist das in den Mikrobläschen eingeschlossene Gas. Die verwendete Gasmenge ist hierbei sehr gering, bei SonoVue® sind in 1 ml Suspension nur 8 µl Schwefelhexafluoridgas enthalten. Aufgrund der sehr geringen Wasserlöslichkeit der verwendeten Gase ist eine Entweichung aus den Mikrobläschen im Blutkreislauf praktisch nicht möglich. Lediglich in den Alveolen der Lunge besteht ein sehr enger Kontakt der Mikrobläschen mit der Atemluft, ohne dickere wasserhaltige Trennschichten. Dort kann das Gas aus den Mikrobläschen durch Diffusion in die Atemluft entweichen und wird anschließend abgeatmet (Greis 2004).

Die Ausscheidung des injizierten Gases erfolgt aufgrund der geringen Menge relativ schnell. Selbst bei sehr hohen Dosen (20 ml SonoVue®) ist das Schwefelhexafluorid nach 20 min praktisch vollständig abgeatmet (Morel et al. 2000). Lediglich in Organen, welche sehr lange das Blut (und damit die Mikrobläschen) speichern, sind dann noch geringe Kontrastmittelmengen vorhanden. Dies ist z. B. in der Milz der Fall.

Aufgrund der pulmonalen Elimination ist die Ausscheidung des Kontrastmittels nicht von der Nierenfunktion abhängig. Selbst eine hochgradige Niereninsuffizienz ist keine Kontraindikation. Auch bei Patienten mit stark eingeschränkter Lungenfunktion (z. B. chronisch obstruktive Lungenerkrankung [COPD]) ist die Abatmung des Gases aufgrund der sehr geringen verabreichten Menge praktisch nicht verzögert (Bokor et al. 2001).

Die Phospholipide der Hüllmembran werden im endogenen Phospholipidstoffwechsel metabolisiert. Sie sind nicht pharmakologisch aktiv.

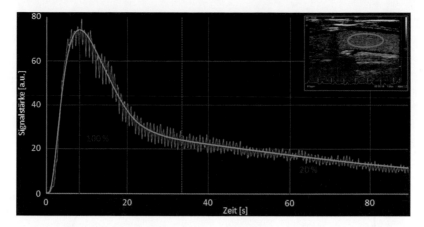

□ Abb. 1.5 Kontrastierung der arteriellen Gefäße nach Bolusinjektion von SonoVue®: In den arteriellen Gefäßen (z. B. Karotis) ist ca. 10–12 s nach Injektion das Maximum der Kontrastierung erreicht. Bei schlechter kardialer Funktion kann die Anflutungszeit deutlich verlängert sein. Die Kontrastierung nimmt danach langsam wieder ab. Je nach verabreichter Dosis kann eine diagnostisch verwertbare Kontrastierung von 4–6 min erreicht werden

Die Mikrobläschen werden im Blutstrom mit der gleichen Dynamik und Geschwindigkeit wie rote Blutkörperchen transportiert. Ihre An- und Abflutung spiegelt somit den nativen Blutfluss wider. SonoVue® ist uneingeschränkt kapillargängig und verzögert nicht den Blutfluss und die Sauerstoffversorgung in der Niere (Lamby et al. 2017).

Nach der intravenösen Injektion eines Kontrastmittelbolus (z. B. 2 ml) wird dieser über die rechten Herzkammern und die Lungen in die linken Herzkammern transportiert. Dabei wird der initial sehr kompakte Bolus deutlich verbreitert (Greis 2011b). Im arteriellen Kreislauf zeigt sich ca. 10–12 s nach Injektion (je nach Kreislaufzeit) eine schnelle Kontrastierung, welche nach Erreichen des Peaks langsam wieder abnimmt. In den arteriellen Gefäßen wird dabei je nach Dosis eine ca. 2- bis 4-minütige diagnostisch verwertbare Kontrastierung erreicht (Sidhu et al. 2006) (□ Abb. 1.5).

In den nachfolgenden Kapillargebieten der parenchymatösen Organe ist der Blutfluss deutlich langsamer und damit auch die Kontrastierungsdauer entsprechend länger. In der Leber z. B. ist je nach Dosis eine Kontrastdauer von 5–8 min erreichbar.

Bei intrakavitärer Gabe erfolgt kein Abstrom über die Lungengefäße und die Mikrobläschen können deutlich länger bis zur Entleerung persistieren.

> ❯ Ultraschallkontrastmittel werden nur in sehr geringen Dosierungen verabreicht. Die Mikrobläschen sind pharmakologisch inert und das Gas wird innerhalb von ca. 20 min über die Lunge abgeatmet. Die Kontrastdauer nach einer Bolusinjektion beträgt in den arteriellen Gefäßen ca. 4–6 min und in der Leber ca. 6–8 min. Die Kontrastmittelgabe kann in kurzen Abständen wiederholt werden.

1.5 Dosierung

Die Dosierung der Ultraschallkontrastmittel ist von dem verwendeten Ultraschallgerät, der Sendefrequenz und dem untersuchten Organ abhängig. Die empfohlene Dosis für Sono-Vue® bei i. v. Gabe beträgt 2,4 ml. Dabei ist zu beachten, dass diese Angaben auf den Zulassungsstudien des Kontrastmittels beruhen, welche in den 90er-Jahren mit der damaligen Gerätetechnik durchgeführt wurden. Die heute verfügbaren Geräte sind deutlich sensitiver und benötigen ggf. eine geringere Dosis. Höherfrequente Schallköpfe benötigen eine deutlich höhere Dosis (ca. zweifach), da bei höheren Frequenzen nur die kleineren Mikrobläschen in der Suspension in Resonanz geraten und eine signifikante nicht lineare Signalantwort liefern (Gorce et al. 2000).

1

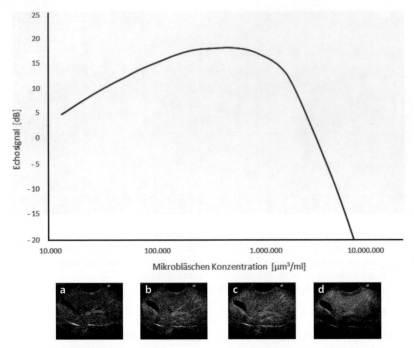

◨ Abb. 1.6 Zusammenhang Kontrastmitteldosis und Kontrastierung: **a, b** Mit steigender Kontrastmitteldosis wird die Kontrastierung immer stärker und auch schwach durchblutete Strukturen werden sichtbar. **c** Dabei besteht zunächst ein linearer Zusammenhang zwischen Mikrobläschenkonzentration und Signalstärke. Bei höheren Konzentrationen flacht die Signal-Konzentrations-Kurve aber ab und der dynamische Bereich des Ultraschallgerätes wird überschritten. Strukturen mit unterschiedlicher Mikrobläschenkonzentration lassen sich nicht mehr differenzieren. **d** Steigt die Kontrastmittelkonzentration noch weiter an, nimmt die Signalintensität in tieferen Regionen stark ab und verschwindet schließlich völlig. Die eingestrahlte Ultraschallwelle kann die hohe Kontrastmittelkonzentration im Nahfeld nicht mehr durchdringen (Abschattung)

In der Praxis sollte die verwendete Dosis in Abhängigkeit vom verwendeten Gerät, zu untersuchendem Organ, Untersuchungsprotokoll und klinischer Fragestellung optimiert und standardisiert werden. Eine zu geringe bzw. zu hohe Dosis ist im Ultraschallbild erkennbar.

Generell bewirkt eine höhere Kontrastmitteldosis ein stärkeres Kontrastmittelsignal (stärkere Kontrastierung), besonders in der Spätphase wenn die KM-Konzentration aufgrund der Abflutung der Mikrobläschen abnimmt. Teilweise lässt sich mit einer höheren KM-Dosis auch ein gewisser Grad an Bläschenzerstörung kompensieren. Auf der anderen Seite führt eine höhere KM-Dosis aber zu vermehrter Abschattung, was eine geringere Eindringtiefe zur Folge hat. Außerdem wird bei zu starker Kontrastierung leicht der dynamische Bereich des Ultraschallgerätes überschritten, wodurch kleinere Strukturen überstrahlt werden und Bereiche mit unter-schiedlicher Kontrastierung (Bläschenkonzentration) nicht mehr differenziert werden können (Greis 2014) (◨ Abb. 1.6).

Die optimale Kontrastmitteldosis ist ein Kompromiss, der eine möglichst starke Kontrastierung im Gewebe erzielt, ohne die maximale Signalintensität (Sättigungsbereich) zu überschreiten und ohne relevante Abschattung in der Tiefe zu erzeugen, damit auch distale Bereiche des Bildfeldes noch beurteilt werden können. Dabei ist zu beachten, dass der Kontrast nicht nur in der Anflutungsphase, sondern auch in der Auswaschphase noch stark genug ist, um Unterschiede in der Auswaschphase zu beurteilen.

❯ Die optimale Dosierung von Ultraschallkontrastmitteln ist vom verwendeten Gerät, dem zu untersuchenden Organ sowie der klinischen Fragestellung abhängig. Eine zu geringe Dosierung bewirkt einen schwachen Kontrast, besonders in der

Spätphase. Eine zu hohe Dosierung führt zu Überstrahlung und Abschattung in der Tiefe (mangelnde Penetration).

1.6 Sicherheit von Ultraschallkontrastmitteln

Ultraschallkontrastmittel sind sicher und weisen nur eine geringe Nebenwirkungsrate auf (Piscaglia et al. 2006; Gaibazzi et al. 2009; Tang et al. 2017; Papadopoulou et al. 2014). Die meisten unerwünschten Reaktionen sind von leichter Intensität (z. B. Kopfweh, Übelkeit, Hitzegefühl, Geschmacksempfindungen), vorübergehend und verschwinden spontan ohne bleibende Schäden. Schwerere Reaktionen sind selten und ähneln denen nach Gabe von Röntgen- und MRT-Kontrastmitteln (Thomsen und the ESUR Contrast Media Safety Committee 2018).

In seltenen Fällen (ca. 1 von 10.000 Untersuchungen) können Überempfindlichkeitsreaktionen (anaphylaktoide Reaktionen) auftreten. Diese sind vermutlich auf den kolloidalen Charakter der Mikrobläschen zurückzuführen, welcher in seltenen Fällen eine Histaminfreisetzung in perivaskulären pulmonalen Makrophagen hervorrufen kann. Diese Reaktion ist keine klassische allergische Reaktion unter IgE-Beteiligung, sondern wird durch eine direkte Aktivierung des Komplementsystems ausgelöst (sog. Complement Activation Related Pseudoallergy, CARPA) (Szebeni 2001). Symptomatik und Behandlung sind aber wie bei einer klassischen allergischen Reaktion.

In sehr seltenen Fällen wurden Reaktionen mit tödlichem Ausgang beobachtet, die in zeitlichem Zusammenhang mit der Gabe von Ultraschallkontrastmitteln standen. Bei den meisten dieser Patienten bestand ein hohes Grundrisiko schwerer Erkrankungen, auf welches der tödliche Ausgang zurückzuführen sein könnte.

1.7 Akustische Eigenschaften

Die Hüllmembran der Kontrastmittelmikrobläschen bildet eine Grenzfläche zwischen dem umgebenden Blut und dem eingeschlossenen Gas, zwei Medien mit stark unterschiedlicher akustischer Impedanz. Ein solcher Impedanzsprung ist die Voraussetzung für eine effektive Reflexion einer Schallwelle. Im Falle der Mikrobläschen ist der Durchmesser der Reflektoren aber sehr klein (viel kleiner als die Wellenlänge der Ultraschallwelle), sodass man physikalisch von einer Rückstreuung (Backscatter) der Schallwellen spricht. Gasgefüllte Mikrobläschen sind sehr effektive Streukörper und erhöhen die Echogenität des Blutes um ca. 30 dB (etwa das 1000fache) (Kaps et al. 1995).

> ❯ Die primäre Wirkung von Ultraschallkontrastmitteln ist eine starke Erhöhung der Echogenität des Blutes.

Die Rückstreueigenschaften der Mikrobläschen ändern sich durch die eingestrahlte Schallwelle. Die akustische Antwort der Mikrobläschen unterscheidet sich deshalb wesentlich von der des Gewebes und ist das Ergebnis der Interaktion der Schallwelle mit den Mikrobläschen. Diese Interaktion ist vor allem von der Amplitude der Schallwelle (Sendeleistung, Acoustic Power) abhängig (de Jong et al. 2002; Greis 2004; Qin et al. 2009). Ein ungefähres Maß für die Schallstärke ist der mechanische Index (MI), welcher vom Ultraschallgerät auf dem Bildschirm angezeigt wird. Der MI repräsentiert die angenommene Schallstärke im Fokusbereich in einem Gewebe mit durchschnittlicher Schallabschwächung (Attenuation).

Bei sehr geringem Schalldruck wirken die Mikrobläschen primär als Streukörper und erzeugen ein lineares Signal mit einer Frequenz und Phase entsprechend der eingestrahlten Schallwelle. Mit zunehmendem Schalldruck werden die Mikrobläschen aber in der Überdruckphase der Schallwelle komprimiert und in der Unterdruckphase expandiert. Sie geraten also in Schwingung (Oszillation). Die Schwingung der Mikrobläschen ist besonders stark, wenn diese in ihrer Resonanzfrequenz angeregt werden. Diese ist in erster Linie von deren Größe (Durchmesser) abhängig. Es ist ein glücklicher Zufall, dass die Resonanzfrequenz der verwendeten Bläschen (ca. 1–10 μm) im Bereich der in der Bild-

1

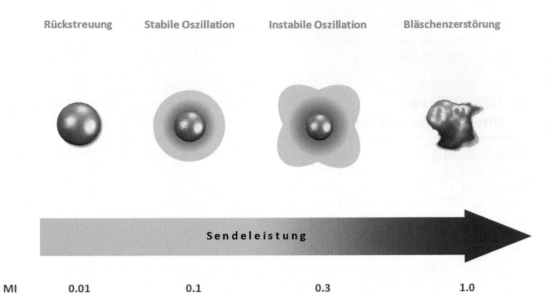

Rückstreuung   **Stabile Oszillation**   **Instabile Oszillation**   **Bläschenzerstörung**

Sendeleistung

MI   0.01   0.1   0.3   1.0

◘ **Abb. 1.7** Schwingung der Mikrobläschen im Schallfeld: Bei sehr geringem Schalldruck (sehr niedrigem mechanischen Index [MI]) wirken die Mikrobläschen nur als Streukörper, welche die eingestrahlte Ultraschallwelle zurückstreuen (lineares Signal). Mit zunehmend höherer Sendeleistung beginnen die Mikrobläschen im Schallfeld zu schwingen und erzeugen Signale mit harmonischen Frequenzen (nicht lineares Signal). Die Schwingung ist besonders stark, wenn die Mikrobläs-chen in ihrer Resonanzfrequenz angeregt werden. Je höher der lokale Schalldruck, umso heftiger die erzeugte Schwingung und der Anteil harmonischer Oberschwingungen. Erreicht der Schalldruck einen kritischen Wert, kollabiert die Hüllmembran der Mikrobläschen und diese werden zerstört. Aufgrund der unterschiedlichen Größe der Mikrobläschen und der Verweildauer im Schallfeld ist der Übergang zwischen diesen Stadien in der Praxis fließend

gebung verwendeten Ultraschallfrequenzen (1–10 MHz) liegt. Der mittlere Bläschendurchmesser von SonoVue® liegt etwa bei 2,5 μm, was einer Resonanzfrequenz von ca. 4 MHz entspricht.

Aufgrund des inneren Widerstandes der Gasfüllung fällt aber die Kompression geringer aus als die Expansion. Die Schwingungsamplitude ist somit asymmetrisch (nicht linear) (de Jong et al. 2000; Qin et al. 2009). Geraten die Mikrobläschen in Eigenschwingung (Resonanz), erzeugen sie ein eigenes Signal mit Oberfrequenzen (harmonische Frequenzen) und Schwingungen mit abweichender Phasenlage. Diese nicht lineare Signalantwort ist die Basis für die kontrastspezifische Bildgebung, also die selektive Darstellung der Kontrastmittelsignale getrennt von den Gewebesignalen.

Nimmt der Schalldruck weiter zu, wird die Schwingung der Mikrobläschen so stark, dass die Hüllmembran sich in der Kompressionsphase einfaltet (Buckling) und schließlich einreißt (Marmottant et al. 2005). Ein hoher Schalldruck (wie er z. B. in der B-Mode-Sonografie verwendet wird) führt deshalb zur sofortigen Zerstörung der Mikrobläschen. Diese geben dabei zwar ein sehr starkes Signal ab (stimulierte akustische Emission), dieses aber nur sehr kurzzeitig (Blomley et al. 1998a). Eine dauerhafte Kontrastierung ist damit nicht zu erzielen. In der Anfangszeit der Kontrastmittelsonografie wurde dieses Zerstörungssignal dazu verwendet, Standbilder der Kontrastmittelverteilung im Gewebe zu erzeugen (Interval Delay Imaging, Flash Echo Imaging). Heute versucht man aber die Zerstörung der Mikrobläschen durch Schallen mit sehr geringer Sendeleistung (Low-MI-Imaging) zu vermeiden und die An- und Abflutungsdynamik des Kontrastmittels in Echtzeit zu untersuchen (Videosequenz) (◘ Abb. 1.7).

❯ Die akustische Antwort der Mikrobläschen ist von der Stärke des Sendesignals abhängig. Bei sehr geringer Sendeleistung (Low-MI-Imaging) werden die Mikrobläschen im Schallfeld zur Schwingung angeregt und erzeugen ein charakteristisches Resonanzsignal mit nicht linearen (harmonischen) Komponenten. Bei höherer Sendeleistung (wie sie im normalen B-Mode verwendet wird) werden die Mikrobläschen innerhalb von Sekundenbruchteilen zerstört.

1.8 Gerätetechnik

Die primäre Wirkung von Ultraschallkontrastmitteln ist eine Verstärkung der Echogenität von Blut. In der Anfangszeit wurden Ultraschallkontrastmittel deshalb auch als Signalverstärker bezeichnet.

Bei Verwendung eines gewöhnlichen Ultraschallgerätes im B-Mode erscheint das Blut kontrastiert in einem mehr oder weniger starken Grauton. Eine erste Anwendung dieser Technik war die Kontrastierung der Herzkammern in der Echokardiografie (Crouse et al. 1993). In parenchymalen Organen ist diese Technik allerdings wertlos, da das Kontrastmittelsignal vom ebenfalls grauen Gewebesignal überlagert wird.

Eine zentrale Forderung der Kontrastmittelsonografie war deshalb die Möglichkeit, Gewebesignale von Kontrastmittelsignalen zu trennen. Zunächst wurde hierfür die Farbdopplertechnik eingesetzt (Hosten et al. 1997). Damit lassen sich Signale aus (stationärem) Gewebe und sich bewegenden Mikrobläschen aufgrund der Geschwindigkeit unterscheiden (Dopplershift). Ultraschallkontrastmittel dienen hierbei zur Verstärkung schwacher Dopplersignale, z. B. bei der transkraniellen Sonografie zur zuverlässigen Darstellung der hirnversorgenden Arterien. In den Kapillargebieten der parenchymalen Organe ist die Blutflussgeschwindigkeit zu langsam (im Bereich der Bewegungsartefakte des Gewebes) und ohne eine gezielte Richtung, sodass eine Differenzierung auf Basis des Dopplershifts nicht möglich ist. Dennoch ist es gelungen, im Farbdoppler Kontrastmittelbilder zu generieren (Blomley et al. 1998b; Wermke und Gaßmann 1999). Der Farbdoppler arbeitet mit einer Autokorrelationstechnik, welche Signaländerungen aufeinanderfolgender Bilder als Bewegung interpretiert. Werden nun bei Verwendung hoher Schalldrücke (High-MI-Imaging) die Mikrobläschen zwischen zwei aufeinanderfolgenden Bilder zerstört, so interpretiert die Software dies als schnelle Bewegung und kodiert das Pixel in einer zufälligen Farbe. Dadurch entsteht ein bunt gepixeltes Signal im Gewebe, welches die Verteilung der Mikrobläschen vor dem Zerstörungsflash repräsentiert (Blomley et al. 1998a). Zur Erzeugung solcher Bilder muss die Schallaussendung eine Zeit lang unterbrochen werden (Bild freezen), um den Zustrom frischer Mikrobläschen zu erlauben. In den ersten Bildern nach Wiederbeginn der Beschallung ist dann das Zerstörungsbild der Mikrobläschen zu sehen.

Die Entwicklung spezieller kontrastspezifischer Untersuchungstechniken hatte zwei Probleme zu lösen: 1) die Sendeleistung wesentlich zu reduzieren (Low-MI-Imaging), um eine Zerstörung der Mikrobläschen weitgehend zu vermeiden und 2) eine Trennung der Signale von Kontrastmittel und Gewebe unabhängig von deren Bewegung zu ermöglichen. Das erste Problem wurde durch ein deutlich verbessertes Signal-Rausch-Verhältnis moderner Premiumgeräte gelöst, das zweite durch eine Signalverarbeitung (Postprocessing), welche den harmonischen (nicht linearen) Signalcharakter der Mikrobläschen erfassen kann (Abb. 1.8).

Die erste kontrastspezifische Technik war das Second-Harmonic-Imaging (Schrope und Newhouse 1993). Hierbei handelt es sich um eine Frequenzfiltertechnik, welche die fundamentale Frequenz (also die Frequenz des Sendesignals sowie die fundamentalen Frequenzen der Signale von Gewebe und Kontrastmittel) aus dem Empfangssignal herausfiltert. Zur Darstellung kommt nur die zweite harmonische Frequenz des Empfangssignals, welche von den oszillierenden Mikrobläschen erzeugt wird. Da ein wesentlicher Teil des Empfangssignals verworfen wird, besitzt diese Technik nur eine relativ geringe Sensitivität und aufgrund der schmalen Bandbreite eine geringe räumliche Auflösung. Second-Harmonic-Imaging wurde hauptsächlich in Verbindung mit dem Farbdoppler verwendet und erforderte eine relativ hohe Sendeleistung (High-MI-Imaging).

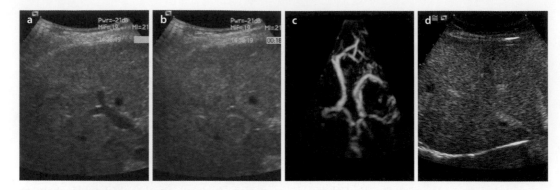

◻ Abb. 1.8   a–d Darstellung von Kontrastmittelsignalen mit verschiedenen Techniken: **a** Der normale B-Mode stellt die Echogenität des Gewebes als Grauwertbild dar. **b** Nach Injektion eines Ultraschallkontrastmittels füllen sich die zuvor kontrastfreien Gefäße mit Signalen und das Gewebe erscheint etwas kontrastiert (heller). Die Kontrastmittelsignale lassen sich aber nicht von den (teilweise stärkeren) Gewebesignalen differenzieren. **c** Bei Verwendung des Farbdopplers werden die Gewebesignale unterdrückt und die Kontrastmittelsignale der im Blutstrom transportierten Mikrobläschen kommen zur Darstellung, hier zur Darstellung der Hirngefäße bei der transkraniellen Sonografie. **d** Moderne kontrastspezifische Techniken können die nicht linearen Signale der oszillierenden Mikrobläschen selektiv (getrennt vom Gewebesignal) darstellen und erlauben eine Untersuchung der Blutversorgung bis in die Kapillargebiete der parenchymalen Organe, wie hier in der Leber

Neuere Verfahren beruhen auf der Pulssummationstechnik. Dabei werden mehrere Ultraschallpulse pro Scanlinie ausgesandt und deren Signalantwort miteinander verrechnet. Auf diese Weise lassen sich lineare von nicht linearen Signalen trennen, unabhängig von deren Frequenz. Die Pulssummationstechniken können nicht lineare Signale über einen breiten Frequenzbereich erfassen, was eine höhere Sensitivität und bessere räumliche Auflösung bewirkt. Damit können Signale von einzelnen Mikrobläschen erfasst werden. Außerdem ist eine Untersuchung mit niedriger Sendeleistung (Low-MI-Imaging) möglich, was eine kontinuierliche Untersuchung der Kontrastmittelan- und -abflutung erlaubt. Nachteil ist eine reduzierte Bildrate, da ja mehrere Sendepulse pro Bild erforderlich sind.

Beim Pulsinversionsverfahren (Hope Simpson et al. 1999) wird die Phase des zweiten Pulses invertiert, d. h. die beiden Sendeimpulse sind spiegelbildlich zueinander. Die vom Gewebe reflektierten (linearen) Signale besitzen die gleiche invertierte Phase und löschen sich bei Summation aus. Ein Echo mit nicht linearen Anteilen (wie von den Mikrobläschen) löscht sich dagegen nicht aus und kommt zur Darstellung. Im Empfangssignal sind die nicht linearen Anteile aller geradzahligen harmonischen Frequenzen enthalten.

Beim Power- oder Amplitudenmodulationsverfahren (Brock-Fisher et al. 1996) wird die Stärke (Amplitude) des Sendesignals der beiden Sendeimpulse verändert. Die Summation der beiden Empfangssignale führt (nach Korrektur des schwächeren Pulses) ebenfalls zur Auslöschung der linearen Signale und zur Darstellung der nicht linearen Kontrastmittelsignale. Dabei werden auch die ungeraden harmonischen Frequenzen (einschließlich der Fundamentalfrequenz) mit erfasst. Pulsinversionsverfahren besitzen eine höhere räumliche Auflösung, Amplitudenmodulationsverfahren eine höhere Sensitivität und Penetration. Bei Verwendung von drei Sendepulsen lassen sich Pulsinversion und Amplitudenmodulation verbinden (Eckersley et al. 2005). Dies erlaubt die Vorteile beider Verfahren zu kombinieren, allerdings wegen der höheren Anzahl von Sendepulsen mit einer weiter reduzierten Bildrate. Ein Beispiel ist das CPS-Verfahren (Cadence Pulse Sequencing, siehe ◻ Abb. 1.8d).

Die oben genannten Verfahren erlauben eine selektive Darstellung des Kontrastbildes. Üblicherweise wird dies mit einer schwarz-gold-weißen Farbskala dargestellt. Das Kontrastbild erlaubt allerdings keine räumliche Orientierung anhand von Gewebestrukturen, vor Anflutung des Kontrastmittels ist das Bild sogar völlig dunkel. Deshalb bieten die Geräte die Möglichkeit, ein Gewebebild (B-Mode)

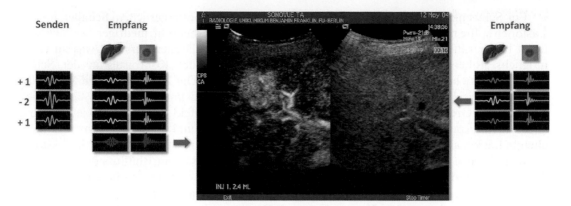

Abb. 1.9 Kontrastspezifische Bildgebung (Pulssummationsverfahren): Bei den Pulssummationsverfahren werden mehrere Sendepulse für jede Bildzeile ausgesandt, welche in ihrer Phase und/oder Amplitude verändert werden (grün). Das hier gezeigte Beispiel ist eine Kombination aus Pulsinversion und Amplitudenmodulation (CPS), wobei der erste Puls mit 0°-Phase und einfacher Amplitude, der zweite Puls mit 180°-Phase und zweifacher Amplitude und der dritte Puls wieder mit 0°-Phase und einfacher Amplitude gesendet wird. Die vom Gewebe reflektierten linearen Empfangssignale haben die gleiche Signalcharakteristik und löschen sich bei Summation aus (gelb). Die nicht linearen Signale von den Kontrastmittelmikrobläschen haben dagegen eine völlig andere Signalform mit harmonischen Komponenten und löschen sich bei Summation nicht aus (blau). Aus dem Summationssignal wird dann das selektive Kontrastmittelbild generiert, welches hier im linken Teil des Bildschirms (Split-Screen) dargestellt wird. Auf der rechten Bildschirmseite wird ein aus dem gleichen Datensatz ohne Summation generiertes B-Mode-Bild angezeigt, welches exakt die gleiche Bildebene darstellt und zur Orientierung dient. Aufgrund der verwendeten geringen Sendeleistung (Low-MI-Imaging) ist die Qualität des B-Bildes aber schlechter als beim normalen B-Mode

entweder Seite-an-Seite (Split Screen) oder überlagert (Overlay) mit darzustellen. Dieses B-Bild wird aus dem Low-MI-Datensatz (also mit geringer Sendeleistung) generiert und hat eine geringere Qualität. Es kann das klassische B-Bild nicht ersetzen, ist aber zur Orientierung und Ausrichtung der Bildebene nützlich. Kontrastmitteluntersuchungen mit diesen Low-MI-Echtzeitverfahren werden heute üblicherweise als Contrast-Enhanced Ultrasound (CEUS) bezeichnet (■ Abb. 1.9).

> Für die Kontrastmittelsonografie werden heutzutage spezielle Untersuchungsmodi verwendet, die mit sehr geringer Sendeleistung (Low-MI-Imaging) arbeiten. Dabei werden die Mikrobläschen im Schallfeld zur Schwingung angeregt und erzeugen ein charakteristisches Resonanzsignal mit nicht linearen (harmonischen) Komponenten. Diese können bei Verwendung des Kontrast-Mode im Gerät vom Gewebesignal abgetrennt werden und erlauben eine selektive Darstellung der An- und Abflutung des Kontrastmittels im Gewebe mit hoher Sensitivität.

1.9 Untersuchungsprotokolle

Das Untersuchungsprotokoll hängt wesentlich von der klinischen Fragestellung ab. Insbesondere muss entschieden werden, ob eine Struktur (z. B. eine Läsion) in ihrem An- und Abflutungsmuster kontinuierlich untersucht werden soll oder ein ganzes Organ zu einem bestimmten Zeitpunkt oder wenigen bestimmten Zeitpunkten. Für die Detektion von Läsionen ist es notwendig, Schwenks über ein ganzes Organ (oder zumindest große Segmente) durchzuführen. Kontrastmittel können hierbei helfen, im B-Mode schwer bzw. nicht sichtbare Läsionen zu demaskieren (Dietrich et al. 2006). Für die Charakterisierung von Läsionen ist dagegen eine dynamische Untersuchung der Kontrastmittelan- und -abflutung erforderlich. Die Untersuchung ist dabei auf eine Schallebene begrenzt. Aufgrund der hohen räumlichen und zeitlichen Auflösung (Videosequenzen) der Kontrastmittelsonografie kann eine sehr detaillierte Beurteilung der Gefäßstruktur und Blutflussdynamik im Gewebe erfolgen (Strobel et al. 2008).

1

Ein Schwenk (Sweep) zur Detektion von Läsionen sollte mit einem Verfahren mit möglichst hoher räumlicher Auflösung und einer möglichst hohen Bildrate erfolgen. Bei zu geringer Bildrate besteht die Gefahr, dass kleine Läsionen zwischen zwei Bildebenen übersehen werden (Greis 2014). Der Schwenk sollte zu einem Zeitpunkt erfolgen, wo die zu suchende Läsion sich möglichst gut vom umgebenden Gewebe kontrastiert. Ist eine Läsion bekannt, kann diese zunächst bei stationärer Bildebene in ihrer Anflutung beobachtet und nach Erreichen einer guten Kontrastierung der Schwenk zur Detektion weiterer Läsionen des gleichen Typs gestartet werden. Lässt sich im B-Mode keine suspekte Region identifizieren, so muss der Zeitpunkt auf der Basis des typischen Kontrastierungsmusters der zu suchenden Läsion gewählt werden. Beim hepatozellulären Karzinom (HCC) ist dies die arterielle Phase (ca. 20 s post injectionem), bei klassischen („hypovaskularisierten") Metastasen die portale Phase (ca. 45–60 s post injectionem) und bei „hypervaskularisierten" Metastasen (z. B. von neuroendokrinen Tumoren) aufgrund der verlängerten Auswaschzeit die spätere Phase (ca. 2 min post injectionem). Mehrfache Schwenks sind in der portalvenösen/späten Phase möglich. Gegebenenfalls sind mehrfache KM-Gaben erforderlich.

Eine kontinuierliche Untersuchung zur Charakterisierung von Läsionen erfolgt in einer vor KM-Gabe (im B-Mode) festgelegten Bildebene. Die Läsion sollte gut darstellbar sein und möglichst schallkopfnah liegen (um eine ausreichende Penetration mit möglichst geringer Sendeleistung zu erreichen). Idealerweise wird die Bildebene so gelegt, dass die Läsion sich bei flacher Atmung innerhalb der Ebene bewegt. Falls dies nicht möglich ist, muss in Atemanhaltetechnik untersucht werden (vorher im B-Mode üben!). Mit Beginn der KM-Injektion ist unbedingt eine mitlaufende Uhr (Timer) zu starten, damit jederzeit der Zeitpunkt nach Injektion (Kontrastierungsphase) dokumentiert ist. Grundsätzlich sollten alle Phasen der Kontrastmittelan- und -abflutung beurteilt werden. Allerdings werden bei kontinuierlichem Schallen in einer Ebene selbst bei sehr niedriger Sendeleistung noch Mikrobläschen zerstört, was zu einem Ausbleichen des Kontrastes in der Schallebene führt. Die Zerstörung der Mikrobläschen ist dabei umso stärker, je länger diese sich im Schallfeld befinden (also je langsamer der Blutfluss und damit der Einstrom neuer Mikrobläschen ist). Dies kann in Läsionen mit sehr langsamem Blutfluss (z. B. in Hämangiomen) zu einem scheinbaren Auswaschen (Minderkontrastierung) und damit falschen Diagnosen führen (Greis 2014). Da bei langen Untersuchungszeiten im gesamten Bildfeld zu viele Mikrobläschen zerstört werden („Ausbleichen" der Kontrastierung), sollten Pausen in der Untersuchung gemacht und nur Sequenzen von den diagnostisch wichtigen Phasen aufgenommen werden. Dies reduziert auch wesentlich das gespeicherte Datenvolumen der Untersuchung. Es hat sich bewährt, eine längere Sequenz (ca. 20–30 s) während der Anflutung der Mikrobläschen und dann kurze Sequenzen (ca. 5 s) während der folgenden Auswaschphase (z. B. alle 1–2 min) aufzunehmen. Der Schallkopf sollte dabei in der Bildebene gehalten werden und lediglich die Schallaussendung unterbrochen werden (Bild freezen).

Für eine Charakterisierung von Läsionen sollten alle der folgenden Parameter dokumentiert und beurteilt werden (Greis 2009):

1. **Gefäßarchitektur** (z. B. radspeichenartig, chaotisch-korbartig, peripher-globulär)

   Die Gefäßarchitektur kann unmittelbar nach Einstrom der ersten Mikrobläschen beurteilt werden, bevor sich das ganze Kapillarbett der Läsion kontrastiert.

2. **Vaskularisierungsgrad** (z. B. hyper-, iso- oder hypokontrastiert im Vergleich zur Umgebung)

   Der Vaskularisierungsgrad stellt die Menge an Gefäßen (Blut) im Gewebe dar und wird nach Füllung aller Gefäßabschnitte (Peak Enhancement) beurteilt. Stark durchblutete Gewebe sind im KM-Bild heller. In der Leber kann ein arterieller Einstrom (früher) von einem portalvenösen Einstrom (später) unterschieden werden, sodass eine Läsion zu unterschiedlichen Zeitpunkten verschieden kontrastiert sein kann, je nachdem aus welchem Gefäßbaum sie vorwiegend versorgt wird.

3. **Dynamik des Blutflusses** (Geschwindigkeit der Kontrastmittelan- und -abflutung)

Die zeitliche Dauer der Kontrastmittelan- und -abflutung spiegelt die Blutflussgeschwindigkeit in der Läsion wider. Eine von einer großvolumigen Arterie versorgte Läsion (z. B. fokale noduläre Hyperplasie [FNH]) kontrastiert sehr schnell (innerhalb weniger Sekunden), während sich ein klassisches Hämangiom dagegen sehr langsam füllt.

Für eine genauere Beurteilung der Blutflussgeschwindigkeit ist die Boluskinetik aber nicht geeignet. Der verabreichte Bolus wird im Verlauf der Herz-Lungen-Passage gestreckt und erlaubt keine exakte Definition von Beginn und Ende des Einstroms (Greis 2011a). Eine Bestimmung der Perfusion (welche das Produkt aus Blutvolumen und Blutflussgeschwindigkeit darstellt) ist mit der Boluskinetik nicht möglich. Für eine exakte Erfassung der Blutflussgeschwindigkeit muss die sogenannte Flash- oder Burst-Technik verwendet werden (Krix et al. 2004). Dazu wird nach kompletter Füllung des Gefäßbettes mit Kontrastmittel (idealerweise während einer konstanten Infusion des Kontrastmittels) für eine kurze Zeit (wenige Frames) die Sendeleistung auf Maximum erhöht, was eine Zerstörung der Mikrobläschen in der Bildebene bewirkt. Nach Rückkehr in den Low-MI-Modus kann in dem nun dunklen Bildfeld der Wiedereinstrom (Replenishment) der Mikrobläschen aus der direkten Umgebung erfasst werden. Dies erlaubt die Beurteilung der Einstromgeschwindigkeit mit sehr hoher zeitlicher Genauigkeit.

❯ Verschiedene klinische Fragestellungen erfordern jeweils spezifische Untersuchungsprotokolle. Eine sorgfältige Planung des Untersuchungsprotokolls ist für ein aussagekräftiges Ergebnis unbedingt erforderlich. Für die Detektion sind Schwenks durch das Organ zum Zeitpunkt der maximalen Demarkierung der Läsionen erforderlich. Für die Charakterisierung ist die kontinuierliche Untersuchung relevanter Phasen in einer optimierten Schallebene notwendig. Eine genaue Beurteilung der zeitlichen Einstromdynamik kann mithilfe der Flash-Technik erreicht werden.

1.10 Dokumentation

Die An- und Abflutung des Kontrastmittels erfolgt z. T. sehr schnell und in einem komplexen räumlichen und zeitlichen Muster. Es braucht sehr viel Erfahrung, selbst die wichtigsten Parameter ansatzweise zu erfassen, während man sich gleichzeitig auch noch auf die Untersuchung konzentrieren muss. Es wird deshalb dringend empfohlen, die Untersuchung in Form von Videosequenzen im Speicher des Ultraschallgerätes aufzuzeichnen (Gassmann 2012). Die Sequenzen können dann nach der Untersuchung mehrfach und wenn nötig auch stark verlangsamt (Bild für Bild) angesehen und beurteilt werden.

Der Speicher im Ultraschallgerät ist begrenzt und lediglich für die Kurzzeitspeicherung geeignet. Die diagnostisch wichtigen Sequenzen sollten deshalb nach der Untersuchung dauerhaft auf einem externen Medium gespeichert werden. Im einfachsten Fall kann dies auf einer DVD oder externen Festplatte erfolgen. Komfortabler ist die Speicherung in einer Archivierungsdatenbank (Picture Archiving and Communication System, PACS), welche eine Suche nach Patientennamen, Untersuchungsdatum oder Schlüsselworten erlaubt. Es gibt spezielle PC-basierte PACS-Systeme für Ultraschallgeräte auf dem Markt, die einfach zu bedienen und sehr benutzerfreundlich sind. Auch eine Anbindung an das klinikeigene PACS ist prinzipiell möglich. Dabei muss aber abgeklärt werden, ob das Klinik-PACS die Videosequenzen einer Kontrastmittelsonografie zuverlässig verarbeiten und speichern kann. Eine CEUS-Untersuchung liefert Videosequenzen mit hoher Bildrate und Auflösung und daraus resultierendem sehr hohen Datenvolumen. Nicht alle PACS sind dafür ausgelegt.

1

1.11 Quantifizierung

Bei der Kontrastmittelsonografie steht die Signalintensität im Kontrastbild in einem linearen Zusammenhang mit der Mikrobläschenkonzentration im Gewebe, zumindest solange die Konzentration nicht zu hoch ist und signifikante Abschattung erzeugt (Lampaskis und Averkiou 2010). Da die Mikrobläschen sich nur im Blutraum verteilen (Bloodpoolkontrastmittel) entspricht die Signalintensität der Menge an Blut im Gewebe, und die Transitzeiten entsprechen der Blutflussgeschwindigkeit. Mit der Kontrastmittelsonografie kann somit die Durchblutung von Organen mit hoher zeitlicher und räumlicher Auflösung gemessen werden (Greis 2011a). Da mit den modernen CEUS-Techniken selbst Signale von einzelnen Mikrobläschen erfasst werden können, eignet sich das Verfahren auch zur Quantifizierung der Blutversorgung in sehr schwach durchbluteten Strukturen (z. B. Karotisplaques, Muskelgewebe oder Hautlappentransplantate).

Es ist zu beachten, dass die zunächst lineare Beziehung zwischen Mikrobläschenkonzentration und Signalintensität nur für das empfangene Rohdatensignal gilt. Beim Postprocessing in dem Ultraschallgerät wird das Signal verändert und logarithmisch komprimiert, um den dynamischen Bereich für das menschliche Auge und die Bildschirmdarstellung anzupassen. Ein Grauwert im Monitorbild entspricht dabei einem ganzen Bereich von Signalintensitäten im Empfangssignal. Für eine Quantifizierung muss deshalb das Rohsignal vor der logarithmischen Komprimierung verwendet werden oder das komprimierte Videosignal entsprechend dem gerätespezifischen Postprocessing korrigiert werden (Peronneau et al. 2010).

Die Quantifizierung von CEUS-Untersuchungen erfordert eine spezielle Software. Diese kann entweder auf dem Ultraschallgerät installiert sein (und damit auf die Rohdaten des Gerätes zugreifen) oder geräteunabhängig auf einem externen Computer (z. B. VueBox® von Bracco, Mailand). Für VueBox® liefert der Hersteller geräte- und schallkopfspezifische Kalibrierungsdateien, welche einen Vergleich der gemessenen Intensitätswerte verschiedener Ultraschallgeräte, Schallköpfe und Settings erlauben (Tranquart et al. 2012).

Für die quantitative Auswertung von Ultraschalluntersuchungen sind mehrere Schritte erforderlich:

1. Speicherung der Untersuchungssequenz in einem standardisierten Format (i. d. R. Digital Imaging and Communications in Medicine, DICOM).
2. Import des DICOM-Datensatzes in die Quantifizierungssoftware.
3. Im Falle von Untersuchungspausen: Zusammenfügen der einzelnen Teilsequenzen inkl. Interpolation der Pausen.
4. Festlegung des Auswertezeitraumes (z. B. Beginn Anflutung bis Ende Abflutung).
5. Bewegungskorrektur zum Ausgleich von Atem- bzw. Schallkopfbewegungen.
6. Festlegung des auszuwertenden Bildbereichs (Region of Interest).
7. Pixelweise Analyse der Intensitätswerte über die Zeit.
8. Kalkulation einer Zeit-Intensitäts-Kurve („time-intensity curve", TIC) entsprechend der gemessenen Einzelwerte.

    Hierzu wird ein sog. Kurvenfit durchgeführt, wobei eine mathematisch beschreibbare Kurve basierend auf einem Kinetikmodell (z. B. Boluskinetik) ermittelt wird, welche die einzelnen Messpunkte bestmöglich repräsentiert.
9. Auswahl eines physiologisch sinnvollen Parameters der Zeit-Intensitäts-Kurve (z. B. max. Intensität).
10. Gegebenenfalls farbkodierte Darstellung dieses Parameters in einem 2D-Bild. Dies erlaubt die schnelle Identifikation von Regionen mit abweichendem Kontrastverhalten (z. B. Hot- oder Cold-Spots).
11. Plot der Zeit-Intensitäts-Kurve aus der Region of Interest (ROI). Diese repräsentiert den mittleren Wert aller Bildpixel aus der ROI.
12. Tabellarische Ausgabe der absoluten und/ oder relativen Werte einzelner Parameter aus der Zeit-Intensitäts-Kurve.
13. Speicherung/Export der gemessenen quantitativen Werte.

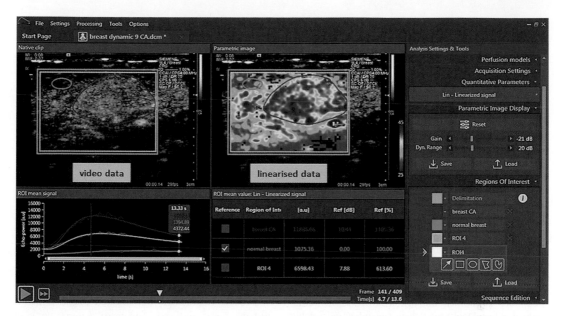

Abb. 1.10 Quantitative Auswertung von CEUS-Untersuchungen: Videosequenzen einer dynamischen CEUS-Untersuchung werden in eine Auswertesoftware geladen. Die VueBox®-Software von Bracco erlaubt eine standardisierte Auswertung von Daten verschiedener Ultraschallgeräte mithilfe von spezifischen Kalibrierungsdateien. Das Videobild mit den eingezeichneten Messfenstern (Region of Interest, ROI) wird im linken oberen Quadranten angezeigt. Nach Relinearisierung der Intensitätsdaten wird daraus für jeden einzelnen Pixel der Zeit-Intensitäts-Verlauf gemessen. Charakteristische Parameter der Zeit-Intensitäts-Kurve werden in einem Parameterbild im rechten oberen Quadranten ortsgetreu für jeden Pixel angezeigt. Aus verschiedenen ROIs werden die gemittelten Intensitätswerte als Zeit-Intensitäts-Kurve („time-intensity curve", TIC) berechnet und im linken unteren Quadranten angezeigt. Ausgewählte Parameter der TIC werden im rechten unteren Quadranten numerisch aufgelistet und können zur weiteren Bearbeitung als Excel-Datei exportiert werden

Mithilfe der quantitativen Auswertung können im Vergleich zur visuellen Auswertung wesentlich feinere Intensitätsunterschiede diskriminiert und objektiv bewertet werden. Dies ist insbesondere bei Verlaufskontrollen wichtig, z. B. um die Wirksamkeit einer Therapie oder Intervention zu beurteilen (Lassau et al. 2010; Wiesinger et al. 2018). Auch die zeitliche Dynamik der Kontrastmittelan- und -abflutung (z. B. Transitzeiten) kann exakt gemessen werden. Es besteht die Möglichkeit, Normal- bzw. Referenzwerte für bestimmte Pathologien zu etablieren, welche als objektive Basis für Therapieentscheidungen und Patientenmanagement dienen können. Erste Studiendaten belegen, dass mithilfe von quantitativen CEUS-Verlaufskontrollen die Wirksamkeit von spezifischen Krebstherapien beurteilt werden kann (Lamuraglia et al. 2006; Lassau et al.

2011). Dadurch kann eine Behandlung mit nicht wirksamen Therapien vermieden und eventuell sogar eine personalisierte Dosierung solcher Therapien ermöglicht werden (■ Abb. 1.10).

> Die Intensitätswerte des Kontrastbildes einer CEUS-Untersuchung (nach Abtrennung des Gewebesignals) stehen in einem linearen Zusammenhang mit der Mikrobläschenkonzentration im Gewebe und können mithilfe einer speziellen Software quantifiziert werden. Eine zu hohe Kontrastmitteldosis führt zu Überstrahlung und Abschattung und ist zu vermeiden. Die quantitative Messung der Zeit-Intensitäts-Verläufe erlaubt die Beurteilung der Blutversorgung im Krankheitsverlauf (Follow-up).

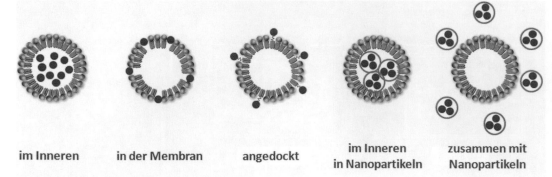

| im Inneren | in der Membran | angedockt | im Inneren in Nanopartikeln | zusammen mit Nanopartikeln |

◙ **Abb. 1.11** Beladung von Mikrobläschen: Mikrobläschen können mit verschiedenen biologisch aktiven Substanzen beladen werden und transportieren diese dann mit dem Blutstrom. Die Nutzlast kann je nach beabsichtigter Wirkung in die Bläschen eingeschlossen, in die Membran eingebettet, an die Membran angedockt oder eingeschlossen in Nanopartikeln in den Mikrobläschen oder zusammen mit den Mikrobläschen verabreicht werden. Dockt man einen Liganden an, welcher spezifisch an ein Zielmolekül (Target) bindet, so erhält man ein targetspezifisches Mikrobläschen zum Molecular Imaging. Fügt man eine pharmakologisch aktive Substanz zu, so erhält man ein Arzneimitteltransportsystem (Drug Delivery System), welches den Wirkstoff lokal unter Ultraschalleinfluss freisetzen kann. Fügt man eine Gensequenz (Plasmid) ein, so kann man damit eine lokale Gentherapie durchführen (Gene Delivery System)

1.12 Zukünftige Entwicklungen

Die Mikrobläschen der derzeitigen Ultraschallkontrastmittel bestehen aus der Hüllmembran und dem enthaltenen Gas. Sie können aber in verschiedener Weise modifiziert werden, um andere klinische Anwendungen zu erlauben (◙ Abb. 1.11).

Koppelt man spezifische Liganden an die Hüllmembran der Mikrobläschen, so sind diese in der Lage, an bestimmte Zielmoleküle in der Gefäßwand zu koppeln und dort für längere Zeit zu verweilen. Solche beladenen („targeted") Mikrobläschen akkumulieren dann an Stellen, welche eine erhöhte Exprimierung des Zielmoleküls aufweisen. Statt einer anatomischen Struktur wird die Exprimierung eines molekularen Biomarkers abgebildet (Molecular Imaging). Die molekulare Klassifizierung von Gewebe ist in der Pathologie bereits etablierter Standard (Immunhistologie) und wird mit dem molekularen Imaging im Rahmen einer in-vivo-Untersuchung (ohne Probeentnahme) verfügbar (Palmowski et al. 2009). Das erste targetspezifische Mikrobläschen in der klinischen Entwicklung ist BR55 von Bracco, welches eine spezifische Bindung an den VEGF-Rezeptor Typ 2 (VEGF-R2, KDR) aufweist (Pochon et al. 2010).

Eine weitere Möglichkeit ist die Beladung der Mikrobläschen mit pharmakologisch aktiven Substanzen oder Genfragmenten. Diese können dann mit den Mikrobläschen zum Zielort transportiert werden und dort mittels Ultraschall freigesetzt werden (Ferrara et al. 2007). Dies ermöglicht eine lokale Therapie mit erhöhter lokaler Wirksamkeit und verringerter systemischer Toxizität. Weltweit arbeiten derzeit zahlreiche Arbeitsgruppen an der Entwicklung solcher mikrobläschenbasierten Arzneimittel- und Gentherapien.

❯ Zukünftige Anwendungen von Mikrobläschen beinhalten die molekulare bildgebende Diagnostik (Molecular Imaging) relevanter Biomarker sowie die lokale Arzneimittel- oder Gentherapie.

Fazit

Ultraschallkontrastmittel haben den Einsatzbereich der Sonografie wesentlich erweitert. Sie erlauben eine räumliche und zeitliche Darstellung der Blutversorgung mit extrem hoher Sensitivität. Der Bloodpoolcharakter der Mikrobläschen, die Möglichkeit der Echtzeituntersuchung der Kontrastmittelan- und -abflutung, die Wiederholbarkeit in kurzen Abständen, das sehr gute Sicherheitsprofil und die nicht vorhandene Strahlenbelastung sind wesentliche Vorteile der Kontrastmittelsonografie.

Literatur

Blomley M, Albrecht T, Cosgrove D, Jayaram V, Butler-Barnes J, Eckersley R (1998a) Stimulated acoustic emission in liver parenchyma with Levovist. Lancet 351(9102):568

Blomley M, Albrecht T, Cosgrove D, Jayaram V, Patel N, Butler-Barnes J, Eckersley R, Bauer A, Schlief R (1998b) Stimulated acoustic emission imaging („sono-scintigraphy") with the ultrasound contrast agent Levovist: a reproducible Doppler ultrasound effect with potential clinical utility. Acad Radiol 5(Suppl 1):S236–S239

Bokor D, Chambers JB, Rees PJ, Mant TG, Luzzani F, Spinazzi A (2001) Clinical safety of SonoVue, a new contrast agent for ultrasound imaging, in healthy volunteers and in patients with chronic obstructive pulmonary disease. Investig Radiol 36(2):104–109

Brock-Fisher G, Poland M, Rafter P (1996) Means for increasing sensitivity in nonlinear ultrasound imaging systems. US patent 5577505, 26 Nov 1996

Cohen JL, Cheirif J, Segar DS, Gillam LD, Gottdiener JS, Hausnerova E, Bruns DE (1998) Improved left ventricular endocardial border delineation and opacification with OPTISON (FS069), a new echocardiographic contrast agent. Results of a phase III multicenter trial. J Am Coll Cardiol 32(3):746–752

Crouse LJ, Cheirif J, Hanly DE, Kisslo JA, Labovitz AJ, Raichlen JS, Schutz RW, Shah PM, Smith MD (1993) Opacification and border delineation improvement in patients with suboptimal endocardial border definition in routine echocardiography: results of the phase III albunex multicenter trial. J Am Coll Cardiol 22(5):1494–1500

Dietrich CF, Kratzer W, Strobel D, Danse E, Fessl R, Bunk A, Vossas U, Hauenstein K, Koch W, Blank W, Oudkerk M, Hahn D, Greis C (2006) Assessment of metastatic liver disease in patients with primary extrahepatic tumors by contrast-enhanced sonography versus CT and MRI. World J Gastroenterol 12(11):1699–1705

Duran C, del Riego J, Riera L, Martin C, Serrano C, Palaña P (2012) Voiding urosonography including urethrosonography: high-quality examinations with an optimised procedure using a second-generation US contrast agent. Pediatr Radiol 42(6):660–667

Eckersley RJ, Chin CT, Burns PN (2005) Optimising phase and amplitude modulation schemes for imaging microbubble contrast agents at low acoustic power. Ultrasound Med Biol 31(2):213–219

Feinstein SB, Ten Cate FJ, Zwehl W, Ong K, Maurer G, Tei C, Shah PM, Meerbaum S, Corday E (1984) Two-dimensional contrast echocardiography. I. In vitro development and quantitative analysis of echo contrast agents. J Am Coll Cardiol 3(1):14–20

Ferrara K, Pollard R, Borden M (2007) Ultrasound microbubble contrast agents: fundamentals and application to gene and drug delivery. Annu Rev Biomed Eng 9:415–447

Gaibazzi N, Squeri A, Ardissino D, Reverberi C (2009) Safety of contrast flash-replenishment stress echocardiography in 500 patients with a chest pain episode of undetermined origin within the last 5 days. Eur J Echocardiogr 10(6):726–732

Gassmann B (2012) Das Dilemma der Datenflut – Kosten senken und Qualität sichern. Praxis 101(18):1197–1202

Gorce JM, Arditi M, Schneider M (2000) Influence of bubble size distribution on the echogenicity of ultrasound contrast agents: a study of SonoVue. Investig Radiol 35(11):661–671

Gramiak R, Shah PM (1968) Echocardiography of the aortic root. Investig Radiol 3(5):356–366

Greis C (2004) Technology overview: SonoVue (Bracco, Milan). Eur Radiol 14(Suppl 8):P11–P15

Greis C (2009) Ultrasound contrast agents as markers of vascularity and microcirculation. Clin Hemorheol Microcirc 43(1–2):1–9

Greis C (2011a) Quantitative evaluation of microvascular blood flow by contrast-enhanced ultrasound (CEUS). Clin Hemorheol Microcirc 49(1–4):137–149

Greis C (2011b) Technische Grundlagen der Kontrastsonographie im Überblick und Ausblick in die Zukunft. Radiologe 51(6):456–461

Greis C (2014) Technical aspects of contrast-enhanced ultrasound (CEUS) examinations: tips and tricks. Clin Hemorheol Microcirc 58(1):89–95

Heinzmann A, Müller T, Leitlein J, Braun B, Kubicka S, Blank W (2012) Endocavitary contrast enhanced ultrasound (CEUS) – work in progress. Ultraschall Med 33(1):76–84

Hope Simpson D, Chin CT, Burns PN (1999) Pulse Inversion Doppler: a new method for detecting nonlinear echos from microbubble contrast agent. IEEE Trans UFFC 46(2):372–382

Hosten N, Steger W, Bechstein WO, Zendel WJ, Venz S, Lemke AJ, Weber S, Vogl TJ, Felix R (1997) Vaskularisationsmuster in fokalen Leberläsionen: Vergleich der nativen und signalverstärkten amplitudenmodulierten Farbduplexsonographie. Röfo 166(6):507–513

Hosten N, Puls R, Lemke AJ, Steger W, Zendel W, Zwicker C, Felix R (1999) Contrast-enhanced power Doppler sonography: improved detection of characteristic flow patterns in focal liver lesions. J Clin Ultrasound 27(3):107–115

de Jong N, Frinking PJ, Bouakaz A, Goorden M, Schourmans T, Jingping X, Mastik F (2000) Optical imaging of contrast agent microbubbles in an ultrasound field with a 100-MHz camera. Ultrasound Med Biol 26(3):487–492

de Jong N, Bouakaz A, Frinking P (2002) Basic acoustic properties of microbubbles. Echocardiography 19(3):229–240

Kaps M, Schaffer P, Beller KD, Seidel G, Bliesath H, Wurst W (1995) Phase I: transcranial echo contrast studies in healthy volunteers. Stroke 26(11):2048–2052

Kitzman DW, Goldman ME, Gillam LD, Cohen JL, Aurigemma GP, Gottdiener JS (2000) Efficacy and safety of

1

the novel ultrasound contrast agent perflutren (definity) in patients with suboptimal baseline left ventricular echocardiographic images. Am J Cardiol 86(6):669–674

Krix M, Plathow C, Kiessling F, Herth F, Karcher A, Essig M, Schmitteckert H, Kauczor HU, Delorme S (2004) Quantification of perfusion of liver tissue and metastases using a multivessel model for replenishment kinetics of ultrasound contrast agents. Ultrasound Med Biol 30(10):1355–1363

Lamby P, Prantl L, Krüger-Genge A, Franke RP, Jung EM, Jung F (2017) Influence of ultrasound microbubbles on kidney oxygen tension. Clin Hemorheol Microcirc 67(3–4):211–214

Lampaskis M, Averkiou M (2010) Investigation of the relationship of nonlinear backscattered ultrasound intensity with microbubble concentration at low MI. Ultrasound Med Biol 36(2):306–312

Lamuraglia M, Escudier B, Chami L, Schwartz B, Leclère J, Roche A, Lassau N (2006) To predict progression-free survival and overall survival in metastatic renal cancer treated with sorafenib: pilot study using dynamic contrast-enhanced Doppler ultrasound. Eur J Cancer 42(15):2472–2479

Lassau N, Chebil M, Chami L, Bidault S, Girard E, Roche A (2010) Dynamic contrast-enhanced ultrasonography (DCE-US): a new tool for the early evaluation of antiangiogenic treatment. Target Oncol 5(1):53–58

Lassau N, Koscielny S, Chami L, Chebil M, Benatsou B, Roche A, Ducreux M, Malka D, Boige V (2011) Advanced hepatocellular carcinoma: early evaluation of response to bevacizumab therapy at dynamic contrast-enhanced US with quantification – preliminary results. Radiology 258(1):291–300

Marmottant P, van der Meer S, Emmer M, Versluis M, de Jong N, Hilgenfeldt S, Lohse D (2005) A model for large amplitude oscillations of coated microbubbles accounting for buckling and rupture. J Acoust Soc Am 118(6):3499–3505

Morel DR, Schwieger I, Hohn L, Terrettaz J, Llull JB, Cornioley YA, Schneider M (2000) Human pharmacokinetics and safety evaluation of SonoVue, a new contrast agent for ultrasound imaging. Investig Radiol 35(1):80–85

Palmowski M, Palmowski M, Hauff P, Kiessling F (2009) Molekulare Bildgebung in der Onkologie: Tumor-spezifische Ultraschallkontrastmittel. Praxis 98(11):597–602

Papadopoulou F, Ntoulia A, Siomou E, Darge K (2014) Contrast-enhanced voiding urosonography with intravesical administration of a second-generation ultrasound contrast agent for diagnosis of vesicoureteral reflux: prospective evaluation of contrast safety in 1,010 children. Pediatr Radiol 44(6):719–728

Peronneau P, Lassau N, Leguerney I, Roche A, Cosgrove D (2010) Contrast ultrasonography: necessity of linear data processing for the quantification of tumor vascularization. Ultraschall Med 31(4):370–378

Piscaglia F, Bolondi L, Italian Society for Ultrasound in Medicine and Biology (SIUMB) Study Group on Ultrasound Contrast Agents (2006) The safety of Sonovue in abdominal applications: retrospective analysis of 23188 investigations. Ultrasound Med Biol 32(9):1369–1375

Pochon S, Tardy I, Bussat P, Bettinger T, Brochot J, von Wronski M, Passantino L, Schneider M (2010) BR55: a lipopeptide-based VEGFR2-targeted ultrasound contrast agent for molecular imaging of angiogenesis. Investig Radiol 45(2):89–95

Qin S, Caskey CF, Ferrara KW (2009) Ultrasound contrast microbubbles in imaging and therapy: physical principles and engineering. Phys Med Biol 54(6):R27–R57

Schrope BA, Newhouse VL (1993) Second harmonic ultrasonic blood perfusion measurement. Ultrasound Med Biol 19(7):567–579

Sidhu PS, Allan PL, Cattin F, Cosgrove DO, Davies AH, Do DD, Karakagil S, Langholz J, Legemate DA, Martegani A, Llull JB, Pezzoli C, Spinazzi A (2006) Diagnostic efficacy of SonoVue, a second generation contrast agent, in the assessment of extracranial carotid or peripheral arteries using colour and spectral Doppler ultrasound: a multicentre study. Br J Radiol 79(937):44–51

Sontum PC (2008) Physicochemical characteristics of Sonazoid, a new contrast agent for ultrasound imaging. Ultrasound Med Biol 34(5):824–833

Strobel D, Seitz K, Blank W, Schuler A, Dietrich C, von Herbay A, Friedrich-Rust M, Kunze G, Becker D, Will U, Kratzer W, Albert FW, Pachmann C, Dirks K, Strunk H, Greis C, Bernatik T (2008) Contrast-enhanced ultrasound for the characterization of focal liver lesions – diagnostic accuracy in clinical practice (DEGUM multicenter trial). Ultraschall Med 29(5):499–505

Szebeni J (2001) Complement activation-related pseudoallergy caused by liposomes, micellar carriers of intravenous drugs, and radiocontrast agents. Crit Rev Ther Drug Carrier Syst 18(6):567–606

Tang C, Fang K, Guo Y, Li R, Fan X, Chen P, Chen Z, Liu Q, Zou Y (2017) Safety of sulfur hexafluoride microbubbles in sonography of abdominal and superficial organs: retrospective analysis of 30,222 cases. J Ultrasound Med 36(3):531–538

Thomsen HS, the ESUR Contrast Media Safety Committee (2018) ESUR guidelines on contrast agents V 10.0, March 2018. http://www.esur.org/fileadmin/content/2019/ESUR_Guidelines_10.0_Final_Version.pdf, Zugriff 09. März 2021

Tranquart F, Mercier L, Frinking P, Gaud E, Arditi M (2012) Perfusion quantification in contrast-enhanced ultrasound (CEUS) – ready for research projects and routine clinical use. Ultraschall Med 33(Suppl 1):S31–S38

Wermke W, Gaßmann B (1999) Tumour diagnostics of the liver with echo enhancers: colour atlas. Springer, Berlin. ISBN 978-3540644828

Wiesinger I, Wiggermann P, Zausig N, Beyer LP, Salzberger B, Stroszczynski C, Jung EM (2018) Percutaneous treatment of malignant liver lesions: evaluation of success using contrast-enhanced ultrasound (CEUS) and perfusion software. Ultraschall Med 39(4):440–447

Kontrastmittelsonografie der Leber (JUNG EM)

Ernst Michael Jung

Inhaltsverzeichnis

2.1   Kontrastmittelapplikation – 25

2.2   Dosis – 25

2.3   Technik – 25

2.4   Untersuchungsablauf – 26

2.5   Vaskuläre Diagnostik – 27

2.6   Lebertransplantation – 28

2.7   Charakterisierung von benignen oder malignen Leberläsionen – 29

2.7.1   Lokale Fettverteilungsstörungen – 30

2.7.2   Leberzysten – 32

2.7.3   Infektionen und Leberabszess – 32

2.7.4   Fokale noduläre Hyperplasie – 35

2.7.5   Hämangiome und atypische Hämangiome – 35

2.7.6   Leberadenome – 38

2.7.7   Lebermetastasen – 39

2.7.8   Hepatozelluläres Karzinom – 41

2.7.9   Cholangiozelluläres Karzinom (CCC) – 43

Ergänzende Information Die elektronische Version dieses Kapitels enthält Zusatzmaterial, auf das über folgenden Link zugegriffen werden kann https://doi.org/10.1007/978-3-662-61686-4_2. Die Videos lassen sich durch Anklicken des DOI Links in der Legende einer entsprechenden Abbildung abspielen, oder indem Sie diesen Link mit der SN More Media App scannen.

© Springer-Verlag GmbH Deutschland, ein Teil von Springer Nature 2022
U. Teichgräber et al. (Hrsg.), *Praxisbuch Kontrastmittelsonografie*,
https://doi.org/10.1007/978-3-662-61686-4_2

2.8	Leberinterventionen	– 44
2.9	Perfusionsauswertung bei Tumorbehandlung	– 46
2.10	Fusionsbildgebung	– 46
2.11	Intraoperative CEUS zur Tumorresektion	– 48
2.12	Zusammenfassung	– 48
	Literatur	– 49

Die dynamische Untersuchung der Leber gehört derzeit zu den Hauptanwendungsgebieten des kontrastverstärkten Ultraschalls (Contrast-Enhanced Ultrasound, CEUS) (Bernatik et al. 2015, 2010; Beyer et al. 2014, 2017; Bruenn et al. 2017; Calandri et al. 2019; Claudon et al. 2013; Clevert und Jung 2013; Clevert et al. 2013; Chiorean et al. 2016; Dietrich et al. 2018a, b; Elsayes et al. 2019; Garcovich et al. 2019; Giesel et al. 2009; Francica et al. 2018; Hackl et al. 2016; Haimerl et al. 2016; Huf et al. 2017; Jung und Clevert 2015, 2018; Jung et al. 2012, 2015; Pschierer et al. 2015; Sagrini et al. 2019; Schelker et al. 2017, 2019; Schellhaas et al. 2018; Seitz et al. 2010; Sidhu et al. 2017, 2018; Sporea et al. 2014, 2019; Strobel et al. 2011; Wiesinger ct al. 2018a, b; Wildner et al. 2015, 2019; Wobser et al. 2014; Zhang et al. 2019) (◘ Abb. 2.1).

Es gibt diesbezüglich eine von der Food and Drug Administration (FDA) unterstützte Anwendungsempfehlung, die auch die Bildgebung bei Kindern miteinbezieht (Claudon et al. 2013; Sidhu et al. 2017, 2018; Pschierer et al. 2015). Besonders durch die Ergebnisse einer multizentrischen Studie der Deutschen Gesellschaft für Ultraschall in der Medizin (DEGUM) konnte der hohe diagnostische Stellenwert von CEUS in Bezug auf das Erkennen, die Detektion, die Artdiagnosen und die Charakterisierung von Lebertumoren aufgezeigt werden (Bernatik et al. 2010; Dietrich et al. 2018b; Schellhaas et al. 2018; Seitz et al. 2010; Strobel et al. 2011). Dabei gelang ähnlich erfolgreich wie mit der kontrastmittelverstärkten Computertomografie (ceCT) die Differenzierung und Charakterisierung der Tumoren als benigne oder maligne Läsionen (Bernatik et al. 2010; Chiorean et al. 2016; Giesel et al. 2009; Dietrich et al. 2018b; Schellhaas et al. 2018; Seitz et al. 2010; Strobel et al. 2011). Oftmals waren die Ergebnisse von CEUS zur Lebertumordiagnostik auch vergleichbar mit denen der kontrastmittelverstärkten Magnetresonanztomografie (ceMRT) (Beyer et al. 2017; Seitz et al. 2010) unter Berücksichtigung sehr erfahrener Ultraschalluntersucher (Bernatik et al. 2015; Beyer et al. 2017; Claudon et al. 2013; Huf et al. 2017; Kang et al. 2019; Kim et al. 2019; Li ct al. 2019; Lorentzen und Nolsoe 2019; Müller-Peltzer et al. 2018; Negrão de Figueiredo et al. 2018; Putz et al. 2019; Pregler et al. 2016).

Gerade um diese Erfahrung schnell und kompakt zu vermitteln, soll dies anhand der eigenen durchgeführten Studien zur Leber-

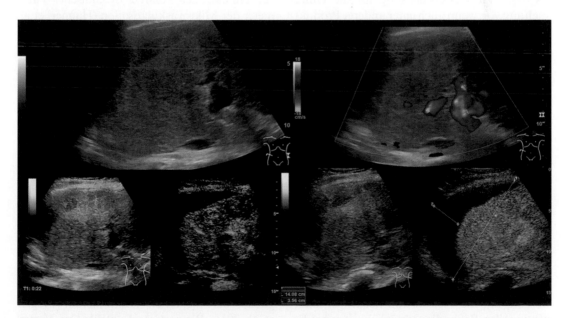

◘ **Abb. 2.1** Leberhämatom, gemischt echogen an der Leberkapsel, subdiaphragmal. Erst mit Contrast-Enhanced Ultrasound (CEUS) wird die Ausdehnung des Hämatoms gut abgrenzbar. Eine aktive Blutung mit Übertritt der Bläschen findet sich in arterieller Phase nicht

perfusionsbildgebung mit CEUS erfolgen (Haimerl et al. 2016; Wiesinger et al. 2018a). So konnte im Vergleich von CEUS zur ceMRT mit leberspezifischem Kontrastmittel gezeigt werden, dass CEUS besonders bei artefakt-behafteten MRT-Untersuchungen wertvolle diagnostische Möglichkeiten bietet (Beyer et al. 2017; Putz et al. 2019). Es bleibt zu beachten, dass die Untersuchungsbedingungen für CEUS ganz entscheidend sind: Durch Meteorismus und Adipositas permagna kann die Aussagekraft von CEUS deutlich eingeschränkt sein und in mehr als 15 cm Tiefe ist das Auffinden von Herden bis 1,5 cm erschwert (Bernatik et al. 2010; Putz et al. 2019; Sagrini et al. 2019; Sporea et al. 2019; Strobel et al. 2011).

Obwohl weltweit unterschiedliche Ultraschallkontrastmittel verfügbar sind, beziehen sich die Angaben zur Untersuchungsdurchführung, Applikation und zu dem diagnostischen Vorgehen im Folgenden primär auf die Verwendung von Schwefelhexafluorid-Mikrobläschen („sulphur-hexafluoride microbubbles") (SonoVue®, Bracco, Italien), für welches umfassende Guidelines von der European Federation of Societies for Ultrasound in Medicine and Biology (EFSUMB) erarbeitet wurden. Es liegt eine FDA-Zulassung für die Untersuchung vor, wenn auch unter anderer Produktbezeichnung (Lumason®, Bracco, USA) (Claudon et al. 2013; Dietrich et al. 2018a, b; Sidhu et al. 2017, 2018).

Die Untersuchungen mit CEUS beziehen sich aber nicht nur auf das Erkennen von Lebertumoren. CEUS ermöglicht es, kompliziert zystische Läsionen besser zu beurteilen, Minderdurchblutungen abzuklären und entzündliche Veränderungen der Leber und intrahepatischen Gallenwege zu erkennen (Dietrich et al. 2018b; Dong et al. 2019; Li et al. 2019; Wildner et al. 2015). Auch können perkutane Interventionen oder Tumoroperationen mit CEUS-Bildsteuerung bestmöglich durchgeführt werden (da Silva et al. 2017, 2019; Francica et al. 2018; Huf et al. 2017). Gerade hierzu wurden Guidelines von der EFSUMB erarbeitet, die ständig erweitert werden, um die Vielzahl von neuartigen interventionellen Behandlungsmöglichkeiten bei Erkrankungen der Leber mit Unterstützung von

CEUS darzustellen (Dietrich et al. 2018b; Sidhu et al. 2017, 2018).

In eigenen Untersuchungen konnte die Bedeutung von CEUS in der Bildfusion mit der CT oder MRT zur optimierten Erfassung von tumorverdächtigen Leberläsionen sowie in der Planung und Durchführung von Interventionen mit CEUS-Bildfusion aufgezeigt werden (Jung und Clevert 2015, 2018; Wobser et al. 2014). Dies stellt ein besonderes Aufgabenfeld für die CEUS-Bildgebung in der Radiologie dar, da Kontrastmittel möglichst risikoarm für die Bildgebung verwendet werden sollen und ein Therapiemonitoring mit Hybridverfahren erleichtert werden kann (Calandri et al. 2019; Clevert und Jung 2013; Clevert et al. 2013; Sidhu et al. 2017).

Aktuelle Entwicklungen der hepatischen CEUS-Bildgebung beziehen sich ferner auf die Kombination mit dem Einsatz spezieller Quantifizierungsperfusionsprogramme (Beyer et al. 2014; Rennert et al. 2019; Sagrini et al. 2019; Schelker et al. 2019; Wiesinger et al. 2018a, b; Wildner et al. 2019). Diese können in Hochleistungsultraschallgeräten integriert sein, meist als Time-Intensity-Curve-Analyse (TIC-Analyse), farbkodiert mit Bestimmung einzelner Parameter, oder extern verfügbar sein zur umfassenden Analyse dynamischer Parameter der Mikrovaskularisation (Haimerl et al. 2016). Besonders erfolgversprechend erscheinen die Ergebnisse zur CEUS-Perfusionsauswertung von lokalen Veränderungen der dynamischen Mikrovaskularisation oder zur quantitativen Beurteilung eines Ansprechens auf systemische oder lokale Lebertumortherapien (Beyer et al. 2014; Wiesinger et al. 2018a; Wildner et al. 2019; Wobser et al. 2014).

Spezielle radiologisch-interventionelle Tumorbehandlungen wie Chemoembolisationen (TACE), lokal ablative Verfahren wie die Radiofrequenzablation (RFA), die Mikrowellenablation (MWA) oder die irreversible Elektroporation (IRE) maligner Lebertumoren lassen sich mit CEUS nicht nur planen, sondern auch während der Durchführung überwachen und dann im Follow-up mit hoher diagnostischer Sicherheit kontrollieren (Pregler et al. 2016; Rennert et al. 2019). Der Vorteil liegt besonders darin, dass CEUS die Nierenfunktion nicht beeinträchtigt und auch nicht die Schilddrüse belastet. Der Grund hierbei ist die pulmonale Elimination der Bläschen.

Zunehmend wird CEUS auch intraoperativ eingesetzt und kann dazu beitragen, dass sich mit hochauflösender Sondentechnik auch kleinere Tumorherde besser abgrenzen lassen und Resektionen sicherer durchgeführt werden können. Falls notwendig können gezielt Biopsien oder auch intraoperativ ablative Behandlungen vorgenommen werden (da Silva et al. 2017, 2019).

CEUS kann auch maßgeblich dazu beitragen, dass sich kleinere Tumorherde perkutan besser abgrenzen und falls erforderlich auch gezielt biopsieren lassen (Lorentzen und Nolsoe 2019). Dies kann auch mit Bildfusions- und Navigationstechniken kombiniert werden. Besteht bei Lebertumorherden der Verdacht auf ein hepatozelluläres Karzinom (HCC), so kommt auch ohne Biopsie CEUS als Referenzbildgebung zur CT oder MRT bei eindeutigem Hinweis auf Malignität zur Geltung (Dietrich 2019; Garcovich et al. 2019; Kim et al. 2019; Li et al. 2019; Schellhaas et al. 2018; Strobel et al. 2011). Im Folgenden sollen die verschiedenen CEUS-Techniken zur Tumordetektion und -charakterisierung dargestellt werden.

2.1 Kontrastmittelapplikation

Bei Verwendung von Schwefelhexafluorid-Mikrobläschen (SonoVue®) ist eine intravenöse, wenn möglich kubitale Injektion erforderlich (Dietrich et al. 2018b). Es wird eine ausreichende Kanülengröße empfohlen (20 G, rosa bzw. 18 G, grün). Bei peripherer Lage dünnlumiger Kanülen (22 G, blau) kann eine höhere Dosis Ultraschallkontrastmittel erforderlich sein, da die Bläschen aufgrund des geringen Lumens partiell zerstört werden können. Der Kostenfaktor beträgt für 5 ml Ultraschallkontrastmittel bis zu 120 Euro bei Erwerb einer einzelnen Kontrastmittelpackung. Bei Abnahme größerer Mengen ist der Preis deutlich reduziert.

Beim schriftlichen Einverständnis vor Injektion sollte auf ein Risiko für eine allergische Reaktion mit einer Häufigkeit von 1:10.000 bis 1: 400.000 hingewiesen werden, wobei vorbestehende Allergien, Kontrastmittelunverträglichkeitsreaktionen, eine Neurodermitis, kardiale Insuffizienz und pulmonale Hypertension Hauptrisikokonstellationen darstellen. In einigen Fällen scheint eine zusätzliche Sauerstoffgabe das Risiko einer Unverträglichkeitsreaktion zu mindern (Dietrich et al. 2018b; Seitz et al. 2010; Sidhu et al. 2017, 2018).

2.2 Dosis

Die empfohlene Dosis für eine Einzelinjektion beträgt je nach verwendetem Sonografiegerät zwischen 1,2 und 2,4 ml. Nach der Bolusinjektion der Mikrobläschen sollen zusätzlich 10 ml 0,9 %ige Kochsalzlösung bolusartig injiziert werden (Dietrich et al. 2018b; Schellhaas et al. 2018; Seitz et al. 2010; Sidhu et al. 2017, 2018).

Die Injektion erfolgt wenn möglich über einen Dreiwegehahn mit Injektion des Ultraschallkontrastmittels in den geraden Arm und mit Injektion von 10 ml NaCl über den Seitzugang, um ein Platzen der Mikrobubbles zu vermeiden.

Bei intraoperativer Anwendung und mechanischer Beatmung kann eine Bolusgabe von bis zu 5 ml Ultraschallkontrastmittel erforderlich sein, meist über einen zentralen Venenkatheter (ZVK), sowie ein ausreichendes Nachspülen mit NaCl (da Silva et al. 2017, 2019).

Zentralvenöse Katheter und Portsysteme können verwendet werden, wenn kein Filter zwischengeschaltet ist, der einen hohen Injektionsdruck erfordert. Die Zeit bis zum Sichtbarwerden des Kontrastmittels ist dann kürzer als 15 s. Zum Zeitpunkt der Injektion des Kontrastmittels sollte eine Stoppuhr am Monitor gestartet werden.

2.3 Technik

Die Untersuchung mit CEUS erfolgt an Hochleistungsultraschallgeräten mit speziellen hochauflösenden Sonden. Für die Tiefe kommen Multifrequenzsonden von 1–9 MHz zum Einsatz, für den Nahbereich von 5–15 MHz. Entscheidend ist, dass die entsprechenden harmonischen Frequenzen optimal erfasst werden, um die Detailanalyse bis auf kapillare Ebene mit CEUS zu ermöglichen (Clevert et al. 2013; Dietrich et al. 2018b; Schellhaas et al. 2018; Seitz et al. 2010; Sidhu et al. 2017, 2018). Die Bildspeicherung erfolgt idealerweise mit Bildsequenzen als Cine-Loops und digitalen Einzelbildern in DICOM-Format mit Anbindung an ein Picture Archiving and Communication System (PACS). Es ist auf eine ausreichende Speicherkapazität zu achten, da bei Fusionsbildgebung von CEUS mit der CT oder MRT Speichervolumina vergleichbar einer PET-CT entstehen können. Auch dynamische 3D-CEUS-Bildgebung von Lebertumoren sowie eine 3D-/4D-Bildgebung benötigten eine ausreichende Bildspeicherkapazität.

Für den dynamischen CEUS der Leber müssen die Sendeleistung reduziert und der mechanische Index (MI) auf Werte < 0,2 angepasst werden. Ziel ist es, mit Oszillieren der Mikrobubbles im Schallfeld eine deutliche intravasale Signalverstärkung zu erreichen (Clevert et al. 2013; Dietrich et al. 2018b; Schellhaas et al. 2018; Seitz et al. 2010; Sidhu et al. 2017, 2018). Diese streng vaskuläre und intravasale Kontrastmittelbildgebung unterscheidet CEUS von der CT- und MRT-Bildgebung. Ein Austritt von Mikrobubbles kann auf eine aktive Blutung hinweisen, was bei der Beurteilung der Dynamik von Leberhämatomen von Vorteil ist. Zusätzlich hilft die Dynamik beim Monitoring von Punktionen, Drainagen und Biopsien (Dietrich et al. 2018a, b; Schellhaas et al. 2018; Seitz et al. 2010; Sidhu et al. 2017, 2018).

In Hochleistungsultraschallgeräten stehen verschiedene Kontrastmitteluntersuchungsprogramme zur Verfügung. Diese können modifiziert als Contrast Harmonic Imaging (CHI) hochauflösend über Pulse-Inversion-Techniken oder mehr auf die Tiefe gerichtet mit Amplitudenverstärkung gesteuert werden (Seitz et al. 2010; Sidhu et al. 2017, 2018). Immer gilt es, durch gezielte Atemanhaltetechnik und Lagerung des Patienten ein opti-

males Einschallen der verschiedenen Lebersegmente zu ermöglichen, um die Schalltiefe auf maximal 15 cm auszurichten und Artefakte durch zu starkes Abschatten im Nahfeld zu vermeiden.

Tumorverdächtige Leberläsionen sollen in der arteriellen Phase (15–45 s), in der portalvenösen Phase (50–90 s), in der venösen Phase (bis 2 min) und einer Spätphase (bis 5 min) beurteilt werden (Sidhu et al. 2018; Schellhaas et al. 2018; Strobel et al. 2011). Gerade die Möglichkeit dieser dynamischen Beurteilung von der frühen arteriellen Phase bis zur Spätphase stellt den entscheidenden Vorteil von CEUS gegenüber anderen Bildgebungen wie der ceCT und ceMRT dar, die nur bestimmte Zeitpunkte abbilden (◘ Abb. 2.2).

2.4 Untersuchungsablauf

Jede Untersuchung sollte mit konventionellen B-Bild- und Doppler-Techniken beginnen. Nach Identifizierung der Zielläsion wird der Schallkopf an diesem Ort gehalten und das Ultraschallgerät auf einen kontrastspezifischen Modus mit niedrigem mechanischem Index (MI) umgestellt. Ein Dual-Bild-Verfahren mit niedrigem MI ermöglicht die simultane Darstellung von Gewebe- und Kontrastmittelsignalen und hilft bei der anatomischen Orientierung. Dies stellt bei kleinen Läsionen sicher, dass das Ziel während des CEUS innerhalb des Bildausschnitts verbleibt. Ein Problem beim Dual-Bild-Verfahren ist, dass für beide Bildanteile ein niedriger MI verwendet wird und die Graudarstellung verrauscht erscheint, sodass die Darstellung kleinerer und echoarmer Läsionen schwierig sein kann. Bei einigen Geräten können native und CEUS-Bilder nicht nur gesplittet, sondern auch überlagernd mit verschiedenen Farbskalen dargestellt werden.

Nach Kontrastmittelgabe sollten wegen des dynamischen Charakters von CEUS in jeder vaskulären Phase aussagekräftige Videosequenzen gespeichert werden. Die Beurteilung der arteriellen und portalvenösen Phase sollte ohne Unterbrechung erfolgen, die späte Phase kann dann intermittierend bis

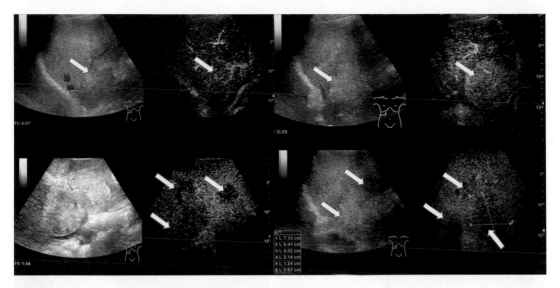

◘ Abb. 2.2 Metastasen (Pfeil) im B-Bild nur unscharf erkennbar. Mit kontrastverstärktem Ultraschall (CEUS) Nachweis einer frühen irregulären arteriellen Hyper-vaskularisation mit dann zunehmendem Wash-out. In der Spätphase Detektion zusätzlicher kleiner Tumorherde

zum Verschwinden des Kontrastmittels aus den Mikrogefäßen der Leber untersucht werden. Unter Umständen, vor allem beim Leberzellkarzinom, kann eine Untersuchung bis zu 5 min notwendig werden, da die Auswaschphase verzögert sein kann. Die Injektion kann wiederholt werden, wenn eine Läsion in der portalvenösen Phase oder in der späten bzw. postvaskulären Phase gefunden wurde, um die arterielle Phase darzustellen, ebenso bei Vorliegen multipler fokaler Läsionen. Die erneute Injektion sollte erst erfolgen, wenn die meisten Mikrobläschen verschwunden sind und das CEUS-Bild wieder nahezu schwarz erscheint. Bei Verwendung von SonoVue® oder Lumason® ist dies nach 10 min zu erwarten (Dietrich et al. 2018a, b; Garcovich et al. 2019; Schellhaas et al. 2018; Seitz et al. 2010; Sidhu et al. 2017). Alternativ kann ein Hochfrequenzimpuls über die Sonde durch den Flash-Modus appliziert werden, der zu einer aktiven Zerstörung der Mikrobläschen führt.

2.5 Vaskuläre Diagnostik

Der Hauptblutfluss der Leber erfolgt über das portalvenöse System. Die normale Breite der Pfortader liegt im Hauptstamm zwischen 8 und 11 mm. Insbesondere bei Zirrhose kommt es zu einer deutlichen Lumenreduktion, nach stattgehabten Thrombosen zu teilweisen narbigen Verschlüssen mit Kollateralen als kavernöse Transformation. Beim Budd-Chiari-Syndrom mit komplettem oder partiellem Verschluss der Lebervenen kann oftmals lediglich mit dem dynamischen CEUS die veränderte Durchblutung über den Lobus caudatus erfasst werden. Es lassen sich komplexe, intrahepatische Kollateralen darstellen. Bei Lebervenenstenosen kann CEUS zu einer Differenzierung der Ätiologie beitragen, ob es sich um eine Kompression, eine postthrombotische Veränderung oder eine Tumorinfiltration von außen handelt.

Ebenso lassen sich Varianten, Stenosen, Shunts oder arteriovenöse Malformationen der A. hepatica in der Dynamik mit CEUS beurteilen. Veränderungen der Lebervene, Varianten mit Teilungen, eine fehlende Anlage, teilweise Verschlüsse, Kompression und Veränderungen des Blutflusses in der V. cava inferior sind in ihrer Dynamik ebenso zu erfassen.

Bei Morbus Osler können die elongierten intrahepatischen arteriellen Gefäße anschaulich dargestellt werden und die Dynamik bei bereits kleinen peripheren Shunts mit schneller und früher venöser Kontrastierung erfasst werden (Schelker et al. 2017, 2019). Zusätzlich

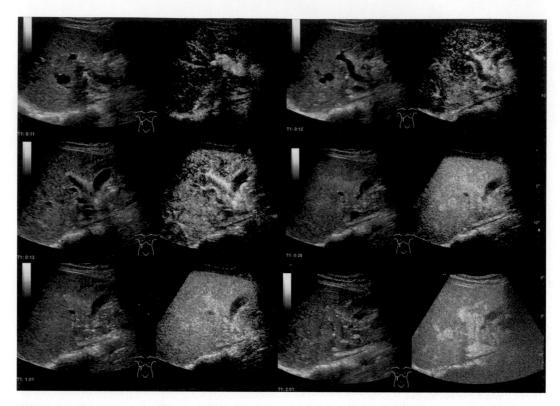

Abb. 2.3 Dynamischer kontrastverstärkter Ultraschall (CEUS) bei Morbus Osler von früher arterieller Phase (13 s) bis zu 2 min. Mit CEUS erfolgt die Erfassung dilatierter Arterien in der frühen Kontrastierung, von Shunts in der frühen portalvenösen Phase und dilatierter Venen in der portalvenösen Phase. Bei homogenem Kontrast der Leber in der venösen Phase ist kein Tumor nachweisbar

können Makroshunts und Fisteln, Aneurysmen, Pseudoancurysmen oder sich ausbildende fokal noduläre Hyperplasien bei Morbus Osler erfasst werden (■ Abb. 2.3).

2.6 Lebertransplantation

In bis zu 30 % nach einer Lebertransplantation (LTX) kann es zu vaskulären Komplikationen kommen, die nur teilweise mit farbkodierten Dopplerultraschallverfahren nachweisbar sind. Stenosen der Pfortader im Nahtbereich der Anastomose, arterielle extrahepatische Stenosen, Lebervenenveränderungen und Veränderungen des Flusses der V. cava inferior lassen hämodynamische Veränderungen erkennen. Thrombosen der V. portae und Pseudoaneurysmen sind teilweise im Farbdoppler nachweisbar. Eine frühe Abstoßungsreaktion und lokale Minderdurchblutungen machen die Anwendung von CEUS erforderlich.

In der diagnostischen Beurteilung einer zeitgerechten arteriellen Kontrastierung der Transplantatleber kann die kontrastverstärkte sonografische Bildgebung richtungsweisend sein (Dietrich et al. 2018a; Rennert et al. 2012). Arterielle Stenosen führen zu einer Lumenreduktion und peripheren Minderdurchblutungen. Embolien führen zu Infarkten mit keilförmiger arterieller Kontrastaussparung. Bei Abstoßungsreaktionen kann es zur subkapsulären Minderkontrastierung kommen oder auch zu einer verzögerten Wiederkontrastierung nach einem Flash. Zu dieser Thematik werden derzeit ergänzende Studien zur Veränderung der CEUS-Perfusionskinetik durchgeführt.

In der portalvenösen Phase lassen sich mit CEUS Stenosen und frühe partielle Thrombosen auch innerhalb der Transplantatleber besser erkennen. Fisteln und Pseudoaneurysmen werden mit CEUS besser erfassbar. In der venösen Phase lassen sich Stenosen am Lebervenenstern und Veränderungen der V. cava an

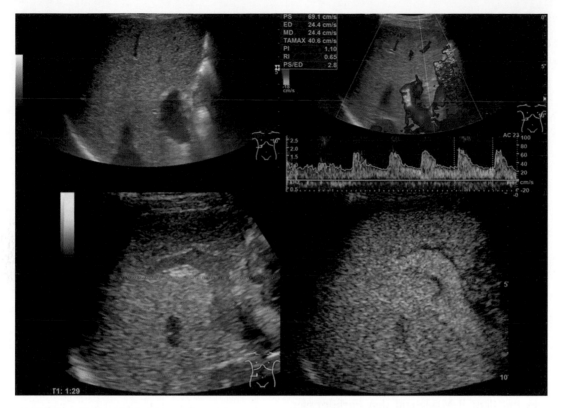

◘ Abb. 2.4 Kontrolle nach Transplantatleber. Dilatierte V. portae, kräftiger Fluss der A. hepatica und mit kontrastverstärktem Ultraschall (CEUS) Nachweis einer kräftigen und homogenen Kontrastierung in der portalvenösen Phase. Kein Nachweis von Infarkten oder suspekten Tumorläsionen

der Nahtstelle mit CEUS erfassen. Intrahepatische Pseudoaneurysmen lassen sich mit CEUS besser erkennen, ebenso intraluminale Thromben bei sich ausbildenden Aneurysmen. Ferner werden vaskuläre perkutane Interventionen durch CEUS erleichtert, wie z. B. eine gezielte Katheterdilatation (perkutane transluminale Angioplastie, PTA), das Platzieren von vaskulären Stents oder die Anlage einer perkutanen Gallengangsdrainage (perkutane transhepatische Cholangiografie, PTCD).

Postoperativ nach LTX können Hämatome, möglicherweise mit auch aktiver Blutungskomponente, Infarkte, Verhalte, sich ausbildende Biliome und Abszesse besser erfasst werden. Beim weiteren Follow-up lassen sich im Vergleich zum B-Mode ausbildende intrahepatische Tumoren in der Transplantatleber sensitiv nachweisen und mögliche HCC-Läsionen abgrenzen.

Vor der Lebertransplantation ist CEUS indiziert, um eine mögliche Pfortaderthrombose und fokale Leberläsionen bei Zirrhose darzustellen. Nach der Transplantation kann CEUS als mobiles Verfahren auf der Intensivstation durchgeführt werden (◘ Abb. 2.4).

2.7 Charakterisierung von benignen oder malignen Leberläsionen

Eine multizentrische DEGUM-Studie konnte den hohen diagnostischen Stellewert von CEUS zur Detektion und Charakterisierung von Lebertumorherden aufzeigen. Dabei ist die Unterscheidung in benigne und maligne Läsionen durch die Dynamik von der frühen arteriellen Phase nach bereits 15 s bis zu einer Spätphase von bis zu 6 min in den meisten Fällen möglich. Dies kann bei günstigen Schallbedingungen auch bei kleinen Läsionen von maximal 10 mm im Diameter gelingen (◘ Abb. 2.5).

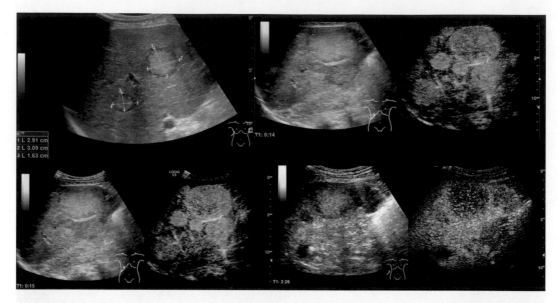

Abb. 2.5 Neuroendokrine intrahepatische Tumorherde, anteilig echoreich mit echoarmem Randsaum. Schnelle und frühe arterielle Hyperkontrastierung mit Wash-out in der späten venösen Phase als Malignitätskriterium

Die Bedeutung von CEUS liegt darin, auch kleinere Tumorherde abbilden zu können mit deutlich höherer diagnostischer Sicherheit, als dies mit dem B-Mode und den Farbdoppler-verfahren möglich ist. Die Tumordetektion und -charakterisierung gelingt mit vergleich-barer diagnostischer Sicherheit zur ceCT, nicht selten vergleichbar der ceMRT, ohne entsprechende Risiken besonders bei ein-geschränkter Nierenfunktion (Beyer et al. 2017; Schellhaas et al. 2018; Strobel et al. 2011). Auch bei unklaren PET-CT-Befunden der Leber kann CEUS dazu beitragen, eine Tumor-manifestation intrahepatisch abzugrenzen.

Bei kompliziert zystischen Läsionen und reaktiv entzündlichen Läsionen ist das Aus-maß einer arteriellen Hyperämie ent-scheidend. Bei Granulomen oder septischen Herden findet sich ein randständiges Enhan-cement, bei zystischen Tumoren zeigt sich ein knotiges irreguläres arterielles Enhance-ment. Bei Abszessen findet sich das ver-mehrte reaktive Anreichern der entzünd-lichen Septen.

Dokumentiert werden sollte CEUS von be-nignen und malignen Leberherden kontinuier-lich in arterieller Phase von 15–45 s und dann im Wechsel kurzer Cine-Loops bis 10 s von der portalvenösen Phase mit zusätzlich Einzel-bildern der Läsionen bis zur Spätphase .

Die Kontrastmittelkinetik der einzelnen Entitäten wird im weiteren Verlauf separat er-örtert.

2.7.1 Lokale Fettverteilungsstörungen

Typischerweise imponieren fokale Fettver-teilungsstörungen bei insgesamt inhomogener echogemehrter Fettleber im Sinne einer Steato-sis hepatis meist um das Gallenblasenlager als unscharfe echoarme Herde. Die meist un-scharfen Läsionen sind oftmals Zufallsbefunde. Sie können bei maligner Grunderkrankung im B-Bild nicht sicher von einer möglichen intra-hepatischen Tumormanifestation differenziert werden (■ Abb. 2.6).

In der farbkodierten Duplexsonografie (FKDS) zeichnen sich keine pathologischen Gefäße ab. Es wird eine veränderte hormonel-le Versorgung des weniger stark verfetteten Gewebes angenommen. Meist finden sich die echoärmeren Areale angrenzend an die Gallenblase in den Segmenten V oder IV, sel-tener subkapsulär peripher (■ Abb. 2.7 und ■ Video 2.7). Bei intrahepatischer Tumor-manifestation oder auch unter Chemotherapie kann es ebenfalls zu fokalen Fettverteilungs-störungen kommen.

Kontrastmittelphasen der fokalen Fettverteilungsstörung

Arterielle Phase   Portalvenöse Phase   Späte Phase

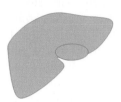 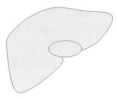 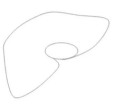

isokontrastiert   isokontrastiert   isokontrastiert

◨ **Abb. 2.6** Bei der Fettverteilungsstörung kommt es im B-Bild zu girlandenförmig imponierenden Arealen mit verminderter Echogenität bei ansonsten erhöhter Echogenität der Leber im Sinne einer Steatosis hepatis. Der kontrastverstärkte Ultraschall (CEUS) zeigt in arterieller Phase (15–45 s), in portalvenöser Phase (50–90 s) und in der späten Phase im Vergleich zum übrigen Lebergewebe eine Isokontrastierung

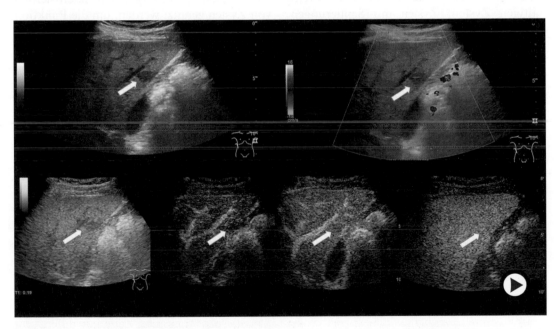

◨ **Abb. 2.7** und Video 2.7 Echogemindert im B-Bild Fettverteilungsstörung angrenzend zur Gallenblase bei ansonsten erhöhter Echogenität der Leber im Sinne einer Steatosis hepatis. Der kontrastverstärkte Ultraschall (CEUS) zeigt in arterieller Phase (15–45 s), in portalvenöser Phase (50–90 s) und in der späten Phase eine dem übrigen Lebergewebe äquivalente Kontrastierung im Sinne einer Isokontrastierung (▶ https://doi.org/10.1007/000-6g5)

CEUS bietet in seiner Dynamik eine gute Möglichkeit der Beurteilung der fokalen Fettverteilungsstörung. In allen Kontrastmittelphasen gleicht sich das entsprechende Areal dem Kontrast des umliegenden Lebergewebes an, imponiert von arterieller Phase, portalvenös bis zum Spätphase isokontrastiert. In arterieller Phase zeigen die landkartenartigen Läsionen kein pathologisches Gefäßmuster. Es kommt zu keinem Auswaschen in der Spätphase, im Gegensatz zu malignen Läsionen. Unbedingt sollten die Areale nur intermittierend beschallt werden, um ein scheinbares Auswaschen durch Zerstören der Mikrobubbles zu vermeiden.

2

Eine Untersuchung im Parallelmodus B-Mode und CEUS kann von Vorteil sein. Eine sicherlich hohe diagnostische Sicherheit erreicht CEUS bei der Differenzierung von lokalen Fettverteilungsstörungen und malignen intrahepatischen Herden wie auch in der Abgrenzung echoreicher Verfettungsstörungen von Hämangiomen.

2.7.2 Leberzysten

Leberzysten sind sicherlich die häufigsten Zufallsbefunde im B-Mode und lassen sich als scharf abgrenzbare, echofreie Läsionen mit dorsaler Schallverstärkung und Zystenrandschatten gut charakterisieren. Schwieriger wird dies bei postentzündlichen eiweißhaltigen Zysten, Zysten mit Septierungen, kleinen eingebluteten gemischt echogenen Zysten oder Tumorzysten mit inhomogenen Nekrosen. Hier kann auch mit Farbdopplerverfahren keine abschließende Artdiagnose erfolgen. Bei nur teilweiser Schichterfassung in der CT kann auch hier eine weitere Abklärung mittels CEUS erforderlich sein.

Blande Leberzysten sind nicht durchblutet und zeigen somit von der arteriellen Phase bis zur Spätphase keine Kontrastmittelanreicherung (◻ Abb. 2.8, 2.9 und ◻ Video 2.9). Die Auflösung von CEUS ist sehr hoch, sodass bei entsprechenden Schallbedingungen sich auch Zysten < 5 mm abgrenzen lassen. Vermehrte Kontrastmittelsignale im oberen Drittel einer Zyste können durch Wiederholungsartefakte bedingt sein.

Komplikationen wie eine aktive Einblutung in größere Zysten können in einzelnen Fällen mit CEUS in ihrer Dynamik erfasst werden. Ältere Einblutungen imponieren gemischt echogen im B-Bild ohne Kontrastierung im CEUS. Infektiöse Zysten, Tumorzysten mit Nekrosen und zystische Metastasen sind nicht mehr avaskulär. Hier finden sich anteilige randständige Hyperkontrastierungen, teilweise kontrastierte Binnensepten und bei soliden Anteilen auch ein anteiliges Wash-out, was einer differenzierten Detailanalyse bedarf. In einzelnen Fällen kann CEUS auch zu einer gezielten Sklerosierung von Zysten genutzt werden, um die Punktion zu erleichtern und eine aktive Blutung auszuschließen (Corvino et al. 2019; Dietrich et al. 2018a; Müller-Peltzer et al. 2018; Seitz et al. 2010).

2.7.3 Infektionen und Leberabszess

Die sichere Abgrenzung entzündlicher Leberläsionen gelingt im B-Mode in der frühen Phase nur selten. Erst bei beginnender Einschmelzung oder aber sich ausbildenden Nekrosen werden echogeminderte Areale nachweisbar. Die Farb-

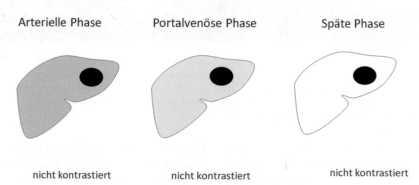

Kontrastmittelphasen Leberzyste

Arterielle Phase   Portalvenöse Phase   Späte Phase

nicht kontrastiert   nicht kontrastiert   nicht kontrastiert

◻ **Abb. 2.8** Bei Leberzysten kommt es im B-Bild bei zentral meist echofreien rundlichen Strukturen zu dorsaler Schallverstärkung, Zystenrandschatten und anteilig Septen. Der kontrastverstärkte Ultraschall (CEUS) zeigt in arterieller Phase (15–45 s), in portal-venöser Phase (50–90 s) und in der späten Phase keine Kontrastierung typischer unkomplizierter Zysten. Bei reaktiven Veränderungen der Zysten können schmale Zystensepten gering Kontrastmittel anreichern

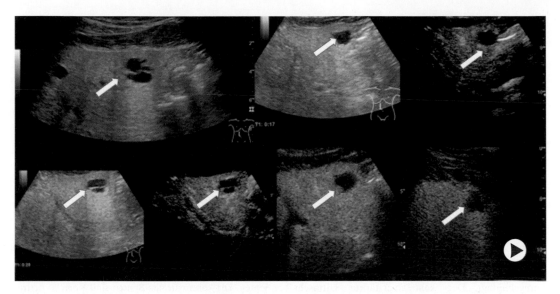

◘ Abb. 2.9 und Video 2.9 Leberzyste im B-Bild zentral echofrei, rundlich mit dorsaler Schallverstärkung, Zystenrandschatten und anteiligen Septen. Der kontrastverstärkte Ultraschall (CEUS) zeigt in arterieller Phase (15– 45 s), in portalvenöser Phase (50–90 s) und in der späten Phase keine Kontrastierung einer Zyste mit schmalen Septen (► https://doi.org/10.1007/000-6g2)

dopplerverfahren können im eher fortgeschrittenen Stadium auf eine randständige Hypervaskularisation hinweisen oder helfen, Thrombosen in Pfortaderästen nachzuweisen. Zentrale Lufteinschlüsse bei Abszessen, irreguläre Septen und reaktive komplizierte Zysten oder Verkalkungen und Septen sind dann als Ausdruck einer fortgeschrittenen Entzündung oder spezieller Infektionen wie bei Echinococcus alveolaris zu verstehen.

Erst mit CEUS kann die frühe kapilläre, reaktive Hyperzirkulation in der arteriellen Phase sichtbar werden oder aber die Kontrastmittelanreicherung der entzündlichen, sich ausbildenden Kapselstrukturen oder der Septen (Dietrich et al. 2018a; Echtenacher et al. 2016; Müller-Peltzer et al. 2018; Seitz et al. 2010). Nekrosen bleiben avaskulär in allen Phasen. Bei zystisch nekrotischen Tumoren, die im B-Bild vergleichbar erscheinen, ist mit CEUS in der portalvenösen und in der Spätphase ein anteiliges Wash-out der soliden Anteile nachweisbar. Die anteilige Thrombusbildung im portalvenösen System kann die Hyperämie bei Entzündungen bis zur portalvenösen Phase verstärken. Eine Entzündung wäre durch vermehrte arterielle Kontrastmittelanreicherung von Membranen und Septen gekennzeichnet.

Abszesse entstehen als Folge einer hämatogenen Aussaat, einer Cholangitis, nach lokal interventionellen Eingriffen oder postoperativ. Bei immunsupprimierten Patienten können die sonst typischen klinischen Infektzeichen fehlen. Im B-Bild können Abszesse alle Formen der Echogenität aufweisen, von fast echogleich bis echoreicher oder echogemindert, anteilig solide und kompliziert zystisch imponieren und in einzelnen Fällen Lufteinschlüsse erkennen lassen. Farbdopplerverfahren können anteilig eine randständige Hyperämie als Hypervaskularisation nachweisen. Als Abwehrreaktion und zur Eingrenzung der Entzündung bildet sich mit zunehmender Erkrankungsdauer eine den Abszess umgebende Kapsel aus.

Die reaktive Kapsel wird mit dem dynamischen CEUS in arterieller und teilweise noch in portalvenöser Phase vermehrt durchblutet erfasst, während die zentralen zerfallenden und eitrig-liquiden Anteile von arterieller Phase bis zur Spätphase nicht kontrastiert sind (◘ Abb. 2.10, 2.11 und ◘ Video 2.11). Beim frischen Abszess ist der Randsaum in arterieller Phase hyperkontrastiert, in portalvenöser Phase isokontrastiert und in der Spätphase hypokontrastiert. Bei zunehmender Einschmelzung kommt es zu sich ausbildenden

Kontrastmittelphasen eines Abszesses

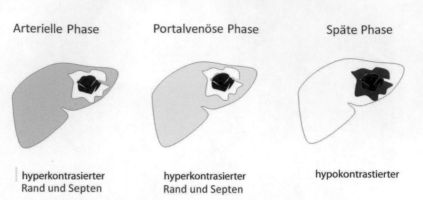

Arterielle Phase   Portalvenöse Phase   Späte Phase

hyperkontrasierter   hyperkontrasierter   hypokontrastierter
Rand und Septen   Rand und Septen

◨ **Abb. 2.10**   Im B-Bild können Abszesse verschiedene Echogenitäten zeigen. Es finden sich Flüssigkeitsspiegel und Lufteinschlüsse. Die Wandstrukturen erscheinen unregelmäßig. Der kontrastverstärkte Ultraschall (CEUS) zeigt in arterieller Phase (15–45 s) vor allem eine randständige Hyperkontrastierung sowie eine Hyperkontrastierung einzelner Septen, in portalvenöser Phase (50–90 s) eine Hyperkontrastierung des Rands und in der späten Phase eine Hypokontrastierung von Septen. Die kontrastierten Septen sind Korrelat der reaktiven Veränderungen

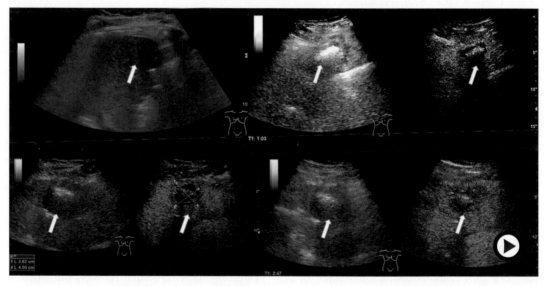

◨ **Abb. 2.11**   und Video 2.11 Abszess am linken Leberrand gemischt echogen. Es finden sich geringe Lufteinschlüsse. Die Wandstrukturen erscheinen unregelmäßig. Der kontrastverstärkte Ultraschall (CEUS) zeigt in arterieller Phase sowie in portalvenöser Phase (50–90 s) eine Hyperkontrastierung von Rand und Septen und in der späten Phase eine Hypokontrastierung. Die reaktiven Veränderungen zeigen sich an schmalen, kontrastierten Septen und einer Hyperämie des Randes (► https://doi.org/10.1007/000-6g3)

Septierungen, die reaktiv verändert und bis zur portalvenösen Phase hyperkontrastiert sind. Parenchymbrücken lassen sich mit CEUS gut abbilden, wodurch eine gezielte Drainagenanlage erleichtert wird (Clevert und Jung 2013). Zusätzlich wird durch Applikation von Mikrobubbles in die Drainage durch dynamische Erfassung des Kontrastmittelübertrittes das Erfassen einer Kommunikation mit Gallengängen oder Gefäßstrukturen erleichtert.

Es lässt sich durch Kombination einer intravenösen und intrakavitären Kontrastmittelapplikation ein gezieltes Monitoring mit CEUS nach Drainagenanlage erreichen. Die intrakavitäre Applikation bedarf aber einer deutlichen Verdünnung des Kontrastmittels aufgrund des geringen Verteilungsraumes (5 Tropfen Kontrastmittel auf 20 ml NaCl). Werden speziell postoperative Verhalte drainiert, kann mit CEUS eine Abklärung von Anastomoseninsuffizienzen bei biliodigestiver Anastomose gelingen. Reaktive Veränderungen nach ablativer Tumorbehandlung wären daran erkennbar, dass sich im zeitlichen Verlauf eine ringförmige Hyperämie zunehmend abzeichnet, während Resttumoranteile nodulär mit beginnendem Wash-out in portalvenöser Phase davon abzugrenzen wären. Hier kann zusätzlich eine quantitative Perfusionsauswertung hilfreich sein (Wiesinger et al. 2018b).

2.7.4 Fokale noduläre Hyperplasie

Die fokale noduläre Hyperplasie (FNH) erscheint im B-Bild oftmals schwer abgrenzbar und findet sich nicht selten bei Frauen nach der Einnahme von oralen Kontrazeptiva. Meist werden die Läsionen zufällig entdeckt und können im Farbdoppler ein regelmäßiges Gefäßmuster im Sinne einer Radspeiche aufweisen. Typischerweise finden sich sternförmige Narben, bandartige fibröse Septen und Gallengangsproliferate. Die Wucherung

(Hyperplasie) hat in der Regel keine Bindegewebskapsel. Die Therapie ist in der Regel lediglich die Verlaufskontrolle. Treten Beschwerden auf, kann die Hyperplasie operativ entfernt werden.

Das typische Kontrastmittelverhalten einer FNH ist die frühe arterielle Kontrastmittelanreicherung vom Zentrum aus (zentrifugal), mit lang anhaltender Hyperkontrastierung bis zur portalvenösen Phase, in der sich eine hypokontrastierte zentrale Narbe abzeichnen kann. In der Spätphase sind FNHs oftmals isokontrastiert zur umgebenden Leber, bis auf die hypokontrastierte zentrale Narbe (🔘 Abb. 2.12, 2.13 und 🔘 Video 2.13). Fehlt ein zentral zuführendes Gefäß, erfolgt die Kontrastierung über mehrere Radgefäße. Fehlt auch die zentrale Narbe, kann die Artdiagnose erschwert sein, was in bis zu 1/3 der Fälle zutrifft (Dietrich et al. 2018a; Müller-Peltzer et al. 2018; Seitz et al. 2010).

2.7.5 Hämangiome und atypische Hämangiome

Hämangiome zählen zu den häufigsten soliden nicht zystischen Läsionen und lassen sich im B-Mode bereits an der oftmals typischen echoreichen Form ohne Randsaum erkennen.

Kontrastmittelphasen einer fokalen nodulären Hyperplasie

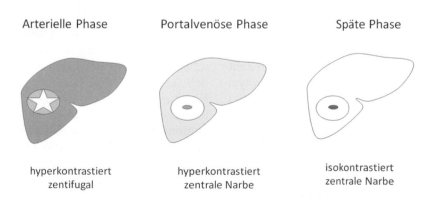

Arterielle Phase

Portalvenöse Phase

Späte Phase

hyperkontrastiert
zentifugal

hyperkontrastiert
zentrale Narbe

isokontrastiert
zentrale Narbe

🔘 **Abb. 2.12** Eine fokale noduläre Hyperplasie (FNH) kann ganz unterschiedliche Echogenitäten zeigen, ist glatt berandet und hat keinen Randsaum. Duplexverfahren können ein Radspeichenmuster der Vaskularisation zeigen. Der kontrastverstärkte Ultraschall (CEUS) zeigt in arterieller Phase (15–45 s) typischerweise eine regelmäßige Hyperkontrastierung vom Zentrum zum Rand mit Radspeichenmuster, in portalvenöser Phase (50–90 s) eine zunehmende Hyperkontrastierung zum Rand hin und in der späten Phase eine Isokontrastierung mit zentraler Aussparung der Narbe

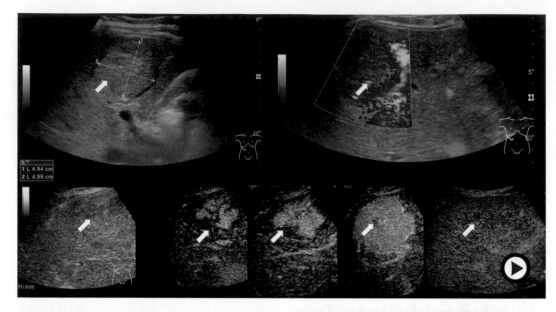

◘ Abb. 2.13 und Video 2.13 Fokale noduläre Hyperplasie (FNH) bis 5 cm im Diameter, glatt berandet, ohne Randsaum, im Power-Doppler mit angedeutetem Radspeichenmuster. Der kontrastverstärkte Ultraschall (CEUS) zeigt in arterieller Phase (15–45 s) typischerweise eine regelmäßige Hyperkontrastierung vom Zentrum zum Rand mit Radspeichenmuster, in portalvenöser Phase (50–90 s) eine zunehmende Hyperkontrastierung zum Rand hin und in der späten Phase eine Isokontrastierung mit zentraler Aussparung im Sinne einer Narbe (Pfeil) (▶ https://doi.org/10.1007/000-6g4)

Bei größeren Hämangiomen kann es zu anteiliger Thrombusbildung kommen, was dann im B-Mode zu einem gemischt echogenen Erscheinungsbild führt. Damit wird die Charakterisierung im B-Mode schwierig und auch Farbdopplerverfahren helfen hier nicht weiter, da der Fluss in den kapillaren Strukturen zu niedrig ist, um detektiert zu werden.

Mit CEUS gelingt eine artdiagnostische Beurteilung der Hämangiome (Dietrich et al. 2018a; Müller-Peltzer et al. 2018). Es findet sich eine knotige früharterielle Kontrastanreicherung vom Rand ausgehend, die sich dann zum Zentrum fortsetzt (◘ Abb. 2.14 und 2.15). Im typischen Fall kommt es bis zur Spätphase zu einer Kontrastmittelanreicherung, sodass Hämangiome in der Spätphase von CEUS signalreicher als das umgebende Lebergewebe imponieren. Bei teilthrombosierten Hämangiomen setzt sich das knotig imponierende Enhancement langsam fort. Umso wichtiger ist es hierbei, ein dauerhaftes Beschallen der Läsion zu vermeiden, um ein Zerstören der Mikrobläschen vor dem langsamen Anreichern in der Läsion zu verhindern. Verlaufskontrollen werden bei größeren Hämangiomen empfohlen. Es sollte zumindest bei nicht ganz typischem Kontrastmittelverhalten oder gar einem anteiligen Washout differenzialdiagnostisch an die seltenen malignen Hämangioendotheliome oder Sarkome mit ähnlichem Kontrastverhalten gedacht werden. Manches Mal können Metastasen nach Chemotherapie echoreicher erscheinen, die dann ein Wash-out bis zur Spätphase erkennen lassen (Giesel et al. 2009; Negrão de Figueiredo et al. 2018; Seitz et al. 2010).

Vom Kontrastverhalten können Adenome vergleichbar imponieren. Hier unterscheidet sich aber das kapillare Muster deutlich, wenn auch beide Läsionen eine arterielle Kontrastierung vom Rand zum Zentrum aufweisen. Dies ist aber nur bei Hämangiomen nodulär. Eine operative oder interventionelle Behandlung von Hämangiomen ist normalerweise nicht erforderlich. Bei sehr großen segmentüberschreitenden Hämangiomen, mit dem Risiko einer Kapselblutung, kann eine operative Entfernung angedacht werden.

Eine Besonderheit stellen die kapillaren oder High-Flow-Hämangiome dar. Diese zeigen eine schnelle, fast shuntartige arteriel-

Kontrastmittelphasen eines typischen Hämangioms

Arterielle Phase	Portalvenöse Phase	Späte Phase

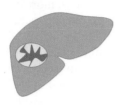 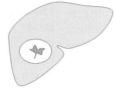 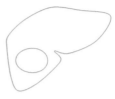

hyperkontrastiert noduläres Enhancement	Irisblenden- Phänomen	isokontrastiert

☐ Abb. 2.14 Hämangiome zeigen typischerweise im B-Bild eine vermehrte Echogenität, sind glatt berandet ohne Randsaum. Der kontrastverstärkte Ultraschall (CEUS) zeigt in arterieller Phase (15–45 s) vor allem eine vom Rand ausgehende, knotige/noduläre Hyperkontrastierung, in portalvenöser Phase (50–90 s) eine zunehmende noduläre Hyperkontrastierung zum Zentrum hin und in der späten Phase eine Isokontrastierung

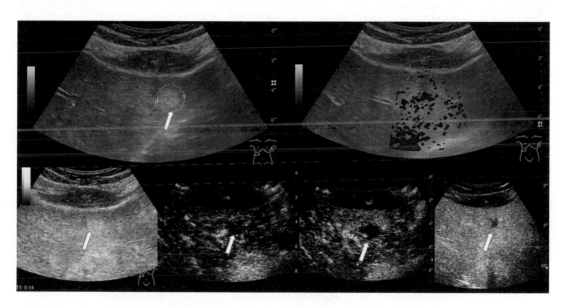

☐ Abb. 2.15 Hämangiom mit im B-Bild vermehrter Echogenität, glatt berandet und ohne Randsaum. Der kontrastverstärkte Ultraschall (CEUS) zeigt in arterieller Phase (15–45 s) vor allem eine vom Rand ausgehende knotige/noduläre Hyperkontrastierung, in portalvenöser Phase (50–90 s) eine zunehmende noduläre Hyperkontrastierung (Pfeil) zum Zentrum hin und in der späten Phase eine Isokontrastierung

le Kontrastierung bei fehlendem Wash-out in der Spätphase. Die Differenzierung von atypischen Hämangiomen zu HCC-Herden ohne Wash-out oder neuroendokrinen Herden (NET-Herden) kann schwierig sein (Seitz et al. 2010; Strobel et al. 2011). Kleine Gefäßshunts weisen meist angrenzend dilatierte Venen auf, was bei High-Flow-Hämangiomen nicht der Fall ist.

Wichtig zur Differenzierung teilthrombosierter Hämangiome von Metastasen ist, dass kein Dauerbeschallen bei CEUS erfolgt. Nur dann gelingt es, das vom Rand zunehmende arterielle noduläre Enhancement eines teilthrombosierten Hämangioms ohne Wash out in der Spätphase vom arteriellen Rand- oder Rim-Enhancement der meisten Metastasen in arterieller Phase mit Wash-out in der Spätphase abzugrenzen.

2

2.7.6 Leberadenome

Im B-Bild erscheinen Adenome oftmals nur gering echogemindert, meist als einzelne Läsionen, sie können aber auch multifokal auftreten. Adenome sind zu finden bei jungen Frauen, seltener bei Männern, nicht selten durch Kontrazeptiva oder Anabolika beeinflusst. Sie können gehäuft bei familiärem Diabetes mellitus oder bei der Glykogenspeicherkrankheit auftreten. Gefürchtete Komplikationen sind eine Kapselruptur mit spontaner Blutung auch in das Peritoneum. Somit kann bei Größenzunahme eine Entscheidung zur operativen Behandlung erfolgen (Jung et al. 2015). Beta-Catenin-Mutationen können die Ursache für eine maligne Entartung sein und damit eine Transformation in ein HCC, was aber sehr selten ist (Garcovich ct al. 2019). Eine Verlaufskontrolle von Leberadenomen wird unbedingt empfohlen. Eine schnelle Größenzunahme kann eine Resektion erforderlich machen. Teleangioektatische fokal noduläre Hyperplasien (FNH) werden als Vorstufen für Adenome angesehen. Maligne Transformationen betreffen das β-Catenin-mutierte HCC und das HNF-1α-mutierte HCC („hepatocyte nuclear factor", HNF). Farbkodierte Dopplerultraschallverfahren können bei niedriger Flussdarstellung nur in einigen Fällen eine Randvaskularisation abbilden, was aber auf andere Tumoren auch zutrifft.

CEUS erleichtert die Artdiagnose von Adenomen deutlich (Chiorean et al. 2016; Dietrich 2019; Garcovich et al. 2019; Giesel et al. 2009; Müller-Peltzer et al. 2018; Seitz et al. 2010). Besonders bei unklaren Läsionen im Kindesalter kann schon mit geringster Kontrastmittelgabe von 0,5–1 ml die arterielle kapillare Hypervaskularisation vom Rand zum Zentrum dynamisch erfasst werden (◉ Abb. 2.16, 2.17, 2.18 und ◉ Video 2.17 und 2.18). Die arteriellen Kapillaren der Adenome übertreffen in ihrer Dichte noch die der FNH. Da die Hypervaskularisation der Adenome oft nur sehr kurz abbildbar ist, kann mit ergänzender farbkodierter Perfusionsanalyse oder in Kurvenform die CEUS-Perfusion grafisch dargestellt werden. Adenomen fehlt eine spezielle Durchblutung über die V. portae. Dies kann den Eindruck eines scheinbaren Wash-outs in der Spätphase vermitteln. Die Differenzierung kann in Fällen mit zentralen Nekrosen zu einer FNH mit zentraler Narbe oder einem fibrolaminären HCC mit Wash-out bei nicht zirrhotischem Lebergewebe schwierig sein und eine Biopsie erforderlich machen, wenn auch die Referenzbildgebungen wie die MRT mit leberspezifischen Kontrastmitteln nicht eindeutig sind.

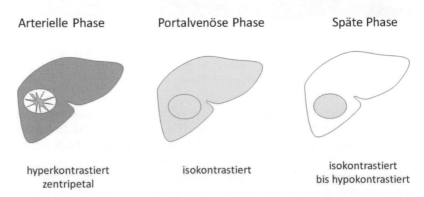

Kontrastmittelphasen eines Adenoms

Arterielle Phase   Portalvenöse Phase   Späte Phase

hyperkontrastiert   isokontrastiert   isokontrastiert
zentripetal   bis hypokontrastiert

◉ **Abb. 2.16** Adenome zeigen im B-Bild unterschiedliche Echogenitäten, sind glatt berandet ohne Randsaum. Duplexverfahren können eine Randvaskularisation andeuten. Der kontrastverstärkte Ultraschall (CEUS) zeigt in arterieller Phase (15–45 s) vor allem eine randständige, regelmäßige Hyperkontrastierung, in portalvenöser Phase (50–90 s) eine zunehmende Hyperkontrastierung zum Zentrum hin und in der späten Phase eine Isokontrastierung, vereinzelt auch eine Hypokontrastierung

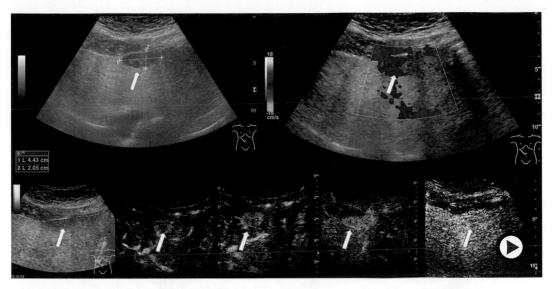

Abb. 2.17 und Video 2.17 Adenom echoarm, glatt berandet mit Randvaskularisation im Farbduplexverfahren. CEUS zeigt in arterieller Phase (15–45 s) vor allem eine randständige regelmäßige Hyper-kontrastierung, in portalvenöser Phase (50–90 s) eine zunehmende Hyperkontrastierung zum Zentrum hin und in der späten Phase eine Isokontrastierung (Pfeil) (▶ https://doi.org/10.1007/000-6g1)

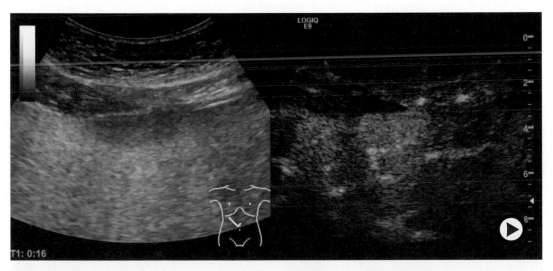

Abb. 2.18 und Video 2.18 Adenom echoarm, glatt berandet mit Randvaskularisation im Farbduplexverfahren. CEUS zeigt in arterieller Phase (15–45 s) vor allem eine randständige regelmäßige Hyper-kontrastierung, in portalvenöser Phase (50–90 s) eine zunehmende Hyperkontrastierung zum Zentrum hin und in der späten Phase eine Isokontrastierung (Pfeil) (▶ https://doi.org/10.1007/000-6g6)

2.7.7 Lebermetastasen

Metastasen können anteilig zystisch, kompliziert zystisch, solide oder nekrotisch imponieren und damit im Vergleich zum Leberparenchym echogleich, echoarm oder echoreich im B-Mode erscheinen. Besonders nach systemischer oder lokaler Chemotherapie oder lo-kalen ablativen Verfahren ändert sich die Echogenität. Somit findet man nur selten einen typischen echoarmen Randsaum wie z. B. um kolorektale Metastasen. Es verwundert nicht, dass im B-Mode nicht selten nur 50–60 % der Metastasen abgrenzbar sind, die mit der kontrastmittelverstärkten CT oder MRT nachweisbar sind.

2

Mit CEUS gelingt durch die dynamische Untersuchung eine deutlich bessere Detektion von Lebermetastasen, mit vergleichbarer diagnostischer Sicherheit der kontrastmittelverstärkten CT oder MRT. Entscheidend ist der Nachweis von Herden auch < 10 mm als Metastasen anhand des Wash-outs beginnend in der portalvenösen Phase nach 50–90 s bis zur Spätphase von 5 min (◼ Abb. 2.19 und 2.20). Mit hochauflösender Technik können sogar Tumorherde von maximal 5 mm Größe im Diameter erkannt werden, die in der CT nicht mehr sicher abgrenzbar erscheinen. Somit kann CEUS auch intraoperativ genutzt wer-

Kontrastmittelphasen der Metastase

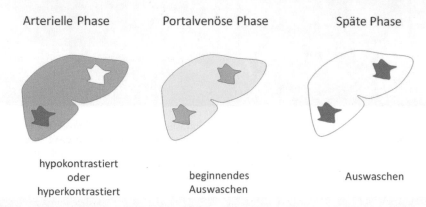

Arterielle Phase   Portalvenöse Phase   Späte Phase

hypokontrastiert
oder
hyperkontrastiert

beginnendes
Auswaschen

Auswaschen

◼ **Abb. 2.19** Metastasen zeigen im B-Bild unterschiedliche Echogenitäten, sind irregulär berandet und haben meist einen echoarmen Randsaum. Duplexverfahren können eine Randvaskularisation andeuten. Der kontrastverstärkte Ultraschall (CEUS) zeigt in arterieller Phase (15–45 s) vor allem eine randständige unregelmäßige Hyperkontrastierung, in portalvenöser Phase (50–90 s) ein beginnendes Auswaschen und in der späten Phase eine Hypokontrastierung nach deutlichem Auswaschen

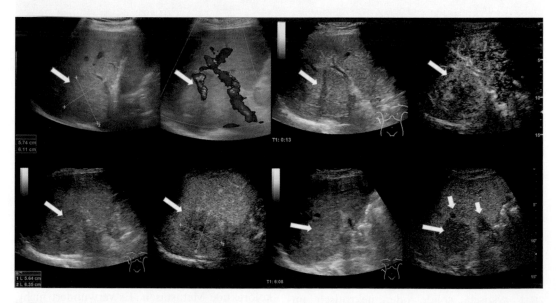

◼ **Abb. 2.20** Metastase im B-Bild gemischt echogen, irregulär berandet mit echoarmem Randsaum. Im Duplexverfahren keine Randvaskularisation. Der kontrastverstärkte Ultraschall (CEUS) zeigt in arterieller Phase (15–45 s) vor allem eine randständige unregelmäßige Hyperkontrastierung, in portalvenöser Phase (50–90 s) ein beginnendes Auswaschen und in der späten Phase eine Hypokontrastierung nach deutlichem Auswaschen sowie zusätzliche Herde (Pfeile)

den, um Metastasen zu erkennen, die mit der kontrastmittelverstärkten CT oder MRT nachgewiesen wurden, nicht aber im B-Mode nachweisbar waren (Bernatik et al. 2015; Sporea et al. 2014, 2019).

Die arterielle Phase (15–45 s) von CEUS ist mit entscheidend für die Differenzierung von zystischen Läsionen ohne Kontrastmittelanreicherung oder kompliziert zystischen Metastasen, die eine septale Kontrastmittelanreicherung erkennen lassen (Corvino et al. 2019; Müller-Peltzer et al. 2018; Negrão de Figueiredo et al. 2018). Auch bei Metastasen von neuroendokrinen Tumoren ist ebenso wie beispielsweise bei Metastasen von Mamma-CA, Bronchial-CA, Nierenzell-CA oder Schilddrüsen-CA eine irreguläre arterielle Kontrastmittelanreicherung entscheidend (Kang et al. 2019; Negrão de Figueiredo et al. 2018).

Nach stattgehabter Chemotherapie können im B-Bild Metastasen sich fast dem umgebenden Lebergewebe angleichen. Hier ermöglicht CEUS über den Nachweis einer arteriellen irregulären Randkontrastierung und eines späteren Wash-outs die Bestätigung von noch aktiven Tumoranteilen.

Bei Metastasen mit Nekroseanteilen bleiben die Nekrosen ohne Kontrastmittelanreicherung, während die vitalen Tumoranteile im Randbereich irregulär arteriell Kontrastmittel anreichern und dann beginnend portalvenös ein Wash-out im Tumoranteil zeigen (Negrão de Figueiredo et al. 2018; Sporea et al. 2014).

Die diagnostische Sicherheit von CEUS bei Lebermetastasen kann bei günstigen Untersuchungsbedingungen bis zu 100 % im Vergleich zur kontrastmittelverstärkten CT betragen und bis zu > 90 % im Vergleich zur kontrastmittelverstärkten MRT. Intraoperativ können sogar zusätzliche Tumorherde erkannt werden im Vergleich zur CT oder MRT. Der Vorteil von CEUS im Vergleich zur PET-CT liegt darin, dass auch Metastasen < 10 mm erkannt werden.

2.7.8 Hepatozelluläres Karzinom

Oftmals lassen sich die hepatozellulären Karzinome (HCC) im B-Bild erst ab einer Größe deutlich über 1 cm abgrenzen und bei inhomogenem zirrhotischem Gewebe nicht sicher von regenerativen oder dysplastischen Veränderungen unterscheiden. Die Darstellung der Tumormikrovaskularisation gelingt mit Dopplerverfahren nicht. Somit gewinnt für die Diagnostik eines HCC in früherer Form, die Therapieplanung, das Monitoring einer Therapie und die Entscheidung für eine mögliche Operation oder auch Lebertransplantation CEUS zunehmend an Bedeutung. Aber auch für die Differenzierung zum cholangiozellulären Karzinom (CCC) ergeben sich neue Aspekte (Dong et al. 2019; Elsayes et al. 2019; Garcovich et al. 2019; Kim et al. 2019; Li et al. 2019; Schellhaas et al. 2018; Strobel et al. 2011).

Zur Diagnostik von HCC-Läsionen bei Zirrhose gilt es, hauptsächlich in arterieller Phase (15–45 s) irregulär hypervaskularisierte Herde mit Wash-out in der Spätphase sicher zu erfassen (■ Abb. 2.21, 2.22, 2.23 und ■ Video 2.22 und 2.23). Dazu bietet sich eine Sweep-Technik über die verschiedenen Lebersegmente an. Nach Bedarf können aber auch rechter und linker Leberlappen mit zwei Injektionen getrennt untersucht werden. Das Gefäßmuster in arterieller Phase von HCC-Herden wird als chaotisch charakterisiert und das Wash-out kann bis zu 5 min dauern, was eine besonders hochauflösende Untersuchungstechnik voraussetzt. Bei kleinen HCC-Herden von < 1 cm im Diameter kann der irreguläre arterielle Kontrast das Hauptkriterium sein (Strobel et al. 2011). Dennoch konnten auch die Ergebnisse aktueller Studien, besonders der DEGUM-Studie, den hohen diagnostischen Stellenwert von CEUS für die HCC-Diagnostik belegen. Da nicht jeder kleine verdächtige Herd aus der CT- oder MRT-Bildgebung biopsiert werden kann, gilt CEUS mittlerweile als wichtige Referenzbildgebung (Elsayes et al. 2019; Garcovich et al. 2019; Kim et al. 2019; Li et al. 2019; Schellhaas et al. 2018; Strobel et al. 2011).

Ein CCC kann in arterieller Phase zwar weniger stark hypervaskularisiert sein, zeigt aber nicht selten bereits in portalvenöser Phase ein beginnendes Wash-out, das im Vergleich zu HCC-Läsionen in der Spätphase nach > 5 min noch ausgeprägter sein kann. Besonders intraoperativ kann die sichere Ab-

Kontrastmittelphasen eines Hepatocellulärem Carcinoms (HCC)

Arterielle Phase	Portalvenöse Phase	Späte Phase
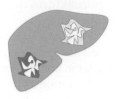	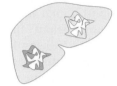	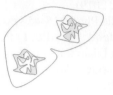
pathologische Gefäße hyperkontrastiert	inhomogen bis beginnendes Auswaschen	fast isokontrastiert bis hypokontrastiert

◨ **Abb. 2.21** Herde eines hepatozellulären Karzinoms (HCC) zeigen im B-Bild unterschiedliche Echogenitäten, sind irregulär berandet und finden sich vor allem bei inhomogener Zirrhose. Duplexverfahren können eine irreguläre Tumorvaskularisation andeuten bei Läsionen > 2 cm. Der kontrastverstärkte Ultraschall (CEUS) zeigt in arterieller Phase (15–45 s) vor allem eine generelle unregelmäßige/irreguläre starke Hyperkontrastierung, in portalvenöser Phase (50–90 s) ein beginnendes inhomogenes Auswaschen vom Zentrum und in der späten Phase eine Hypokontrastierung bei Läsionen > 2 cm oder eine Isokontrastierung bei kleinen Läsionen

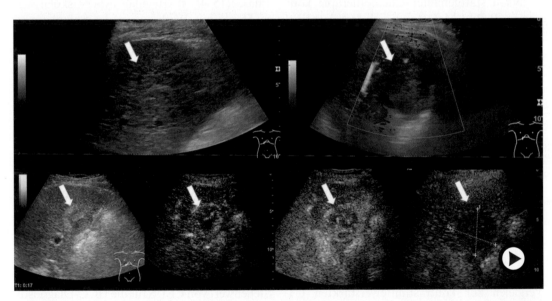

◨ **Abb. 2.22** und Video 2.22 Hepatozelluläres Karzinom (HCC) linkslateral gemischt echogen, irregulär berandet bei inhomogener Zirrhose, im Duplexverfahren irreguläre Tumorvaskularisation. Der kontrastverstärkte Ultraschall (CEUS) zeigt in arterieller Phase (15–45 s) eine unregelmäßige/irreguläre starke Hyperkontrastierung, in portalvenöser Phase (50–90 s) ein beginnendes inhomogenes Auswaschen vom Zentrum und in der späten Phase eine Hypokontrastierung (▶ https://doi.org/10.1007/000-6g7)

grenzung zur Festlegung der Resektionsgrenzen entscheidend sein (da Silva et al. 2017, 2019). Hierzu empfiehlt sich die Verwendung hochauflösender Linearsonden.

Klatskin-Tumoren lassen sich im B-Mode oft nicht bei inhomogenem Leberparenchym und Cholestase abgrenzen. Dies kann mit CEUS auch an der Hepatikusgabel, im Zentrum der Leber, besonders in der Spätphase aufgrund eines Wash-outs der malignen Läsionen gelingen.

Die Planung von Tumorbehandlungen bei HCC-Tumorherden kann im direkten Vergleich zur CT oder MRT mit dem dynamischen

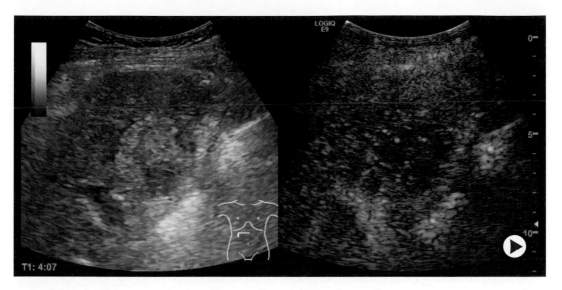

□ **Abb. 2.23** und Video 2.23 Hepatozelluläres Karzinom (HCC) linkslateral gemischt echogen, irregulär berandet bei inhomogener Zirrhose, im Duplexverfahren irreguläre Tumorvaskularisation. Der kontrastverstärkte Ultraschall (CEUS) zeigt in arterieller Phase (15–45 s) eine unregelmäßige/irreguläre starke Hyperkontrastierung, in portalvenöser Phase (50–90 s) ein beginnendes inhomogenes Auswaschen vom Zentrum und in der späten Phase eine Hypokontrastierung (▶ https://doi.org/10.1007/000-6g8)

CEUS durch Fusion erfolgen. Hier können dann auch navigationsgesteuerte Biopsien gezielt durchgeführt werden. Es lassen sich zudem auch interventionelle Behandlungen wie die transartertielle Chemoembolisation (TACE) oder ablative Verfahren alleine mit CEUS oder mit Bildfusion CEUS mit der CT oder MRT planen (Bruenn et al. 2017; Calandri et al. 2019; Francica et al. 2018; Jung und Clevert 2018; Rennert et al. 2019; Wobser et al. 2014).

Ein Monitoring oder das Follow-up nach TACE, Radiofrequenzablation (RFA) oder Mikrowellenablation (MWA) kann mithilfe der CEUS-Perfusionsbildgebung erfolgen. Bei der irreversiblen Elektroporation (IRE) eröffnen sich mit CEUS neue Möglichkeiten der HCC- und CCC-Behandlung von Tumoren im Leberzentrum in der Nähe großer Gefäße, die nicht resektabel sind und nicht mit herkömmlichen ablativen Verfahren zu behandeln sind (Clevert und Jung 2013). Die irreguläre Tumormikrovaskularisation wird durch IRE zerstört, die segmentale Durchblutung der A. hepatica bleibt erhalten und Teilthrombosen der V. portae sind selten. Auch trägt CEUS maßgeblich zu Differenzierung einer Tumorthrombose der V. portae bei, da hier Kapillaren, die sich mit CEUS kontrastieren, in den Thrombus einwachsen, was einer erfolgreichen interventionellen Rekanalisation entgegensteht.

Eine Besonderheit stellt die Ultraschallbildgebung des fibrolaminären HCC dar. Diese Tumorentität betrifft oftmals junge Frauen und findet sich in nicht zirrhotisch verändertem Lebergewebe (Garcovich et al. 2019; Kim et al. 2019; Negrão de Figueiredo et al. 2018). Der Tumor lässt sich oftmals im B-Mode schwer vom umgebenden Gewebe abgrenzen und wird auch mit Farbdopplerverfahren nicht besser nachgewiesen. Mit CEUS kann die Abgrenzung deutlich verbessert werden, durch die irreguläre arterielle Hypervaskularisation und ein spätes Washout. Eine mögliche Differenzialdiagnose stellt das Adenom dar, besonders wenn dieses zentrale Nekrosen aufweist, die einem Wash-out ähnlich erscheinen können.

2.7.9 Cholangiozelluläres Karzinom (CCC)

Als Klatskin-Tumor im Leberhilusbereich bleibt der Tumor im Leberzentrum oftmals im B-Bild nicht sicher abgrenzbar, fällt ledig-

2

lich durch eine zunehmende irreguläre Erweiterung der intrahepatischen Gallenwege und die damit verbundene Cholestase auf. In der oftmals nicht zirrhotischen Leber werden Entzündungen der Gallenwege, irreguläre Gallengangszysten, parasitäre Erkrankungen, intraluminale Steinbildungen und das Caroli-Syndrom als mögliche Risikofaktoren für ein CCC angesehen. Der intraluminal wachsende Tumor im frühen Stadium zeigt keine durch Farbdopplerverfahren fassbare Hypervaskularisation. Erst fortgeschritten wird er als echoarme Läsion meist in der Hepatikusgabel gelegen abgrenzbar. Tumorthrombosen finden sich als mögliche Komplikation.

Die dynamische CEUS-Untersuchung erleichtert die Detektion der Tumorherde bei CCC. Es gibt aber auch cholangiohepatozelluläre Mischtumoren zu beachten. Es finden sich arteriell sehr unterschiedliche Kontrastierungsmuster: hyperkontrastierte , aber auch hypokontrastierte Tumorherde (Dong et al. 2019; Li et al. 2019; Negrão de Figueiredo et al. 2018; Pschierer et al. 2015; Sidhu et al. 2017). Als Kriterium einer malignen Läsion ist meist in portalvenöser Phase schon ein Wash-out erkennbar, das noch deutlicher in der Spätphase wird (Negrão de Figueiredo et al. 2018). CEUS kann eine gezieltere Biopsie zur Histo-

logiegewinnung bei Hinweis auf ein CCC ermöglichen, das im B-Mode nicht abgrenzbar ist (◘ Abb. 2.24 und 2.25).

Bei liegenden Stents oder nach perkutaner Drainage mit einer PTCD können die intraluminalen Tumoranteile in arterieller Phase hyperkontrastiert sein mit Wash-out in der Spätphase und Infiltration in die Umgebung und so von Sludge und Koageln, die avaskulär sind, differenziert werden.

2.8 Leberinterventionen

Die Vorteile der Kontrastmittelbildgebung werden bereits für das Monitoring verschiedener Interventionen genutzt. So kann CEUS zur Planung, Durchführung und für das Follow-up von ablativen Behandlungen maligner Lebertumore erfolgreich genutzt werden. Ein Monitoring mit CEUS während der Behandlung mit RFA oder MWA kann entscheidend dazu beitragen, dass maligne Lebertumoren mit ausreichendem Sicherheitsabstand, ohne relevante Komplikationen und ohne Resttumoranteile mit Erreichen einer Nekrose behandelt werden (Clevert und Jung 2013; Francica et al. 2018; Pregler et al. 2016; Wiesinger et al. 2018b). Das Gleiche trifft auf den intraoperativen Einsatz von CEUS zu. Besonders durch die Ver-

Kontrastmittelphasen Cholangiocelluläres Carcinom (CCC)

Arterielle Phase	Portalvenöse Phase	Späte Phase
pathologische Gefäße hyperkontrastiert teilweise auch hypokontrastiert	beginnendes Auswaschen	fast isokontrastiert bis hypokontrastiert

◘ **Abb. 2.24** Herde eines cholangiozellulären Karzinoms (CCC) zeigen im B-Bild unterschiedliche Echogenitäten, können fast echogleich sein, sind irregulär berandet und können auch bei fehlenden Zeichen einer Zirrhose Gallengangsunregelmäßigkeiten zeigen. Duplexverfahren können eine irreguläre Tumorvaskularisation andeuten bei Läsionen > 2 cm. (CEUS) zeigt in arterieller Phase (15–

45 s) eine anteilige unregelmäßige Hyperkontrastierung oder eine Hypokontrastierung, in portalvenöser Phase (50–90 s) ein beginnend inhomogenes generelles Auswaschen und in der späten Phase eine Hypokontrastierung bei Läsionen > 2 cm oder eine Isokontrastierung bei kleinen Läsionen

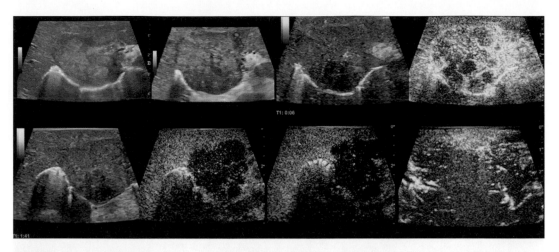

◨ Abb. 2.25 Cholangiozelluläres Karzinom (CCC) gemischt echogen, irregulär berandet, im Duplexverfahren angedeutet irreguläre Tumorvaskularisation. Der kontrastverstärkte Ultraschall (CEUS) zeigt in arterieller Phase (15–45 s) vor allem eine unregelmäßige/ irreguläre starke Hyperkontrastierung oder eine Hypokontrastierung, in portalvenöser Phase (50–90 s) ein beginnendes inhomogenes generelles Auswaschen und in der späten Phase eine Hypokontrastierung im Sinne eines deutlichen Wash out

wendung hochauflösender Linearsonden werden Tumoren und besonders kleine Tumorherde < 1 cm besser erkannt und können, wenn erforderlich, ohne Resttumoranteil optimal reseziert werden (da Silva et al. 2017, 2019; Jung et al. 2015).

Werden intraoperativ zusätzlich Tumorherde erkannt, die aus den Voruntersuchungen nicht bekannt waren und eine erweiterte Resektion nicht mehr möglich machen, so kann mithilfe von CEUS eine gezielte intraoperative Ablation erfolgen. Bei der RFA sollte in allen Ebenen ein Sicherheitsabstand von > 5 mm um die Tumorläsion angestrebt werden. Nach entsprechender Behandlung der Tumorläsion mit ausreichendem Sondendurchmesser, 1 cm größer als der Tumordurchmesser, sollte mit CEUS kontrolliert werden, ob noch eine irreguläre Tumorrandvaskularisation vorliegt. Dies dient zur Kontrolle vor Umplatzieren der Sonde zur Weiterbehandlung und zur Abschlusskontrolle vor Entfernen der Sonde. Dabei empfiehlt es sich, einige Minuten zu warten, um Störeffekte durch das in der Nekrose sich bildende CO_2 zu vermeiden. Bei mechanischer Beatmung kann es erforderlich sein, die Dosierung des Ultraschallkontrastmittels bei Bolusgabe über einen zentralen Venenkatheter (ZVK) zu erhöhen, auf bis zu 5 ml i. v.

Bezüglich der TACE oder Chemoperfusion kommt CEUS eine Bedeutung für die Interventionsplanung und das Follow-up zu, in Ausnahmefällen auch für die Durchführung (Rennert et al. 2019; Wobser et al. 2014). Gerade durch die hohe Auflösung von CEUS bezüglich der arteriellen Vaskularisation einer mit TACE zu behandelnden Tumormanifestation lässt sich das Ausmaß der irregulären Tumorgefäße anschaulich planen und damit zur verbesserten Behandlung nutzen. Ein weiterer Ansatz ist die Verwendung von CEUS intraarteriell bei TACE. Es gelingt damit eine dynamische Erfassung der Tumorvaskularisation des zu behandelnden HCC mit ganz geringer Applikation von Ultraschallkontrastmitteln. Dies kann dazu beitragen, eine gezielte Applikation von Chemoembolisationspartikeln, den Beads, durchzuführen.

In der Kombination mit Perfusionsprogrammen stellt CEUS eine sehr sensitive Methode dar, um dann zu entscheiden, wann eine erneute Behandlung erforderlich ist (Wiesinger et al. 2018a, b; Wobser et al. 2014). Dies gilt auch für den Einsatz von CEUS bei der Chemoperfusion. Während TACE oder Chemoperfusion kann CEUS zu einer möglichst selektiven Tumorbehandlung beitragen (◨ Abb. 2.26). Dies

2

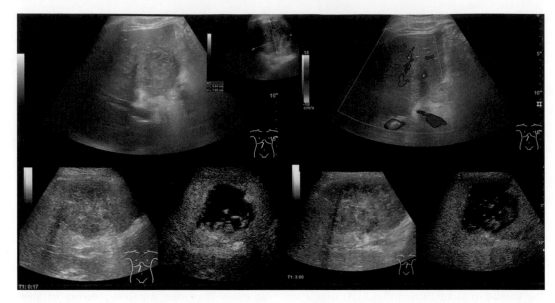

■ Abb. 2.26 Bei inhomogenem Lebergewebe aufgrund einer Zirrhose ausgedehnter, echoinhomogener Tumor bis zu 9 cm im Diameter, einem hepatozellulären Karzinom (HCC) entsprechend. Nach intraarterieller Chemoembolisation (TACE) weitestgehende Devaskularisation des Tumors in arterieller Phase (17 s) bis zur späten venösen Phase von 3 min

trifft auch für das Monitoring einer Kombination von Chemoembolisation und ablativen Verfahren zu.

2.9 Perfusionsauswertung bei Tumorbehandlung

Man unterscheidet zwischen geräteinternen Programmen, die meist in ihrer Funktion begrenzt sind, und externen Anwendungsprogrammen. Wichtige Parameter, die erhoben werden können anhand von DICOM-Cine-Sequenzen, sind „time to peak" (TTP), „peak enhancement" (PE), „wash-in rate", „mean transit time" (mTT) und „wash-out rate". So lässt sich das Ausmaß der arteriellen Tumorvaskularisation mit Falschfarben, in Kurvenform und anhand unterschiedlicher Perfusionsparameter genauer analysieren (Wiesinger et al. 2018a, b; Wobser et al. 2014). Bei den Falschfarben bedeutet rot eine starke und schnelle Kontrastmittelanreicherung, grün und blau eine verzögerte geringe Anreicherung.

Bei der Kurvenauswertung zeigen stark vaskularisierte Tumoren, wenn sie maligne sind, ein kurzes hohes Wash-in und ein frühes Wash-out. Für benigne Tumoren ist ein verlängertes Wash-in ohne relevantes Wash-out typisch. Die Kontrastmittelanreicherung maligner Tumore sollte sich wenn möglich bei einer entscheidenden Nekrose aufheben, zumindest aber deutlich reduzieren. Damit kann der Erfolg einer Chemotherapie, einer Chemoembolisation oder von ablativen Verfahren wie RFA, MWA und IRE besser abgeschätzt werden, was das Follow-up und ein Monitoring erleichtern kann (■ Abb. 2.27).

2.10 Fusionsbildgebung

Diese meist erst in High-End-Geräten verfügbare Option ermöglicht einen Vergleich der dynamischen CEUS mit der CT oder MRT, bei entsprechendem Datenspeicher auch zur PET-CT/-MRT (Calandri et al. 2019; Clevert und Jung 2013; Jung und Clevert 2018). Es

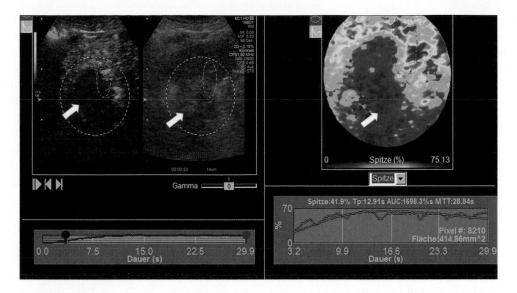

Abb. 2.27 CEUS-Perfusionsauswertung mit einer geräteinternen Software nach Ablation eines malignen Lebertumors. Echoinhomogener Defekt im B-Bild, der mit dem kontrastverstärkten Ultraschall (CEUS) klar abgrenzbar wird und dann anhand von Falschfarben und einer Time-Intensity-Curve-Analyse genauer beurteilt werden kann. Die Falschfarben in Blau bedeuten eine vollständige Devaskularisation des Tumors durch Ablation

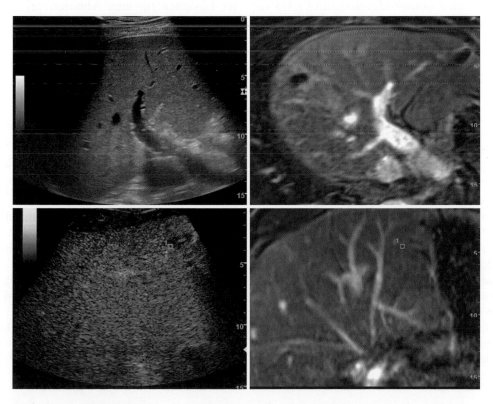

Abb. 2.28 Fusionsbildgebung B-Bild mit der Magnetresonanztomografie (MRT) (oben) und kontrastverstärkter Ultraschall (CEUS) mit der MRT (unten). Darstellung der Lebermorphologie im B-Bild und mit der MRT und Abklärung einer herdförmigen Läsion mit CEUS (grüner Marker) und ceMRT

2

kann somit eine Therapieplanung und Verlaufskontrolle unter Verwendung vorhandener Datensätze der CT und MRT mit CEUS erfolgen (◩ Abb. 2.28). Damit können insbesondere bei eingeschränkter Nierenfunktion die Vorteile des CEUS in Ergänzung zur nativen CT oder MRT genutzt werden. Es zeichnen sich Vorteile einer Fusionsbildgebung zur Durchführung schwieriger Biopsien bei im B-Bild nicht abgrenzbaren Tumorherden ab. Aber auch werden Vorteile einer Fusionsbildgebung zur Durchführung von ablativen Tumorbehandlungen und dem Follow-up nach RFA, MWA oder irreversibler Elektroporation (IRE) gesehen. Der eigentliche Vorteil, auf einer elektronischen Patienten-Card gespeicherte CT- oder MRT-Datensätze schnell mit Realtime-CEUS-Untersuchungen zu verbinden, bleibt eine der Herausforderungen an die aktuelle Tumorbildgebung. Auch um ein Ansprechen einer Chemotherapie besser beurteilen zu können. Es deuten sich aber schon Vorteile für eine Operationsvorbereitung an, da über die Fusionsbildgebung mit CEUS vor der Operation zusätzliche Tumorherde zur CT erkannt werden können oder Tumorherde erfasst werden können, die nur die kontrastmittelverstärkte MRT abbildet.

2.11 Intraoperative CEUS zur Tumorresektion

Der intraoperative Ultraschall wird als „Goldstandard" betrachtet, der letztlich das chirurgische Vorgehen bei denjenigen Patienten bestimmt, die sich einer Resektion unterziehen. Bei Patienten mit Lebermetastasen eines kolorektalen Primärtumors ist die Metastasenresektion die Therapie der Wahl, mit 5-Jahres-Überlebensraten von bis zu 60 %. Allerdings entwickeln 75 % der Patienten, die sich einer Resektion unterziehen, ein Rezidiv (50 % davon in der Leber). Die meisten Rezidive treten innerhalb von 2 Jahren auf. Dementsprechend ist eine genauere Bildgebung erforderlich. Aktuelle Studien zum intraoperativen CEUS (IO-CEUS) mit verschiedenen Kontrastmitteln haben gezeigt, dass dieser bei der Beurteilung, ob eine Tumorresektion (Metastasen oder HCC) angebracht ist, eine höhere Sensitivität, Spezifität und Genauigkeit aufweist als intraoperativer Ultraschall, intraoperative CT oder MRT. Weiterhin führt der intraoperative CEUS bei bis zu 30 % der Patienten zu einer Änderung des chirurgischen Vorgehens. Der Einfluss des intraoperativen CEUS ist umso größer, je ausgedehnter der chirurgische Ansatz ist.

Intraoperativer CEUS wird empfohlen bei Nachweis von Lebermetastasen für alle Patienten, die sich einer Leberteilresektion unterziehen, zur Charakterisierung fokaler Knoten bei Patienten mit Leberzirrhose, bei denen eine Leberteilresektion wegen HCC erforderlich ist, vor allem wenn im intraoperativen Ultraschall neue Knoten entdeckt wurden, sowie zur genauen Zielauswahl (im nativen intraoperativen Ultraschall) okkulter Läsionen für eine Ablation bei Patienten, die sich einer kombinierten Leberteilresektion und Ablationstherapie unterziehen (◩ Abb. 2.29).

Die kürzere Verweildauer der Kontrastmittelanreicherung ist eine Einschränkung des IO-CEUS.

2.12 Zusammenfassung

CEUS besitzt ein hohes diagnostisches Potenzial bei der Bildgebung der Leber:
- Mit CEUS können mit hoher diagnostischer Sicherheit Tumoren detektiert und charakterisiert werden und Parenchymveränderungen abgeklärt werden.
- Es lassen sich auch kleine Tumorläsion < 10 mm oft sehr gut erfassen und beurteilen.
- CEUS ist gerade bei der frühen Detektion von HCC-verdächtigen Herden sehr wichtig.

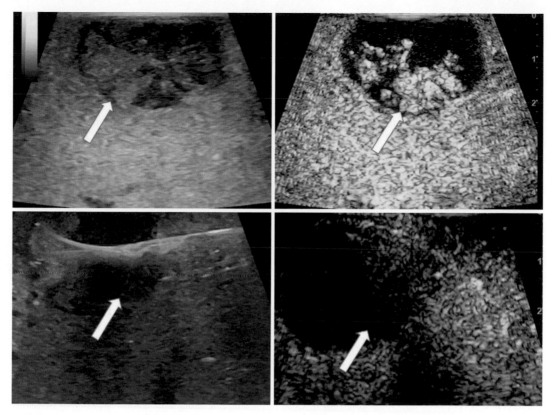

◘ Abb. 2.29 Intraoperativer Ultraschall (IOUS) und intraoperative CEUS (IO-CEUS) zur Behandlung eines nicht resektablen, gemischt echogenen Tumorherdes mit Teilnekrose mit Radiofrequenzablation (RFA). Erfolgreiche Behandlung mit vollständiger Devaskularisation nach der erfolgreichen Ablation

- Therapieentscheidungen lassen sich mit CEUS gezielt treffen und im Verlauf beurteilen.
- CEUS ist risikoarm und kann auch bei eingeschränkter Nierenfunktion erfolgen.

Literatur

Bernatik T, Seitz K, Blank W, Schuler A, Dietrich CF, Strobel D (2010) Unclear focal liver lesions in contrast-enhanced ultrasonography – lessons to be learned from the DEGUM multicenter study for the characterization of liver tumors. Ultraschall Med 31(6):577–581. https://doi.org/10.1055/s-0029-1245649

Bernatik T, Schuler A, Kunze G, Mauch M, Dietrich CF, Dirks K, Pachmann C, Börner N, Fellermann K, Menzel J, Strobel D (2015) Benefit of contrast-enhanced ultrasound (CEUS) in the follow-up care of patients with colon cancer: a prospective multicenter study. Ultraschall Med 36(6):590–593. https://doi.org/10.1055/s-0041-107833

Beyer LP, Pregler B, Wiesinger I, Stroszczynski C, Wiggermann P, Jung EM (2014) Continuous dynamic registration of microvascularization of liver tumors with contrast-enhanced ultrasound. Radiol Res Pract 2014:347416. https://doi.org/10.1155/2014/347416

Beyer LP, Wassermann F, Pregler B, Michalik K, Rennert J, Wiesinger I, Stroszczynski C, Wiggermann P, Jung EM (2017) Characterization of focal liver lesions using CEUS and MRI with liver-specific contrast media: experience of a single radiologic center. Ultraschall Med 38(6):619–625. https://doi.org/10.1055/s-0043-105264

Bruenn K, Beyer L, Haimerl M, Pregler B, Stroszczynski C, Jung EM, Wiggermann P (2017) Comparison of computed tomography (CT) and contrast-enhanced ultrasound (CEUS) for the quantitative evaluation of an ablation defect following radiofrequency ablation of malignant liver lesions. Clin Hemorheol Microcirc 67(3–4):445–451. https://doi.org/10.3233/CH-179225

Calandri M, Mauri G, Yevich S, Gazzera C, Basile D, Gatti M, Veltri A, Fonio P (2019) Fusion imaging and virtual navigation to guide percutaneous thermal ablation of hepatocellular carcinoma: a review of the literature. Cardiovasc Intervent Radiol 42(5):639–647. https://doi.org/10.1007/s00270-019-02167

Chiorean L, Tana C, Braden B, Caraiani C, Sparchez Z, Cui XW, Baum U, Dietrich CF (2016) Advantages and limitations of focal liver lesion assessment with ultrasound contrast agents: comments on the European Federation of Societies for Ultrasound in Medicine and Biology (EFSUMB) guidelines. Med Princ Pract 25(5):399–407. https://doi.org/10.1159/000447670

Claudon M, Dietrich CF, Choi BI, Cosgrove DO, Kudo M, Nolsøe CP, Piscaglia F, Wilson SR, Barr RG, Chammas MC, Chaubal NG, Chen MH, Clevert DA, Correas JM, Ding H, Forsberg F, Fowlkes JB, Gibson RN, Goldberg BB, Lassau N, Leen EL, Mattrey RF, Moriyasu F, Solbiati L, Weskott HP, Xu HX, World Federation for Ultrasound in Medicine, European Federation of Societies for Ultrasound (2013) Guidelines and good clinical practice recommendations for Contrast Enhanced Ultrasound (CEUS) in the liver – update 2012: a WFUMB-EFSUMB initiative in cooperation with representatives of AFSUMB, AIUM, ASUM, FLAUS and ICUS. Ultrasound Med Biol 39(2):187–210. https://doi.org/10.1016/j.ultrasmedbio.2012.09.002

Clevert DA, Jung EM (2013) [Interventional sonography of the liver and kidneys]. Radiologe 53(11):962–73. https://doi.org/10.1007/s00117-012-2459-0

Clevert DA, D'Anastasi M, Jung EM (2013) Contrast-enhanced ultrasound and microcirculation: efficiency through dynamics – current developments. Clin Hemorheol Microcirc 53(1–2):171–186. https://doi.org/10.3233/CH-2012-1584

Corvino A, Sandomenico F, Setola SV, Corvino F, Tafuri D, Catalano O (2019) Morphological and dynamic evaluation of complex cystic focal liver lesions by contrast-enhanced ultrasound: current state of the art. J Ultrasound. https://doi.org/10.1007/s40477-019-00385-2

Dietrich CF (2019) Contrast-enhanced ultrasound of benign focal liver lesions. Ultraschall Med 40(1):12–29. https://doi.org/10.1055/a-0668-5746

Dietrich CF, Potthoff A, Helmberger T, Ignee A, Willmann JK, CEUS LI-RADS Working Group (2018a) [Contrast-enhanced ultrasound: Liver Imaging Reporting and Data System (CEUS LI-RADS)]. Z Gastroenterol 56(5):499–506. https://doi.org/10.1055/s-0043-124874

Dietrich CF, Averkiou M, Nielsen MB, Barr RG, Burns PN, Calliada F, Cantisani V, Choi B, Chammas MC, Clevert DA, Claudon M, Correas JM, Cui XW, Cosgrove D, D'Onofrio M, Dong Y, Eisenbrey J, Fontanilla T, Gilja OH, Ignee A, Jenssen C, Kono Y, Kudo M, Lassau N, Lyshchik A, Franca Meloni M, Moriyasu F, Nolsøe C, Piscaglia F, Radzina M, Saftoiu A, Sidhu PS, Sporea I, Schreiber-Dietrich D, Sirlin CB, Stanczak M, Weskott HP, Wilson SR, Willmann JK, Kim TK, Jang HJ, Vezeridis A, Westerway S (2018b) How to perform Contrast-Enhanced Ultrasound (CEUS). Ultrasound Int Open 4(1):E2–E15. https://doi.org/10.1055/s-0043-123931. Epub 2018 Feb 7

Dong Y, Liu L, Cao Q, Zhang Q, Qiu Y, Yang D, Yu L, Wang WP (2019) Differential diagnosis of focal gallbladder lesions: the added value of contrast enhanced ultrasound with liner transducers. Clin Hemorheol Microcirc. https://doi.org/10.3233/CH-190639

Echtenacher B, Wege AK, Schardt K, Bitterer F, Gehmert S, Hoffmann P, Stroszczynski C, Jung EM (2016) High-resolution ultrasound including Contrast-Enhanced Ultrasound (CEUS) for the detection of gas formation during Aspergillus fumigatus infection in mice. Ultraschall Med 37(3):277–282. https://doi.org/10.1055/s-0034-1398873

Elsayes KM, Kielar AZ, Chernyak V, Morshid A, Furlan A, Masch WR, Marks RM, Kamaya A, Do RKG, Kono Y, Fowler KJ, Tang A, Bashir MR, Hecht EM, Jambhekar K, Lyshchik A, Rodgers SK, Heiken JP, Kohli M, Fetzer DT, Wilson SR, Kassam Z, Mendiratta-Lala M, Singal AG, Lim CS, Cruite I, Lee J, Ash R, Mitchell DG, McInnes MDF, Sirlin CB (2019) LI-RADS: a conceptual and historical review from its beginning to its recent integration into AASLD clinical practice guidance. J Hepatocell Carcinoma 6:49–69. https://doi.org/10.2147/JHC.S186239

Francica G, Meloni MF, Riccardi L, de Sio I, Terracciano F, Caturelli E, Iadevaia MD, Amoruso A, Roselli P, Chiang J, Scaglione M, Pompili M (2018) Ablation treatment of primary and secondary liver tumors under contrast-enhanced ultrasound guidance in field practice of interventional ultrasound centers. A multicenter study. Eur J Radiol 105:96–101. https://doi.org/10.1016/j.ejrad.2018.05.030

Garcovich M, Faccia M, Meloni F, Bertolini E, de Sio I, Calabria G, Francica G, Vidili G, Riccardi L, Zocco MA, Ainora ME, Ponziani FR, De Gaetano AM, Gasbarrini A, Rapaccini GL, Pompili M (2019) Contrast-enhanced ultrasound patterns of hepatocellular adenoma: an Italian multicenter experience. J Ultrasound 22(2):157–165. https://doi.org/10.1007/s40477-018-0322-5

Giesel FL, Delorme S, Sibbel R, Kauczor HU, Krix M (2009) [Contrast-enhanced ultrasound for the characterization of incidental liver lesions – an economical evaluation in comparison with multi-phase computed tomography]. Ultraschall Med 30(3):259–268. https://doi.org/10.1055/s-0028-1109449

Hackl C, Schacherer D, Anders M, Wiedemann LM, Mohr A, Schlitt HJ, Stroszczynski C, Tranquart F, Jung EM (2016) Improved detection of preclinical colorectal liver metastases by high resolution ultrasound including molecular ultrasound imaging using the targeted contrast agent BR55. Ultraschall Med 37(3):290–296. https://doi.org/10.1055/s-0041-111838

Haimerl M, Poelsterl S, Beyer LP, Wiesinger I, Nießen C, Stroszczynski C, Wiggermann P, Jung EM (2016) Chronic liver disease: quantitative MRI vs CEUS-based microperfusion. Clin Hemorheol Microcirc 64(3):435–446. https://doi.org/10.3233/CH-16811

Huf S, Platz Batista da Silva N, Wiesinger I, Hornung M, Scherer MN, Lang S, Stroszczynski C, Fischer T, Jung EM (2017) Analysis of liver tumors using preoperative and intraoperative contrast-enhanced ultrasound (CEUS/IOCEUS) by radiologists in comparison to magnetic resonance imaging and histopathology. Röfo 189(5):431–440. https://doi.org/10.1055/s-0042-124347

Jung EM, Clevert DA (2015) [Possibilities of sonographic image fusion: current developments]. Radiologe 55(11):937–948. https://doi.org/10.1007/s00117-015-0025-2

Jung EM, Clevert DA (2018) [Contrast-enhanced ultrasound (CEUS) and image fusion for procedures of liver interventions]. Radiologe 58(6):538–544. https://doi.org/10.1007/s00117-018-0411-7

Jung EM, Wiggermann P, Stroszczynski C, Reiser MF, Clevert DA (2012) [Ultrasound diagnostics of diffuse liver diseases]. Radiologe 52(8):706–716. https://doi.org/10.1007/s00117-012-2307

Jung EM, Platz Batista da Silva N, Jung W, Farkas S, Stroszczynski C, Rennert J (2015) Is strain elastography (IO-SE) sufficient for characterization of liver lesions before surgical resection – or is contrast enhanced ultrasound (CEUS) necessary? PLoS One 10(6):e0123737. https://doi.org/10.1371/journal.pone.0123737

Kang XN, Zhang XY, Bai J, Wang ZY, Yin WJ, Li L (2019) Analysis of B-ultrasound and contrast-enhanced ultrasound characteristics of different hepatic neuroendocrine neoplasm. World J Gastrointest Oncol 11(5):436–448. https://doi.org/10.4251/wjgo.v11.i5.43

Kim TH, Yoon JH, Lee JM (2019) Emerging role of hepatobiliary magnetic resonance contrast media and contrast-enhanced ultrasound for noninvasive diagnosis of hepatocellular carcinoma: emphasis on recent updates in major guidelines. Korean J Radiol 20(6):863–879. https://doi.org/10.3348/kjr.2018.0450

Li F, Li Q, Liu Y, Han J, Zheng W, Huang Y, Zheng X, Cao L, Zhou JH (2019) Distinguishing intrahepatic cholangiocarcinoma from hepatocellular carcinoma in patients with and without risks: the evaluation of the LR-M criteria of contrast-enhanced ultrasound liver imaging reporting and data system version 2017. Eur Radiol. https://doi.org/10.1007/s00330-019-06317-2

Lorentzen T, Nolsoe CP (2019) The role of US contrast agents in US-guided biopsy of focal liver lesions: a pictorial review. Ultrasound Int Open 5(1):E11–E19. https://doi.org/10.1055/a-0770-4237

Müller-Peltzer K, Rübenthaler J, Negrao de Figueiredo G, Clevert DA (2018) [CEUS-diagnosis of benign liver lesions]. Radiologe 58(6):521–527. https://doi.org/10.1007/s00117-018-0390-8

Negrão de Figueiredo G, Müller-Peltzer K, Rübenthaler J, Clevert DA (2018) CEUS-Diagnostic of malignant liver lesions. Radiologe 58(6):528–537. https://doi.org/10.1007/s00117-018-0386-4

Pregler B, Beyer LP, Wiesinger I, Nießen C, Jung EM, Stroszczynski C, Wiggermann P (2016) Microwave ablation of large HCC lesions: added value of CEUS examinations for ablation success control. Clin Hemorheol Microcirc 64(3):483–490. https://doi.org/10.3233/CH-168113

Pschierer K, Grothues D, Rennert J, da Silva NP, Schreyer AG, Melter M, Stroszczysnski C, Jung EM (2015) Evaluation of the diagnostic accuracy of CEUS in children with benign and malignant liver lesions and portal vein anomalies. Clin Hemorheol Microcirc 61(2):333–345. https://doi.org/10.3233/CH-152003

Putz FJ, Verloh N, Erlmeier A, Schelker RC, Schreyer AG, Hautmann MG, Stroszczynski C, Banas B, Jung EM (2019) Influence of limited examination conditions on contrast-enhanced sonography for characterising liver lesions. Clin Hemorheol Microcirc 71(2):267–276. https://doi.org/10.3233/CH-18941

Rennert J, Dornia C, Georgieva M, Roehrl S, Fellner C, Schleder S, Stroszczynski C, Jung EM (2012) Identification of early complications following liver transplantation using contrast enhanced ultrasound (CEUS). First results. J Gastrointestin Liver Dis 21(4):407–412

Rennert J, Wiesinger I, Schicho A, Beyer LP, Wiggermann P, Stroszczynski C, Jung EM (2019) Color coded perfusion imaging with contrast enhanced ultrasound (CEUS) for post-interventional success control following trans-arterial chemoembolization (TACE) of hepatocellular carcinoma. PLoS One 14(6):e0217599. https://doi.org/10.1371/journal.pone.0217599

Sagrini E, Iavarone M, Stefanini F, Tovoli F, Vavassori S, Maggioni M, Renzulli M, Salvatore V, Stefanescu H, Colombo M, Bolondi L, Piscaglia F (2019) Imaging of combined hepatocellular-cholangiocarcinoma in cirrhosis and risk of false diagnosis of hepatocellular carcinoma. United European Gastroenterol J 7(1):69–77. https://doi.org/10.1177/2050640618815378

Schelker RC, Barreiros AP, Hart C, Herr W, Jung EM (2017) Macro- and microcirculation patterns of intrahepatic blood flow changes in patients with hereditary hemorrhagic telangiectasia. World J Gastroenterol 23(3):486–495. https://doi.org/10.3748/wjg.v23.i3.486

Schelker RC, Andorfer K, Putz F, Herr W, Jung EM (2019) Identification of two distinct hereditary hemorrhagic telangiectasia patient subsets with different hepatic perfusion properties by combination of contrast-enhanced ultrasound (CEUS) with perfusion imaging quantification. PLoS One 14(4):e0215178. https://doi.org/10.1371/journal.pone.0215178

Schellhaas B, Pfeifer L, Kielisch C, Goertz RS, Neurath MF, Strobel D (2018) Interobserver agreement for contrast-enhanced ultrasound (CEUS)-based standardized algorithms for the diagnosis of hepatocellular carcinoma in high-risk patients. Ultraschall Med 39(6):667–674. https://doi.org/10.1055/a-0612-7887

2

Seitz K, Bernatik T, Strobel D, Blank W, Friedrich-Rust M, Strunk H, Greis C, Kratzer W, Schuler A (2010) Contrast-enhanced ultrasound (CEUS) for the characterization of focal liver lesions in clinical practice (DEGUM multicenter trial): CEUS vs. MRI – a prospective comparison in 269 patients. Ultraschall Med 31(5):492–499. https://doi.org/10.1055/s-0029-1245591

Sidhu PS, Cantisani V, Deganello A, Dietrich CF, Duran C, Franke D, Harkanyi Z, Kosiak W, Miele V, Ntoulia A, Piskunowicz M, Sellars ME, Gilja OH (2017) Role of contrast-enhanced ultrasound (CEUS) in paediatric practice: an EFSUMB position statement. Ultraschall Med 38(1):33–43. https://doi.org/10.1055/s-0042-110394

Sidhu PS, Cantisani V, Dietrich CF, Gilja OH, Saftoiu A, Bartels E, Bertolotto M, Calliada F, Clevert DA, Cosgrove D, Deganello A, D'Onofrio M, Drudi FM, Freeman S, Harvey C, Jenssen C, Jung EM, Klauser AS, Lassau N, Meloni MF, Leen E, Nicolau C, Nolsoe C, Piscaglia F, Prada F, Prosch H, Radzina M, Savelli L, Weskott HP, Wijkstra H (2018) The EFSUMB guidelines and recommendations for the clinical practice of contrast-enhanced ultrasound (CEUS) in non-hepatic applications: update 2017 (long version). Ultraschall Med 39(2):e2–e44. https://doi.org/10.1055/a-0586-1107

da Silva NPB, Beyer LP, Hottenrott MC, Hackl C, Schlitt HJ, Stroszczynski C, Wiggermann P, Jung EM (2017) Efficiency of contrast enhanced ultrasound for immediate assessment of ablation status after intraoperative radiofrequency ablation of hepatic malignancies. Clin Hemorheol Microcirc 66(4):357–368. https://doi.org/10.3233/CH-179112

da Silva NPB, Hornung M, Beyer LP, Hackl C, Brunner S, Schlitt HJ, Wiggermann P, Jung EM (2019) Intraoperative shear wave elastography vs. contrast-enhanced ultrasound for the characterization and differentiation of focal liver lesions to optimize liver tumor surgery. Ultraschall Med 40(2):205–211. https://doi.org/10.1055/a-0649-1000

Sporea I, Badea R, Popescu A, Spârchez Z, Sirli RL, Dănilă M, Săndulescu L, Bota S, Calescu DP, Nedelcu D, Brisc C, Ciobâca L, Gheorghe L, Socaciu M, Martie A, Ioaniţescu S, Tamas A, Streba CT, Iordache M, Simionov I, Jinga M, Anghel A, Cijevschi Prelipcean C, Mihai C, Stanciu SM, Stoicescu D, Dumitru E, Pietrareanu C, Bartos D, Manzat Saplacan R, Pârvulescu I, Vădan R, Smira G, Tuţă L, Săftoiu A (2014) Contrast-enhanced ultrasound (CEUS) for the evaluation of focal liver lesions – a prospective multicenter study of its usefulness in clinical practice. Ultraschall Med 35(3):259–266. https://doi.org/10.1055/s-0033-1355728

Sporea I, Săndulescu DL, Şirli R, Popescu A, Danilă M, Spârchez Z, Mihai C, Ioaniţescu S, Moga T, Timar B, Brisc C, Nedelcu D, Săftoiu A, Enăchescu V, Badea R (2019) Contrast-enhanced ultrasound for the characterization of malignant versus benign focal liver lesions in a prospective multicenter experience – the SRUMB study. J Gastrointestin Liver Dis 28:191–196. https://doi.org/10.15403/jgld-180

Strobel D, Bernatik T, Blank W, Schuler A, Greis C, Dietrich CF, Seitz K (2011) Diagnostic accuracy of CEUS in the differential diagnosis of small ($\leq$20 mm) and subcentimetric ($\leq$10 mm) focal liver lesions in comparison with histology. Results of the DEGUM multicenter trial. Ultraschall Med 32(6):593–597. https://doi.org/10.1055/s-0031-1271114

Wiesinger I, Beyer LP, Zausig N, Verloh N, Wiggermann P, Stroszczynski C, Jung EM (2018a) Evaluation of integrated color-coded perfusion analysis for contrast-enhanced ultrasound (CEUS) after percutaneous interventions for malignant liver lesions: first results. Clin Hemorheol Microcirc 69(1–2):59–67. https://doi.org/10.3233/CH-189131

Wiesinger I, Wiggermann P, Zausig N, Beyer LP, Salzberger B, Stroszczynski C, Jung EM (2018b) Percutaneous treatment of malignant liver lesions: evaluation of success using contrast-enhanced ultrasound (CEUS) and perfusion software. Ultraschall Med 39(4):440–447. https://doi.org/10.1055/s-0043-119353

Wildner D, Bernatik T, Greis C, Seitz K, Neurath MF, Strobel D (2015) CEUS in hepatocellular carcinoma and intrahepatic cholangiocellular carcinoma in 320 patients – early or late washout matters: a subanalysis of the DEGUM multicenter trial. Ultraschall Med 36(2):132–139. https://doi.org/10.1055/s-0034-1399147. Epub 2015 Mar 26

Wildner D, Schellhaas B, Strack D, Goertz RS, Pfeifer L, Fiessler C, Neurath MF, Strobel D (2019) Differentiation of malignant liver tumors by software-based perfusion quantification with dynamic contrast-enhanced ultrasound (DCEUS). Clin Hemorheol Microcirc 71(1):39–51. https://doi.org/10.3233/CH-180378

Wobser H, Wiest R, Salzberger B, Wohlgemuth WA, Stroszczynski C, Jung EM (2014) Evaluation of treatment response after chemoembolisation (TACE) in hepatocellular carcinoma using real time image fusion of contrast-enhanced ultrasound (CEUS) and computed tomography (CT) – preliminary results. Clin Hemorheol Microcirc 57(2):191–201. https://doi.org/10.3233/CH-141830

Zhang L, Zhang L, Wang H, Chen L, Sui G (2019) Diagnostic performance of contrast-enhanced ultrasound and magnetic resonance imaging for detecting colorectal liver metastases: a systematic review and meta-analysis. Dig Liver Dis. https://doi.org/10.1016/j.dld.2019.06.004. pii: S1590-8658(19)30658-9

Kontrastverstärkter Ultraschall des Pankreas

Dirk-André Clevert

Inhaltsverzeichnis

3.1   Anatomie – 54

3.2   Untersuchungstechniken – 54

3.3   Farbkodierte Duplexsonografie und Power-Doppler – 54

3.4   Kontrastmittelunterstützte Sonografie – 55

3.5   Dosis – 55

3.6   Kontrastmittelphasen – 55

3.7   Indikationen – 55
3.7.1   Adenokarzinom – 55
3.7.2   Neuroendokrine Tumoren – 58
3.7.3   Seröses Zystadenom – 59
3.7.4   Pseudozysten – 59
3.7.5   Pankreasmetastasen – 64
3.7.6   Pankreatitis – 66
3.7.7   Pankreastransplantation – 66

3.8   Fazit für die Praxis – 68

        Literatur – 70

Ergänzende Information Die elektronische Version dieses Kapitels enthält Zusatzmaterial, auf das über folgenden Link zugegriffen werden kann https://doi.org/10.1007/978-3-662-61686-4_3. Die Videos lassen sich durch Anklicken des DOI Links in der Legende einer entsprechenden Abbildung abspielen, oder indem Sie diesen Link mit der SN More Media App scannen.

© Springer-Verlag GmbH Deutschland, ein Teil von Springer Nature 2022
U. Teichgräber et al. (Hrsg.), *Praxisbuch Kontrastmittelsonografie*,
https://doi.org/10.1007/978-3-662-61686-4_3

3.1 Anatomie

Das Pankreas liegt retroperitoneal hinter dem Magen und vor der Wirbelsäule, mit einer Länge von ca. 15 cm und einer Breite von ca. 5 cm. Die Drüse wiegt ca. 80–120 g und kann anatomisch in den Pankreaskopf, -körper und -schwanz unterteilt werden. Ein Teil des Ductus hepatocholedochus zieht durch den Pankreaskopf und dieser steht in naher Beziehung zum Duodenum. Nach dorsal reicht der Pankreasschwanz bis zur Milz (Grenacher und Klauß 2009).

Der Ductus pancreaticus (Ductus Wirsungianus) zieht durch das Pankreas und mündet gemeinsam mit dem Ductus hepatocholedochus an der Papilla duodeni major (Papilla Vateri) in das Duodenum. Der Ductus pancreaticus accessorius (Ductus Santorini) zweigt im Pankreaskopf zusätzlich vom Ductus pancreaticus ab und mündet an der Papilla duodeni minor ins Duodenum.

Das Pankreas hat engen Kontakt zu verschiedenen vaskulären Strukturen. Hierzu gehören die A. mesenterica superior und der Truncus coeliacus mit der Aufzweigung zur A. hepatica propria und A. lienalis. Es besteht eine enge Lagebeziehung zur V. portae, V. lienalis sowie zur V. mesenterica superior (Grenacher und Klauß 2009).

3.2 Untersuchungstechniken

Haber et al. beschrieben 1975 erstmals die sonografische Darstellbarkeit und Abmessungen des Pankreas ohne Hinweis auf eine Erkrankung der Bauchspeicheldrüse in Rücken- oder in Bauchlage (Haber et al. 1976). Die transabdominelle Sonografie steht am Anfang der bildgebenden Diagnostik am Pankreas. Die Ultraschalluntersuchung ist leicht verfügbar, nicht invasiv und zusätzlich relativ kostengünstig, die Methode ist jedoch äußerst untersucherabhängig. Idealerweise sollte der Patient zumindest 6–8 h vor der Untersuchung nüchtern bleiben (☐ Abb. 3.1 und Video 3.1). Die Aussagekraft hängt allerdings von der Erfahrung des Untersuchers und der Konstitution des Patienten ab (Happel et al. 2008).

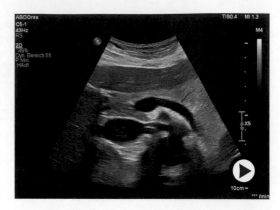

☐ **Abb. 3.1** Normalbefund, B-Bild-Darstellung des Pankreas mit der Leitstruktur der V. lienalis (roter Pfeil) in axialer Schnittführung. Video 3.1: B-Bild-Darstellung des Pankreas mit der Leitstruktur der V. lienalis in axialer Schnittführung (▶ https://doi.org/10.1007/000-6h9)

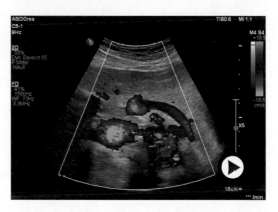

☐ **Abb. 3.2** Normalbefund, farbkodierte Darstellung des Pankreas in axialer Schnittführung. Video 3.2: Gleicher Patient wie in Video 3.1. Normalbefund, farbkodierte Darstellung des Pankreas in axialer Schnittführung (▶ https://doi.org/10.1007/000-6ga)

3.3 Farbkodierte Duplexsonografie und Power-Doppler

Die farbkodierte Duplexsonografie (FKDS) und der Power-Doppler kommen in der sonografischen Diagnostik des Pankreas in verschiedenen Varianten zum Einsatz (☐ Abb. 3.2 und Video 3.2). Mit dieser Technik können die Durchblutung des Pankreas oder die Detektion von vaskulären Komplikationen wie eine Pfortader- oder Milzvenenthrombose oder ein Pseudoaneurysma erkannt werden. Als besonders hilfreich hat sich die Farbduplexsonografie mit Gefäßdarstellung in Tumoren erwiesen

(Nuernberg et al. 2007; Dorffel et al. 2000; Rickes et al. 2000, 2002; Hocke et al. 2006).

3.4 Kontrastmittelunterstützte Sonografie

Der kontrastverstärkte Ultraschall (Contrast-Enhanced Ultrasound, CEUS) führt zu erheblichen Verbesserungen der diagnostischen Sensitivität aufgrund des hohen Kontrasts und der verbesserten räumlichen Auflösung sowie der Möglichkeit, eine dynamische Untersuchung des Pankreas in Realtime durchzuführen (D'Onofrio 2012; D'Onofrio et al. 2007a, 2010).

Als optimaler Zeitpunkt für den Einsatz dieser kontrastverstärkten Untersuchung gilt die Anwendung unmittelbar nach der Erkennung einer suspekten Pankreasläsion und wird so auch in der Literatur beschrieben (D'Onofrio et al. 2007a, b).

Der kontrastverstärkte Ultraschall ist primär nicht zur Detektion von fokalen oder liquiden Pankreasläsionen indiziert, er kann aber nach der primären Detektion einer Läsion im B-Bild dazu genutzt werden, diese weiter zur charakterisieren (D'Onofrio et al. 2007b, 2008a; Kitano et al. 2004).

Der Einsatz des kontrastverstärkten Ultraschalls verbessert die diagnostische Genauigkeit der Untersuchung von Pankreaspathologien. Neben dieser Charakterisierung von Pankreasläsionen sollte auch eine Tumorinfiltration oder eine Ummauerung der Gefäße beurteilt werden (D'Onofrio et al. 2007b; Dietrich et al. 2008a; Faccioli et al. 2008a; Grossjohann et al. 2010).

3.5 Dosis

Die empfohlene Dosis für eine Einzelinjektion beträgt je nach verwendetem Sonografiegerät zwischen 1,2 und 2,4 ml. Nach der Injektion der Mikrobläschen sollen 10 ml 0,9 %ige Kochsalzlösung bolusartig intravenös injiziert werden (De Robertis et al. 2014).

3.6 Kontrastmittelphasen

Nach Kontrastmittelapplikation beginnt die Kontrastierung des Pankreas fast zeitgleich mit der Aorta, da das Organ fast ausschließlich über Drüsenarterien versorgt wird und sich somit eine schnelle Anflutung ergibt. Die erste Phase wird auch als frühe arterielle pankreatische Phase bezeichnet und dauert zwischen 10 und 30 s (◙ Abb. 3.3, 3.4 und Video 3.3). Im weiteren Verlauf erfolgt die venöse Phase (von 30–120 s) (◙ Abb. 3.5 und Video 3.4) und dann die späte Phase (120 s) (◙ Abb. 3.6 und Video 3.5). Diese letzte Phase ist bei einer Bauchspeicheldrüsenuntersuchung unabdingbar, um bei dem Verdacht auf eine Pankreasneoplasie noch zusätzlich die Leber in der Spätphase auf Metastasen zu untersuchen (Piscaglia et al. 2012).

3.7 Indikationen

Gemäß den Richtlinien der European Federation of Societies for Ultrasound in Medicine and Biology (EFSUMB) (Sidhu et al. 2018) kann der CEUS des Pankreas bei folgenden Indikationen genutzt werden.

3.7.1 Adenokarzinom

Das Pankreaskarzinom (duktales Adenokarzinom) gehört zu den zehn häufigsten Tumorarten in Deutschland. Die Inzidenz des Pankreaskarzinoms beträgt 5–10/100.000 Einwohner/Jahr und nimmt mit dem Alter deutlich zu, der Häufigkeitsgipfel liegt im 6. bis 7. Lebensjahrzehnt.

Das duktale Adenokarzinom ist das häufigste primäre Malignom des Pankreas. Aufgrund der drüsigen Struktur im desmoplastischen Stroma besitzt dieser Tumor eine niedrige Gefäßdichte.

Im B-Bild erscheint dieser Tumor als eine echoarme Läsion innerhalb des Pankreas. Eine Duktusdilatation mit abrupter Unterbrechung gilt als ein hochverdächtiges sekun-

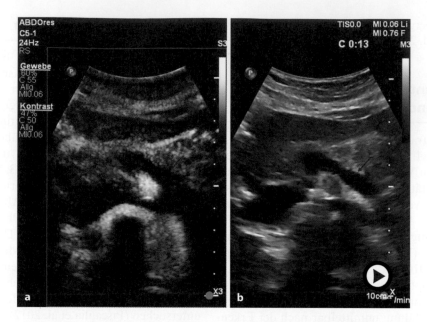

Abb. 3.3 Gleicher Patient wie in ▶ Abb. 3.1 und 3.2. Kontrastverstärkte Darstellung des Pankreas in der frühen arteriellen pankreatischen Phase (13 s nach Injektion) mit noch fehlender Kontrastierung der V. lienalis (rote Pfeile). In Dual-Mode-Technik Darstellung der CEUS-Information **a** und des B-Bilds **b**. Video 3.3: Gleicher Patient wie in Video 3.1–3.2. Kontrastverstärkte Darstellung des Pankreas in der frühen arteriellen pankreatischen Phase mit Kontrastierung der V. lienalis. In Dual-Mode-Technik Darstellung der CEUS-Information und des B-Bilds (▶ https://doi.org/10.1007/000-6gb)

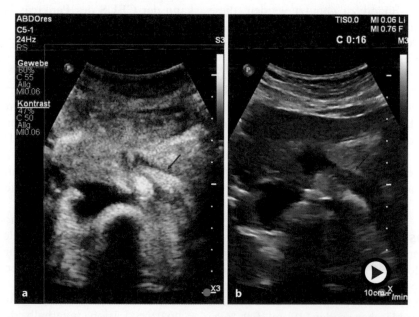

Abb. 3.4 Gleicher Patient wie in ▶ Abb. 3.3. Kontrastverstärkte Darstellung des Pankreas in der frühen arteriellen pankreatischen Phase (16 s nach Injektion) mit Kontrastierung der V. lienalis (rote Pfeile). In Dual-Mode-Technik Darstellung der CEUS-Information **a** und des B-Bilds **b**. Video 3.4: Gleicher Patient wie in Video 3.1–3.3. Kontrastverstärkte Darstellung des Pankreas in der venösen pankreatischen Phase. In Dual-Mode-Technik Darstellung der CEUS-Information und des B-Bilds (▶ https://doi.org/10.1007/000-6gc)

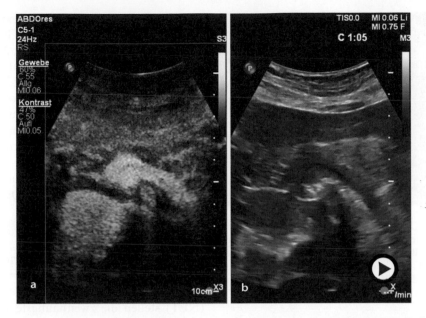

⬛ Abb. 3.5 Gleicher Patient wie in ⬛ Abb. 3.3 und 3.4. Kontrastverstärkte Darstellung des Pankreas in der venösen pankreatischen Phase (105 s nach Injektion). In Dual-Mode-Technik Darstellung der CEUS-Information **a** und des B-Bilds **b** (► https://doi.org/10.1007/000-6gd)

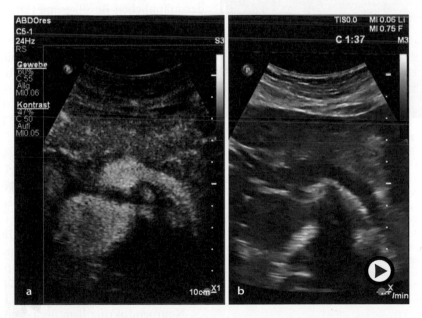

⬛ Abb. 3.6 Gleicher Patient wie in ⬛ Abb. 3.3, 3.4 und 3.5. Kontrastverstärkte Darstellung des Pankreas in der spätpankreatischen Phase (137 s nach Injektion). In Dual-Mode-Technik Darstellung der CEUS-Information **a** und des B-Bilds **b**. Video 3.5: Gleicher Patient wie in Video 3.1–3.4. Kontrastverstärkte Darstellung des Pankreas in der spätpankreatischen Phase (137 s nach Injektion). In Dual-Mode-Technik Darstellung der CEUS-Information und des B-Bilds (► https://doi.org/10.1007/000-6ge)

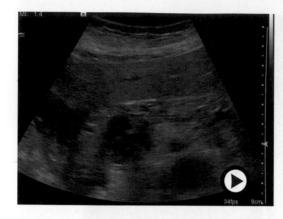

⬛ Abb. 3.7 B-Bild-Darstellung einer ca. 20 mm großen echoarmen Läsion im Pankreaskopf (rote Pfeile). Video. 6: B-Bild-Darstellung einer ca. 20 mm großen echoarmen Läsion im Pankreaskopf. Der Ductus pancreaticus ist durch das Pankreaskopf-CA deutlich aufgestaut (▶ https://doi.org/10.1007/000-6gf)

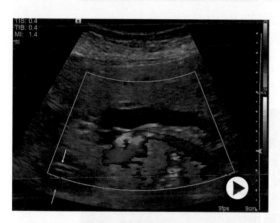

⬛ Abb. 3.8 Farbkodierte Duplexsonografie des Adenokarzinoms im Pankreaskopf (gelber Pfeil) mit liegendem Stent im Ductus hepatocholedochus (DHC-Stent) (weißer Pfeil). Der Ductus pancreaticus (roter Pfeil) ist durch das Pankreaskopf-CA deutlich aufgestaut. Video 3.7: Gleicher Patient wie in Video 3.6. Farbkodierte Duplexsonografie des Adenokarzinoms im Pankreaskopf mit liegendem DHC-Stent. Der Ductus pancreaticus (roter Pfeil) ist durch das Pankreaskopf-CA deutlich aufgestaut. Video 3.8: Gleicher Patient wie in Video 3.6–3.7. B-Bild-Darstellung des Adenokarzinoms im Pankreaskopf mit liegendem DHC-Stent (▶ https://doi.org/10.1007/000-6gg)

däres Zeichen eines Pankreaskarzinoms, auch wenn die Läsion sonografisch nicht sichtbar ist (D'Onofrio et al. 2015a; Tanaka et al. 2010) (⬛ Abb. 3.7, 3.8 und Video 3.6–3.8).

In der CEUS-Untersuchung weist ein solider malignomverdächtiger Tumor in ca. 90 %

der Fälle, in allen Phasen, eine Hypovaskularisierung auf (Kitano et al. 2004; Grossjohann et al. 2010; D'Onofrio et al. 2005, 2006, 2012; Faccioli et al. 2008b; Kersting et al. 2009; Numata et al. 2005; Serra et al. 2013; Wang et al. 2016) (⬛ Abb. 3.9, 3.10 und Video 3.9–3.10).

Neben der primären Beurteilung des Tumors sollte die Beziehung zu peripankreatischen Gefäßen berücksichtigt werden, um die Operabilität zu beurteilen. Die Spätphase kann zusätzlich genutzt werden, um mögliche Lebermetastasen zu erfassen (D'Onofrio et al. 2015b).

3.7.2 Neuroendokrine Tumoren

Pankreatische neuroendokrine Tumoren (NET) stellen die zweithäufigste Entität des Pankreastumors dar (Dromain et al. 2016). Die Inzidenz weist eine steigende Tendenz auf und beträgt nach aktueller Literatur etwa 1,8/1.000.000 Patienten innerhalb der weiblichen und 2,6/1.000.000 Patienten innerhalb der männlichen Bevölkerung (Dromain et al. 2016; Falconi et al. 2012).

Diese neuroendokrinen Tumoren können unterschieden werden in symptomatische und asymptomatische Tumoren, in Abhängigkeit der Hormonproduktion des Tumors (D'Onofrio et al. 2004; Ros und Mortele 2001; Buetow et al. 1997; Fugazzola et al. 1990; Eckhauser et al. 1986).

Kleine NET sind gewöhnlich scharf begrenzt, rund oder oval konfiguriert. Diese Tumoren erscheinen meist als echoarme Läsionen im Vergleich zum umgebenden Pankreasgewebe (⬛ Abb. 3.11, 3.12 und Video 3.11–3.12). Gelegentlich besitzen diese Tumoren eine echoreiche Kapsel. Hormoninaktive NET verursachen erst spät Symptome und weisen daher bei Diagnosestellung bereits häufig eine deutliche Größe auf.

Neuroendokrine Tumoren weisen in der arteriellen Phase typischerweise eine Hypervaskularisation aufgrund der vermehrten Arterialisation auf. Die Sensitivität des Farbdopplers reicht nicht immer aus, diese vermehrte Vaskularisation sicher zu detektieren (Dietrich et al. 2008a). Nekrotische oder

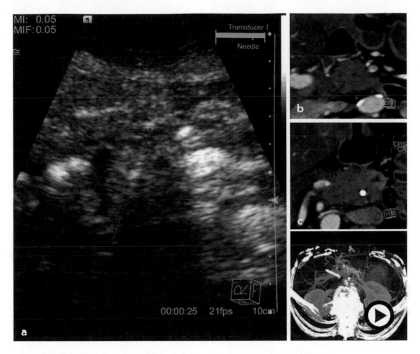

◘ Abb. 3.9 Kontrastverstärkte Ultraschalluntersuchung in der arteriellen pankreatischen Phase **a**. Das Pankreasadenokarzinom (rote Pfeile) zeigt nur eine moderate Kontrastmittelaufnahme. Zusätzlich Erfassung der Pathologie mittels der Ultraschallbildfusion in sagittaler **b** und axialer **c** CT-Schnittführung. Video 3.9: Gleicher Patient wie in Video 3.6–3.8. Kontrastver-stärkte Ultraschalluntersuchung in der arteriellen pankreatischen Phase. Das Pankreasadenokarzinom zeigt nur eine moderate Kontrastmittelaufnahme. Zusätzlich Erfassung der Pathologie mittels der Ultraschallbildfusion in sagittaler und axialer CT-Schnittführung (► https://doi.org/10.1007/000-6gh)

avaskuläre Tumoranteile können bei größeren Tumoren zu einer inhomogenen Kontrastaufnahme führen (D'Onofrio et al. 2004; Malago et al. 2009) (◘ Abb. 3.13, 3.14 und Video 3.13–3.14).

Basierend auf den ENETs Consensus Guidelines wird CEUS als bildgebende Methode zur Diagnose neuroendokriner Neoplasien des Pankreas empfohlen (Falconi et al. 2012).

3.7.3 Seröses Zystadenom

Das seröse Zystadenom ist eine gutartige zystische Läsion, die typischerweise mit einem lobulierten mikrozystischen Erscheinungsbild mit dünnen und zentral orientierten Septen im B-Bild erscheint (D'Onofrio et al. 2007b). Es wird in der Regel im mittleren Lebensalter (50–60 Jahre) bei Frauen (Verhältnis Frau zu Mann 2:1) nachgewiesen und befindet sich häufig im Kopf der Bauchspeicheldrüse (Pro-cacci et al. 2001) (◘ Abb. 3.15, 3.16 und Video 3.15–3.16).

Die häufigste Erscheinungsform des Zystadenoms ist der mikrozystische Typ (70 % der Fälle). Hierbei grenzen sich solitäre multilokuläre mikrozystische Läsionen mit einer Wabenarchitektur im Sinne von multiplen Mikrozysten < 20 mm ab. Diese Läsionen weisen dünne Zystenwände sowie eine dünne multizentripetale Septenbildung auf (Kim et al. 2005).

In der CEUS-Bildgebung weist diese Tumorseptenbildung eine vermehrte Vaskularisation auf (Husband et al. 1977; Remer und Baker 2002) (◘ Abb. 3.17 und Video 3.17).

3.7.4 Pseudozysten

Pseudozysten sind Zysten, die keine Epithelauskleidung aufweisen. Diese Zysten werden im Ultraschall häufig als scharf abgegrenzte ovale oder runde reflexionsarme Läsionen mit

3

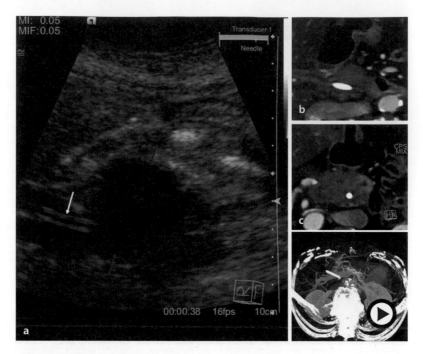

◘ **Abb. 3.10** Kontrastverstärkte Ultraschalluntersuchung in der venösen pankreatischen Phase **a**. Das Pankreasadenokarzinom (rote Pfeile) zeigt bereits ein Wash-out im Vergleich zum restlichen Pankreasparenchym. Der Stent im Ductus hepatocholedochus (DHC-Stent) (weißer Pfeil) ist mit erfasst. Zusätzlich Erfassung der Pathologie mittels der Ultraschallbildfusion in sagittaler **b** und axialer **c** CT-Schnittführung. Video 3.10:

Gleicher Patient wie in Video 3.6–3.9. Kontrastverstärkte Ultraschalluntersuchung in der venösen pankreatischen Phase. Das Pankreasadenokarzinom zeigt bereits ein Wash-out im Vergleich zum restlichen Pankreasparenchym. Der DHC-Stent ist mit erfasst. Zusätzlich Erfassung der Pathologie mittels der Ultraschallbildfusion in sagittaler und axialer CT-Schnittführung (► https://doi.org/10.1007/000-6gj)

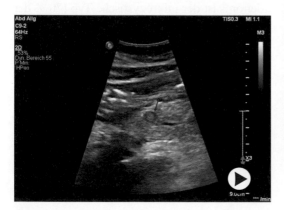

◘ **Abb. 3.11** B-Bild-Darstellung einer ca. 7 mm großen echoarmen Läsion im Pankreaskopf (roter Pfeil). Video 3.11: B-Bild-Darstellung einer ca. 7 mm großen echoarmen Läsion im Pankreaskopf (roter Pfeil) (► https://doi.org/10.1007/000-6gk)

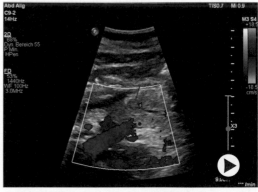

◘ **Abb. 3.12** Farbkodierte Duplexsonografie des neuroendokrinen Pankreaskarzinoms im Pankreaskopf (roter Pfeil). Der Ductus pancreaticus ist nicht aufgetrieben. Video 3.12: Gleicher Patient wie in Video 3.11. Farbkodierte Duplexsonografie des neuroendokrinen Pankreaskarzinoms im Pankreaskopf (roter Pfeil). Der Ductus pancreaticus ist nicht aufgetrieben (► https://doi.org/10.1007/000-6gm)

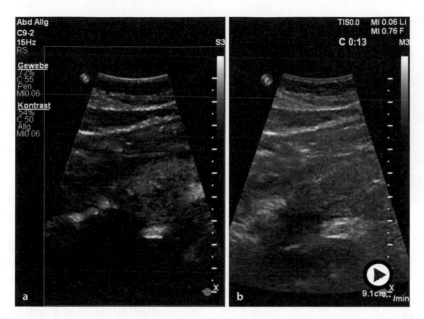

⊡ Abb. 3.13 Kontrastverstärkte Ultraschalluntersuchung in der arteriellen pankreatischen Phase. Das neuroendokrine Pankreaskarzinom (rote Pfeile) zeigt nur eine kräftige Kontrastmittelaufnahme. In Dual-Mode-Technik Darstellung der CEUS-Information **a** und des B-Bilds **b**. Video 3.13: Gleicher Patient wie in Video 3.11–3.12. Kontrastverstärkte Ultraschalluntersuchung in der arteriellen pankreatischen Phase. Das neuroendokrine Pankreaskarzinom zeigt eine kräftige Kontrastmittelaufnahme. In Dual-Mode-Technik Darstellung der CEUS-Information und des B-Bilds (► https://doi.org/10.1007/000-6gn)

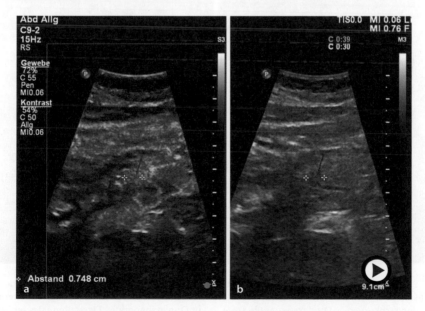

⊡ Abb. 3.14 Kontrastverstärkte Ultraschalluntersuchung in der venösen pankreatischen Phase. Das neuroendokrine Pankreaskarzinom (rote Pfeile) weist kein Wash-out im Vergleich zum restlichen Pankreasparenchym. In Dual-Mode-Technik Darstellung der CEUS-Information **a** und des B-Bilds **b**. Video 3.14: Gleicher Patient wie in Video 3.12–3.13. Kontrastverstärkte Ultraschalluntersuchung in der venösen pankreatischen Phase. Das neuroendokrine Pankreaskarzinom weist kein Wash-out im Vergleich zum restlichen Pankreasparenchym. In Dual-Mode-Technik Darstellung der CEUS-Information und des B-Bilds (► https://doi.org/10.1007/000-6gp)

3

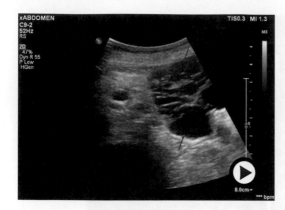

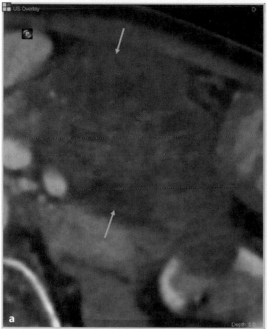

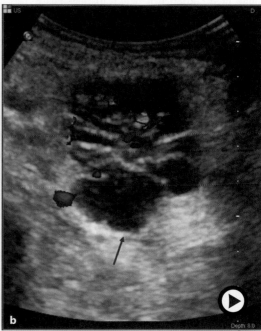

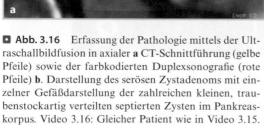

■ **Abb. 3.15** B-Bild-Darstellung eines serösen Zyst-adenoms (rote Pfeile) mit zahlreichen kleinen, trauben-stockartig verteilten septierten Zysten im Pankreaskorpus. Video 3.15: B-Bild-Darstellung eines serösen Zystadenoms mit zahlreichen kleinen, traubenstockartig verteilten septierten Zysten im Pankreaskorpu (▶ https://doi.org/10.1007/000-6gq)

einer zum Teil dorsalen Signalverstärkung detektiert (Procacci et al. 2001).

Die Krankengeschichte des Patienten kann eine entscheidende Rolle bei der Differenzialdiagnose zwischen einer Pseudozyste oder einem pankreatisch-zystischen Tumor spielen. Pseudozysten sind häufig Residuen einer abgelaufenen Pankreatitis. Pseudozysten enthalten typischerweise nicht vaskularisierte Ablagerungen (■ Abb. 3.18, 3.19 und Video 3.18–3.19). Nach Kontrastmittelapplikation weisen diese Zysten in keiner Phase eine Kontrastmittelaufnahme auf, auch wenn sie im B-Bild heterogen erscheinen (D'Onofrio et al. 2012; Rickes und Wermke 2004) (■ Abb. 3.20 und Video 3.20). Die Sensitivität und Spezifität von CEUS zur Charakterisierung von Pseudozysten wird in der Literatur mit bis zu 100 % aufgeführt (Fan et al. 2015).

■ **Abb. 3.16** Erfassung der Pathologie mittels der Ultraschallbildfusion in axialer **a** CT-Schnittführung (gelbe Pfeile) sowie der farbkodierten Duplexsonografie (rote Pfeile) **b**. Darstellung des serösen Zystadenoms mit einzelner Gefäßdarstellung der zahlreichen kleinen, traubenstockartig verteilten septierten Zysten im Pankreaskorpus. Video 3.16: Gleicher Patient wie in Video 3.15.

Erfassung der Pathologie mittels der Ultraschallbildfusion in axialer CT-Schnittführung sowie der farbkodierten Duplexsonografie. Darstellung des serösen Zystadenoms mit einzelner Gefäßdarstellung der zahlreichen kleinen, traubenstockartig verteilten septierten Zysten im Pankreaskorpus (▶ https://doi.org/10.1007/000-6gr)

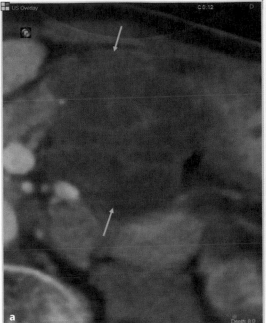

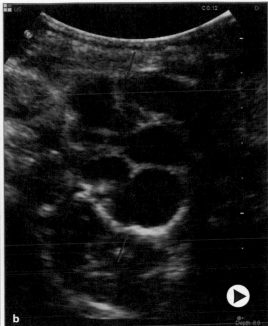

Abb. 3.17 Erfassung der Pathologie mittels der Ultraschallbildfusion in axialer **a** CT-Schnittführung (gelbe Pfeile) sowie dem kontrastverstärkten Ultraschall (rote Pfeile) **b**. Darstellung des serösen Zystadenoms mit verdickter Septenbildung und vermehrter Kontrastmittelaufnahme. Video 3.17: Gleicher Patient wie in Video

3.15–3.16. Erfassung der Pathologie mittels der Ultraschallbildfusion in axialer CT-Schnittführung (gelber Pfeil) sowie dem kontrastverstärkten Ultraschall. Darstellung des serösen Zystadenoms mit verdickter Septenbildung und vermehrter Kontrastmittelaufnahme (► https://doi.org/10.1007/000-6gs)

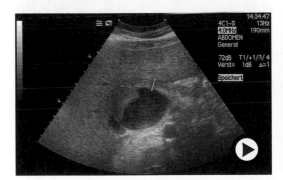

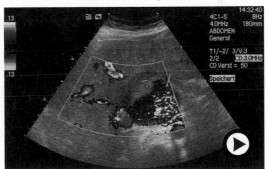

Abb. 3.18 B-Bild-Darstellung einer ca. 6 cm großen echoarmen bis marginal angedeutet echofreien Läsion im Pankreaskopf (gelbe Pfeile). Video 3.18: B-Bild-Darstellung einer ca. 6 cm großen echoarmen bis marginal angedeutet echofreien Läsion im Pankreaskopf (► https://doi.org/10.1007/000-6gt)

Abb. 3.19 Farbkodierte Duplexsonografie der Pseudozyste am Pankreaskopf (gelbe Pfeile). Diese weist aufgrund von Pulsationsartefakten eine Farbkodierung auf. Video 3.19: Gleicher Patient wie in Video 3.18. Farbkodierte Duplexsonografie der Pseudozyste am Pankreaskopf. Diese weist aufgrund von Pulsationsartefakten eine Farbkodierung auf (► https://doi.org/10.1007/000-6gv)

3

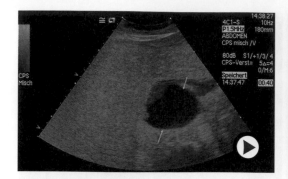

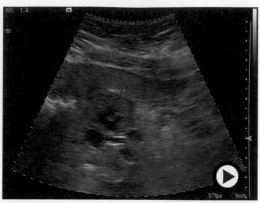

Abb. 3.20 Gleicher Patient wie in **Abb.** 3.18 und 3.19. Kontrastverstärkte Darstellung des Pankreas, in der venösen pankreatischen Phase (40 s nach Injektion). Die Pseudozyste weist während der gesamten Untersuchung keine Kontrastmittelaufnahme auf. Video 3.20: Gleicher Patient wie in Video 3.18–3.19. Kontrastverstärkte Darstellung des Pankreas, in der venösen pankreatischen Phase. Die Pseudozyste weist während der gesamten Untersuchung keine Kontrastmittelaufnahme auf (► https://doi.org/10.1007/000-6gw)

Abb. 3.21 B-Bild-Darstellung einer ca. 20 großen fast isoechogleichen Läsion im Pankreaskorpus (rote Pfeile). Der Ductus pancreaticus ist nicht aufgetrieben. Video 3.21: B-Bild-Darstellung einer ca. 20 mm großen fast isoechogleichen Läsion im Pankreaskorpus. Der Ductus pancreaticus ist nicht aufgetrieben (► https://doi.org/10.1007/000-6gx)

3.7.5 Pankreasmetastasen

Pankreasmetastasen können vor allem beim Nierenzell-, Mamma- sowie Bronchialkarzinom auftreten. Seltenere Erkrankungen, die auch Pankreasmetastasen ausbilden, sind Melanome und Sarkome (Minni et al. 2004; Baron 2005). Diese Metastasen erscheinen häufig als schärfer begrenzte Läsionen im Vergleich zum duktalen Adenokarzinom und imponieren je nach Größe rundlich oder oval und bei Größenprogredienz können diese Metastasen auch polyzyklische Anteile aufweisen (Dewitt et al. 2005) (**Abb.** 3.21, 3.22 und Video 3.21–3.22).

In Abhängigkeit vom zugrunde liegenden Primärtumor weisen sie im Vergleich zum umgebenden Pankreasgewebe eine teils mehr-, teils mindervaskularisierte Struktur auf. Eine verbesserte prognostische und therapeutische Bedeutung haben insbesondere isolierte Pankreasmetastasen von Nierenzellkarzinomen, die bis zu 50 % aller Pankreasmetastasen ausmachen (Minni et al. 2004; Baron 2005; Dietrich et al. 2008b).

Die Resektabilität und die Prognose nach operativer Therapie isolierter Pankreasmetastasen sind deutlich besser als beim duktalen Adenokarzinom des Pankreas (Minni et al.

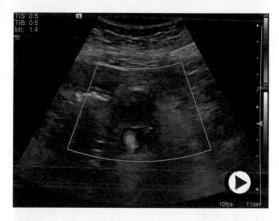

Abb. 3.22 Farbkodierte Duplexsonografie der Metastase eines Nierenkarzioms im Pankreaskorpus (rote Pfeile). Video 3.22: Gleicher Patient wie in Video 3.21. Farbkodierte Duplexsonografie der Metastase eines Nierenkarzioms im Pankreaskorpus (► https://doi.org/10.1007/000-6gy)

2004; Hiotis et al. 2002; Law et al. 2003; Zerbi et al. 2008)

Pankreasmetastasen weisen nach Kontrastmittelgabe häufig eine vermehrte kräftige Kontrastmittelaufnahme auf, ähnlich wie die neuroendokrinen Tumoren; zentrale Anteile können beim Vorliegen von Nekrosen eine Kontrastmittelaussparung aufweisen (**Abb.** 3.23, 3.24 und Video 3.23). Bei Patienten mit einer Karzinomerkrankung in der Anamnese sollte daher bei einer Raumforde-

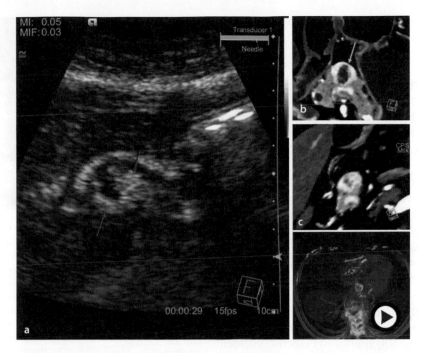

▶ Abb. 3.23 Kontrastverstärkte Ultraschalluntersuchung in der arteriellen pankreatischen Phase **a**. Die Pankreasmetastase (rote Pfeile) zeigt eine kräftige Kontrastmittelaufnahme. Zusätzlich Erfassung der Pathologie mittels der Ultraschallbildfusion in axialer **b** und sagittaler **c** CT-Schnittführung. Video 3.23: Gleicher Patient wie in Video 3.21–3.22. Kontrastverstärkte Ultraschalluntersuchung in der arteriellen pankreatischen Phase. Die Pankreasmetastase zeigt eine kräftige Kontrastmittelaufnahme. Zusätzlich Erfassung der Pathologie mittels der Ultraschallbildfusion in axialer und sagittaler CT-Schnittführung (▶ https://doi.org/10.1007/000-6gz)

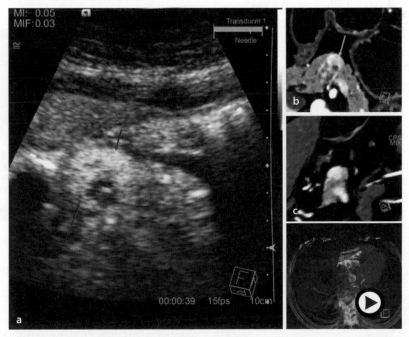

▶ Abb. 3.24 Kontrastverstärkte Ultraschalluntersuchung in der venösen pankreatischen Phase **a**. Die Pankreasmetastase (rote Pfeile) zeigt eine weiterhin bestehende kräftige Kontrastmittelaufnahme. Zusätzlich Erfassung der Pathologie mittels der Ultraschallbildfusion in axialer **b** und sagittaler **c** CT-Schnittführung (▶ https://doi.org/10.1007/000-6h0)

rung im Pankreas immer auch an eine Metastase gedacht werden.

3.7.6 Pankreatitis

Die akute Pankreatitis ist eine sehr schmerzhafte akute Erkrankung des Abdomens (■ Abb. 3.25, 3.26, 3.27, 3.28 und Video 3.24–3.27). Durch die vorzeitige Aktivierung von Verdauungsenzymkaskaden im Pankreas kann es zu einer intrapankreatischen Enzymaktivierung kommen mit der Folge einer „Autodigestion" und nachfolgend zu einer Entzündung des Organs (Schreyer et al. 2016).

Faktoren, die diese Erkrankung auslösen können, sind eine ethyltoxische Schädigung des Organs oder eine Obstruktion des Pankreasgangs durch Konkremente oder Stenosen im Gangsystem. Dementsprechend sind übermäßiger Alkoholgenuss und Gallensteinleiden mit jeweils etwa 35–40 % die häufigsten Ursachen. Auch iatrogen induzierte Ursachen sind mit etwa 5–13 % keine seltenen Ursachen für eine akute Pankreatitis (Schreyer et al. 2016).

Bei einer akuten Pankreatitis kann es zu Nekrosebildung oder einer Thrombose der V. lienalis kommen (■ Abb. 3.29, 3.30 und Video 3.28 und 3.30). Um das Ausmaß der Nekrosezonen besser zu visualisieren, kann die CEUS-Bildgebung genutzt werden. Nach Kontrastmittelgabe weisen diese Areale eine Kontrastmittelaussparung auf (■ Abb. 3.31, 3.32, 3.33 und Video 3.29 und 3.31).

Als zweite mögliche Komplikation können sich Pseudoaneurysma entwickeln, hierbei stellen sich diese durch eine vermehrte Kontrastmittelaufnahme da und lassen sich besser abgrenzen im Vergleich zu den Pseudozysten, die im reinen B-Bild eine ähnliche Erscheinungsform aufweisen (■ Abb. 3.34, 3.35, 3.36 und Video 3.32–3.34).

3.7.7 Pankreastransplantation

Wie bei den Nierenallotransplantaten ist der Ultraschall die Methode der Wahl für die Bildgebung von Pankreastransplantaten. CEUS kann bei der Beurteilung von Perfusionen und Gefäßkomplikationen wie arterielle und

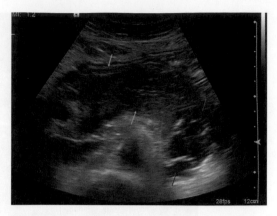

■ **Abb. 3.25** B-Bild-Sonografie einer 27-jährigen Patientin mit akuten gürtelförmigen Bauchschmerzen bei bekannter Autoimmunpankratitis in der Vergangenheit. Das Pankreas (gelbe Pfeile) ist deutlich aufgetrieben mit einem schmalen Saum peripankreatischer freier Flüssigkeit. Im Pankreasschwanz grenzen sich multiple Zysten ab (rote Pfeile). Video 3.24: B-Bild-Sonografie einer 27-jährigen Patientin mit akuten gürtelförmigen Bauchschmerzen bei bekannter Autoimmunpankratitis in der Vergangenheit. Das Pankreas ist deutlich aufgetrieben mit einem schmalen Saum peripankreatischer freier Flüssigkeit. Im Pankreasschwanz grenzen sich multiple Zysten ab

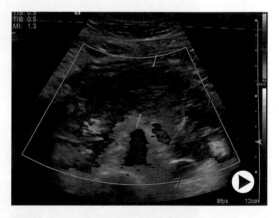

■ **Abb. 3.26** Farbkodierte Duplexsonografie des Pankreas bei akuter Autoimmunpankreatitis (gelbe Pfeile). Nekrosen lassen sich mit dieser Technik nicht ausschließen. Im Pankreasschwanz grenzen sich multiple Zysten ab (rote Pfeile), diese weisen keine Vaskularisation auf. Video 3.25: Gleicher Patient wie in Video 3.24. Farbkodierte Duplexsonografie des Pankreas bei akuter Autoimmunpankreatitis. Nekrosen lassen sich mit dieser Technik nicht ausschließen. Im Pankreasschwanz grenzen sich multiple Zysten ab, diese weisen keine Vaskularisation auf (► https://doi.org/10.1007/000-6h1)

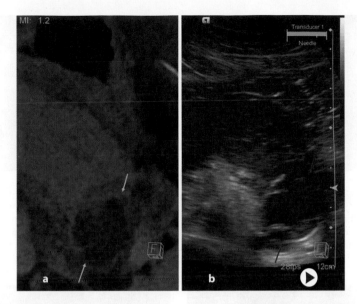

◘ Abb. 3.27 Erfassung der Pathologie mittels der Ultraschallbildfusion in axialer CT-Schnittführung (gelbe Pfeile) in **a** sowie der B-Bild-Sonografie (rote Pfeile) **b**. Darstellung der Pankreatitis mit Pseudozysten im Pankreasschwanz als Hinweis auf rezidivierende Pankreatitiden. Video 3.26: Gleicher Patient wie in Video 3.24–3.25.

Erfassung der Pathologie mittels der Ultraschallbildfusion in axialer CT-Schnittführung sowie der B-Bild-Sonografie. Darstellung der Pankreatitis mit Pseudozysten im Pankreasschwanz als Hinweis auf rezidivierende Pankreatitiden (► https://doi.org/10.1007/000-6h2)

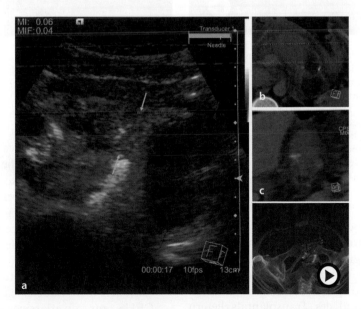

◘ Abb. 3.28 Kontrastverstärkte Ultraschalluntersuchung in der arteriellen pankreatischen Phase **a**. Die Pseudozysten (rote Pfeile) weisen keine Kontrastmittelaufnahme auf. Ein Perfusionsdefekt als Hinweis auf eine Nekrose im Pankreaskopf und -korpus (gelbe Pfeile) lässt sich nicht abgrenzen. Zusätzlich Erfassung der Pathologie mittels der Ultraschallbildfusion in axialer **b** und sagittaler **c** CT-Schnittführung. Video 3.27: Gleicher Patient

wie in Video 3.24–3.26. Kontrastverstärkte Ultraschalluntersuchung in der arteriellen pankreatischen Phase. Die Pseudozysten weisen keine Kontrastmittelaufnahme auf. Ein Perfusionsdefekt als Hinweis auf eine Nekrose im Pankreaskopf und -korpus lässt sich nicht abgrenzen. Zusätzlich Erfassung der Pathologie mittels der Ultraschallbildfusion in axialer und sagittaler CT-Schnittführung (► https://doi.org/10.1007/000-6h3)

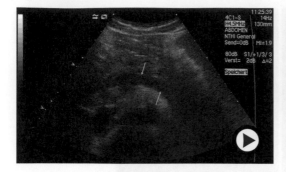

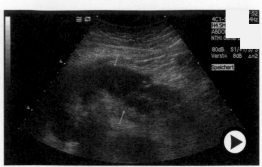

▣ Abb. 3.29   Zustand nach Pankreatitis, die V. lienalis erscheint nicht ganz echofrei in der B-Bild-Sonografie. Video 3.28: Zustand nach Pankreatitis, die V. lienalis erscheint nicht ganz echofrei in der B-Bild-Sonografie (► https://doi.org/10.1007/000-6h4)

▣ Abb. 3.31   B-Bild-Sonografie des Pankreas (gelbe Pfeile) bei chronischer Pankreatitis. Video 3.30: B-Bild-Sonografie des Pankreas bei chronischer Pankreatitis (► https://doi.org/10.1007/000-6h6)

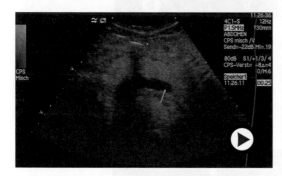

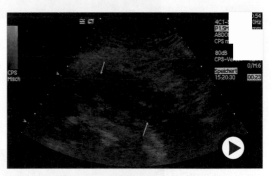

▣ Abb. 3.30   In der kontrastverstärkten Sonografie weisen die V. lienalis (gelber Pfeil) und die Konfluenz (roter Pfeil) eine Kontrastmittelaussparung auf als Hinweis auf eine Thrombose. Nekrosen innerhalb des Parenchyms lassen sich nicht erfassen. Video 3.29: Gleicher Patient wie in Video 3.28. In der kontrastverstärkten Sonografie weisen die V. lienalis und die Konfluenz eine Kontrastmittelaussparung auf als Hinweis auf eine Thrombose. Nekrosen innerhalb des Parenchyms lassen sich nicht erfassen (► https://doi.org/10.1007/000-6h5)

▣ Abb. 3.32   Kontrastverstärkte Darstellung des Pankreas in der arteriellen pankreatischen Phase (23. s nach Injektion), das Organ (gelbe Pfeile) weist Nekrosen auf (► https://doi.org/10.1007/000-6h7)

3.8   Fazit für die Praxis

Neben der B-Bild-Sonografie und der Duplexsonografie kann der kontrastmittelverstärkte Ultraschall einen wertvollen Beitrag zum Nachweis und zur genauen Beurteilung pathologischer Veränderungen des Pankreas liefern. Die ESFUMB-Guidelines empfehlen folgende Indikationen:

venöse Thrombosen, insbesondere in komplizierten Situationen, einen Mehrwert und eine höhere diagnostische Sicherheit schaffen. CEUS kann die Mikrozirkulation detektieren und somit eine prognostische Information über den Zustand des Transplantats liefern (Ito et al. 2014; Rennert et al. 2014; Aboutaleb et al. 2011) (▣ Abb. 3.37, 3.38, 3.39 und 3.40).

- Bei den im Ultraschall detektierten soliden Läsionen der Bauchspeicheldrüse kann CEUS zur zuverlässigen Charakterisierung des duktalen Adenokarzinoms eingesetzt werden.

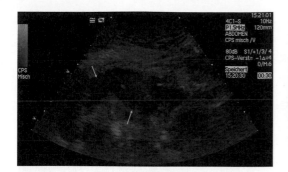

◘ Abb. 3.33 Kontrastverstärkte Darstellung des Pankreas in der venösen pankreatischen Phase (30 s nach Injektion), das Organ weist keine Befundänderung im zeitlichen Verlauf auf, gelbe Pfeile weisen auf eine fast komplette Nekrose des Pankreas. Video 3.31: Gleicher Patient wie in Video 3.30. Kontrastverstärkte Darstellung des Pankreas, das Organ weist eine fast komplette Nekrose des Pankreas auf

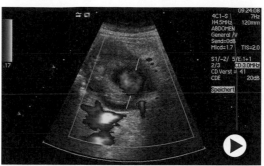

◘ Abb. 3.35 Im Power-Doppler weist die Läsion (gelbe Pfeile) eine kräftige Durchblutung auf. Video 3.33: Gleicher Patient wie in Video 3.32. Im Power-Doppler weist die Läsion eine kräftige Durchblutung auf (► https://doi.org/10.1007/000-6g9)

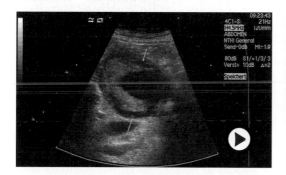

◘ Abb. 3.34 B-Bild Darstellung einer ca. 5 cm großen echoarmen bis angedeutet echofreien Läsion im Pankreaskopf (gelbe Pfeile). Video 3.32: B-Bild-Darstellung einer ca. 5 cm großen echoarmen bis angedeutet echofreien Läsion im Pankreaskopf (► https://doi.org/10.1007/000-6h8)

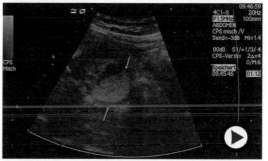

◘ Abb. 3.36 In der kontrastverstärkten Sonografie lässt sich ein Pseudoaneurysma (gelbe Pfeile) abgrenzen, bei Zustand nach Pankreatitis und einer konsekutiven Erosionsblutung der A. gastoduodenalis. Dieses Gefäß wurde minimalinvasiv in der Intervention mittels drei Coils verschlossen. Video 3.34: Gleicher Patient wie in Video 3.32–3.33. In der kontrastverstärkten Sonografie lässt sich ein Pseudoaneurysma abgrenzen, bei Zustand nach Pankreatitis und einer konsekutiven Erosionsblutung der A. gastoduodenalis. Dieses Gefäß wurde minimalinvasiv in der Intervention mittels drei Coils verschlossen (► https://doi.org/10.1007/000-6ha)

– CEUS kann zur Differenzierung zwischen einem duktalen Adenokarzinom des Pankreas und einem neuroendokrinen Tumor des Pankreas verwendet werden.

– Unter Verwendung des kontrastverstärkten Ultraschalls kann eine Differenzierung zwischen einer zystischen Neoplasie und Pseudozysten erfolgen.

– CEUS kann verwendet werden, um vaskuläre Läsionen von avaskulären Läsionen (Zysten, Nekrosen) zu unterscheiden.

– CEUS kann verwendet werden, um die Ausdehnung einer Pankreasläsion und deren mögliche Gefäßinfiltration zu detektieren.

– CEUS kann im Rahmen einer akut nekrotisierenden Pankreatitis zur Detektion von Nekrosen genutzt werden.

3

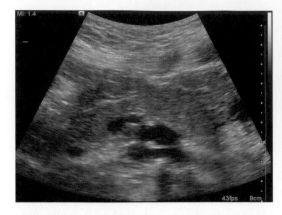

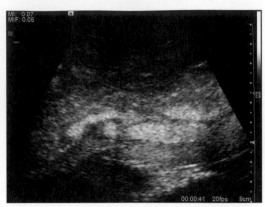

◘ **Abb. 3.37**   Normalbefund, B-Bild-Darstellung eines Pankreastransplantates

◘ **Abb. 3.40**   Normalbefund des Pankreastransplantates in der kontrastverstärkten Sonografie, kein Nachweis eines Perfusionsdefektes sowie Erfassung der Iliakalgefäße

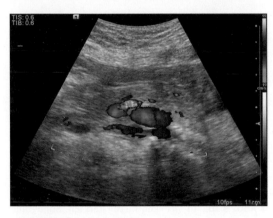

— CEUS kann im Follow-up von unklaren zystischen Pankreasläsionen eingesetzt werden.
— CEUS kann zur Detektion einer möglichen Pankreastransplantatischämie und anderer Gefäßpathologien genutzt werden.

Literatur

Aboutaleb E, Leen E, Hakim N (2011) Assessment of viability of the pancreas for transplantation using contrast-enhanced ultrasound. Transplant Proc 43:418–421

Baron TH (2005) Endoscopic US for metastases to the pancreas: chasing the satellites. Gastrointest Endosc 61(6):697–699

Buetow PC, Miller DL, Parrino TV, Buck JL (1997) Islet cell tumors of the pancreas: clinical, radiologic, and pathologic correlation in diagnosis and localization. Radiographics 17:453–472

D'Onofrio M (2012) Ultrasonography of the pancreas: imaging and pathological correlations. Springer, Milan

D'Onofrio M, Mansueto GC, Falconi M, Procacci C (2004) Neuroendocrine pancreatic tumor: value of contrast enhanced ultrasonography. Abdom Imaging 29:246–258

D'Onofrio M, Malago R, Zamboni G et al (2005) Contrast-enhanced ultrasonography better identifies pancreatic tumor vascularization than helical CT. Pancreatology 5:398–402

D'Onofrio M, Zamboni G, Tognolini A et al (2006) Mass-forming pancreatitis: value of contrast-enhanced ultrasonography. World J Gastroenterol 12:4181–4184

◘ **Abb. 3.38**   Normalbefund des Pankreastransplantates in der farbkodierten Duplexsonografie mit Erfassung der Iliakalgefäße

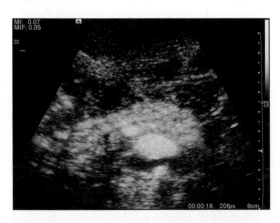

◘ **Abb. 3.39**   Normalbefund des Pankreastransplantates in der kontrastverstärkten Sonografie, kein Nachweis eines Perfusionsdefektes

D'Onofrio M, Zamboni G, Faccioli N, Capelli P, Pozzi Mucelli R (2007a) Ultrasonography of the pancreas, contrast-enhanced imaging. Abdom Imaging 32:171–181

D'Onofrio M, Megibow AJ, Faccioli N, Malagò R, Capelli P, Falconi M et al (2007b) Comparison of contrast-enhanced sonography and MRI in displaying anatomic features of cystic pancreatic masses. AJR Am J Roentgenol 189:1435–1442

D'Onofrio M, Gallotti A, Pozzi Mucelli R (2010) Imaging techniques in pancreatic tumors. Expert Rev Med Devices 7:257–273

D'Onofrio M, Barbi E, Dietrich CF et al (2012) Pancreatic multicenter ultrasound study (PAMUS). Eur J Radiol 81:630–638

D'Onofrio M, Capelli P, Pederzoli P (2015a) Imaging and pathology of pancreatic neoplasms: a pictorial atlas. Springer, Milan

D'Onofrio M, Canestrini S, De Robertis R et al (2015b) CEUS of the pancreas: still research or the standard of care. Eur J Radiol 84:1644–1649

De Robertis R, D'Onofrio M, Crosara S, Dal Corso F, Barbi E, Canestrini S, Mucelli RP (2014) Contrast-enhanced ultrasound of pancreatic tumours. Australas J Ultrasound Med 17(3):96–109

Dewitt J, Jowell P, Leblanc J et al (2005) EUS-guided FNA of pancreatic metastases: a multicenter experience. Gastrointest Endosc 61(6):689–696

Dietrich CF, Braden B, Hocke M et al (2008a) Improved characterisation of solitary solid pancreatic tumours using contrast enhanced transabdominal ultrasound. J Cancer Res Clin Oncol 134:635–643

Dietrich CF, Jenssen C, Allescher H-D, Hocke M, Barreiros AP, Ignee A (2008b) Differential diagnosis of pancreatic lesions using endoscopic ultrasound. Z Gastroenterol 46:601–617

Dorffel T, Wruck T, Ruckert RI et al (2000) Vascular complications in acute pancreatitis assessed by color duplex ultrasonography. Pancreas 21:126–133

Dromain C et al (2016) Imaging of neuroendocrine tumors of the pancreas. Diagn Interv Imaging 97(12):1241–1257

Eckhauser FE, Cheung PS, Vinik AI, Strodel WE, Lloyd RV, Thompson NW (1986) Nonfunctioning malignant neuroendocrine tumors of the pancreas. Surgery 100:978–988

Faccioli N, D'Onofrio M, Malago R et al (2008a) Resectable pancreatic adenocarcinoma: depiction of tumoral margins at contrast-enhanced ultrasonography. Pancreas 37:265–268

Faccioli N, D'Onofrio M, Malaga R et al (2008b) Resectable pancreatic adenocarcinoma: depiction of tumoral margins at contrast-enhanced ultrasonography. Pancreas 37:265–268

Falconi M et al (2012) ENETS consensus guidelines for the management of patients with digestive neuroendocrine neoplasms of the digestive system: Well-differentiated pancreatic non-functioning tumors. Neuroendocrinology 95(2):120–134

Fan Z, Yan K, Wang Y et al (2015) Application of contrast-enhanced ultrasound in cystic pancreatic lesions using a simplified classification diagnostic criterion. Biomed Res Int 2015:974621

Fugazzola C, Procacci C, Bergamo Andreis IA et al (1990) The contribution of ultrasonography and computed tomography in the diagnosis of nonfunctioning islet cell tumors of the pancreas. Gastrointest Radiol 15:139–144

Grenacher L, Klauß M (2009) Computertomographie bei Pankreastumoren. Radiologe 49:107–123

Grossjohann HS, Rappeport ED, Jensen C et al (2010) Usefulness of contrast enhanced transabdominal ultrasound for tumor classification and tumor staging in the pancreatic head. Scand J Gastroenterol 45:917–924

Haber K, Freimanis AK, Asher WM (1976) Demonstration and dimensional analysis of the normal pancreas with gray-scale echography. Am J Roentgenol 126(3):624–628

Happel B, Niederle B, Puespoek A, Ba-Ssalamah A, Schima W (2008) Benigne neuroendokrine und andere seltene benigne Tumoren des Pankreas. Radiologe 48:752–763

Hiotis SP, Klimstra DS, Conlon KC et al (2002) Results after pancreatic resection for metastatic lesions. Ann Surg Oncol 9(7):675–679

Hocke M, Schulze E, Gottschalk P et al (2006) Contrast-enhanced endoscopic ultrasound in discrimination between focal pancreatitis and pancreatic cancer. World J Gastroenterol 12:246–250

Husband JE, Meire HB, Kreel L (1977) Comparison of ultrasound and computer tomography in pancreatic diagnosis. Br J Radiol 50:855–863

Ito T, Kenmochi T, Nishikawa T et al (2014) A novel screening test for detecting graft thrombosis after pancreatic transplantation using contrast-enhanced ultrasonography with sonazoid. Transplant Proc 46:1917–1919

Kersting S, Konopke R, Kersting F et al (2009) Quantitative perfusion analysis of transabdominal contrast-enhanced ultrasonography of pancreatic masses and carcinomas. Gastroenterology 137:1903–1911

Kim YH, Saini S, Sahani D, Hahn PF, Mueller PR, Auh YH (2005) Imaging diagnosis of cystic pancreatic lesions: pseudocyst versus nonpseudocyst. Radiographics 25:671–685

Kitano M, Kudo M, Maekawa K et al (2004) Dynamic imaging of pancreatic diseases by contrast enhanced coded phase inversion harmonic ultrasonography. Gut 53:854–859

Law CH, Wei AC, Hanna SS et al (2003) Pancreatic resection for metastatic renal cell carcinoma: presentation, treatment, and outcome. Ann Surg Oncol 10(8):922–926

Malago R, D'Onofrio M, Zamboni GA et al (2009) Contrast-enhanced sonography of nonfunctioning pancreatic neuroendocrine tumors. Am J Roentgenol 192:424–430

Minni F, Casadei R, Perenze B et al (2004) Pancreatic metastases: observations of three cases and review of the literature. Pancreatology 4(6):509–520

3

Nuernberg D, Ignee A, Dietrich CF (2007) Aktueller Stand der Sonographie in der Gastroenterologie. Med Klin 102:112–126

Numata K, Ozawa Y, Kobayashi N et al (2005) Contrast-enhanced sonography of pancreatic carcinoma; correlations with pathological findings. J Gastroenterol 40:631–640

Piscaglia F, Nolsøe C, Dietrich CF, Cosgrove DO, Gilja OH, Bachmann Nielsen M, Albrecht T, Barozzi L, Bertolotto M, Catalano O, Claudon M, Clevert DA et al (2012) The EFSUMB guidelines and recommendations on the clinical practice of contrast enhanced ultrasound (CEUS): update 2011 on non-hepatic applications. Ultraschall Med 33(1): 33–59

Procacci C, Biasiutti C, Carbognin G et al (2001) Pancreatic neoplasms and tumor-like conditions. Eur Radiol 11(Suppl 2):S167–S192

Remer EM, Baker MB (2002) Imaging of chronic pancreatitis. Radiol Clin N Am 40:1229–1242

Rennert J, Farkas S, Georgieva M et al (2014) Identification of early complications following pancreas and renal transplantation using contrast enhanced ultrasound (CEUS) – first results. Clin Hemorheol Microcirc 58:343–352

Rickes S, Wermke W (2004) Differentiation of cystic pancreatic neoplasms and pseudocysts by conventional and echo-enhanced ultrasound. J Gastroenterol Hepatol 19:761–776

Rickes S, Unkrodt K, Ocran K et al (2000) Evaluation of doppler ultrasonography criteria for the differential diagnosis of pancreatic tumors. Ultraschall Med 21:253–258

Rickes S, Unkrodt K, Neye H et al (2002) Differentiation of pancreatic tumours by conventional ultrasound, unenhanced and echo-enhanced power Doppler sonography. Scand J Gastroenterol 37:1313–1320

Ros PR, Mortele KJ (2001) Imaging features of pancreatic neoplasms. JBR-BTR 84:239–249

Schreyer AG, Grenacher L, Juchems M (2016) Pancreatitis: An update. Radiologe 56(4): 355–362. https://doi.org/10.1007/s00117-016-0088-8

Serra C, Felicani C, Mazzotta E et al (2013) Contrast-enhanced ultrasound in the differential diagnosis of exocrine versus neuroendocrine pancreatic tumors. Pancreas 42:871–877

Sidhu PS, Cantisani V, Dietrich CF, Gilja OH, Saftoiu A, Bartels E, Bertolotto M, Calliada F, Clevert DA et al (2018) The EFSUMB guidelines and recommendations for the clinical practice of contrast-enhanced ultrasound (CEUS) in non-hepatic applications: update 2017 (long version). Ultraschall Med 39(2):e2–e44

Tanaka S, Nakao M, Ioka T et al (2010) Slight dilatation of the main pancreatic duct and presence of pancreatic cysts as predictive signs of pancreatic cancer: a prospective study. Radiology 254:965–972

Wang Y, Yan K, Fan Z et al (2016) Contrast-enhanced ultrasonography of pancreatic carcinoma: correlation with pathologic findings. Ultrasound Med Biol 42:891–898

Zerbi A, Ortolano E, Balzano G et al (2008) Pancreatic metastasis from renal cell carcinoma: which patients benefit from surgical resection? Ann Surg Oncol 15(4):1161–1168

Kontrastmittel-verstärkte Milzsonsonograpie

Ulf Teichgräber und Thomas Benter

Inhaltsverzeichnis

4.1   Indikationsstellung – 74

4.2   Morphologie und physiologische Funktion – 74
4.2.1   Form und Größe – 74
4.2.2   Topografie und Echostruktur – 74
4.2.3   Histologie – 74
4.2.4   Gefäßversorgung und Perfusion – 75
4.2.5   Physiologische Funktion – 75
4.2.6   Größenbestimmung und Volumetrie – 76
4.2.7   Lagebestimmung – 76

4.3   Nebenmilz – 76

4.4   Einsatz der kontrastunterstützten Sonografie – 77

4.5   Untersuchungstechnik – 77

4.6   Technische Voraussetzungen – 79

4.7   Pathologische Milzveränderungen – 79
4.7.1   Splenomegalie – 79
4.7.2   Hyposplenismus – 80
4.7.3   Fokale und diffuse parenchymatöse Milzläsionen – 80
4.7.4   Benigne Milzläsionen – 80
4.7.5   Maligne Milzläsionen – 87

Ergänzende Information Die elektronische Version dieses Kapitels enthält Zusatzmaterial, auf das über folgenden Link zugegriffen werden kann https://doi.org/10.1007/978-3-662-61686-4_4. Die Videos lassen sich durch Anklicken des DOI Links in der Legende einer entsprechenden Abbildung abspielen, oder indem Sie diesen Link mit der SN More Media App scannen.

4.1 Indikationsstellung

Die Ultraschalluntersuchung der Milz gehört zu jeder kompletten Abdomensonografie. Dabei sollten die Größe des Organs bestimmt sowie das Parenchym, die Lage und die Form beurteilt werden.

Die häufigsten Indikationen für eine spezielle sonografische Untersuchung der Milz sind:

- Messung der Milzgröße,
- Verlauf der Größenänderung der Milz bei hämatologischen, infektiösen und Speichererkrankungen,
- Diagnose von lokalen Prozessen wie Zysten, Tumoren, Infarkten, Abszessen, Verkalkungen,
- Traumata,
- unklare Resistenzen und Beschwerden im linken Oberbauch,
- Beurteilung der Milzgefäße,
- portale Hypertension,
- lokale Interventionen.

Die erweiterte sonografische Untersuchung der Milz mit kontrastverstärktem Ultraschall (Contrast-Enhanced Ultrasound", CEUS) sollte erfolgen, wenn die native sonografische Untersuchung alleine oder in Verbindung mit der farbkodierten Duplexsonografie (FKDS) keine sichere Diagnosestellung erlaubt. Dies kann beispielsweise zum Ausschluss einer zweizeitigen Milzruptur der Fall sein oder als Nachweis eines Milzinfarktes in der Frühphase dienen. Zur differenzialdiagnostischen Abklärung eines inzidentell detektieren dignitätsunklaren Milztumors kann CEUS zusätzlich durchgeführt werden. Auch zur Sicherung einer malignen Infiltration bei einer bekannten metastasierten Tumorerkrankung kann CEUS zum Staging und damit zur Therapieplanung herangezogen werden.

4.2 Morphologie und physiologische Funktion

4.2.1 Form und Größe

Durch ihre dehnungsfähige Kapsel und ihr weiches Gewebe ist die äußere Form der Milz nicht stabil. Die gehärtete Leichenmilz hat meist die Form einer Kaffeebohne. Größe und Gewicht sind vom Blutbestand abhängig. Durchschnittlich ist sie $11 \pm 1{,}4$ cm lang, $4{,}0 \pm 0{,}5$ cm breit, $7 \pm 0{,}7$ cm dick und wiegt 150–250 g.

4.2.2 Topografie und Echostruktur

Die Milz liegt intraperitoneal in der linken Regio hypochondriaca in Höhe der 9. bis 11. Rippe und ist durch die Ligg. splenorenale, splenocolicum, gastrosplenicum und phrenicosplenicum fixiert. Die konvexe Seite liegt dem Zwerchfell an und befindet sich damit in unmittelbarer Nähe zur linken Pleurahöhle. Die konkave Fläche besitzt Kontakt zu Magen, Niere und linker Kolonflexur. In der Konkavität befindet sich das Hilum splenicum als Ein- und Austrittsstelle für A. und V. splenica (lienalis) sowie Lymphgefäße und Nerven. Hier ragt der Pankreasschwanz direkt an die Milz heran.

Sonografisch weist die Milz eine halbmondförmige Form auf, wobei sich die äußere Konvexität glatt konturiert, während die Innenkontur zum Teil Einkerbungen und Buckelungen aufweisen kann. Die Echostruktur ist homogen, gering echoreicher als das gesunde Lebergewebe und deutlich echoreicher als das normale Nierenparenchym.

4.2.3 Histologie

Die von Peritonealepithel überzogene Milzkapsel besteht aus Kollagenfasern, wenig glatten Muskelzellen und einem dichten Netz elastischer Fasern. Das Organinnere wird von einem von der Kapsel ausgehenden bindegewebigen Trabekelwerk durchsetzt, in welchem die größeren Blutgefäße verlaufen. Das Parenchym lässt sich in drei Kompartimente teilen: Die rote Pulpa besteht aus fibroblastischen und histiozytären Retikulumzellen, in die lymphatische Follikel und die periarteriolären Lymphozytenscheiden als weiße Pulpa eingebettet sind. Die beiden Kompartimente sind von einer Marginalzone, die die Follikel umgibt und beim Menschen nur gering ausgeprägt ist, getrennt (◧ Abb. 4.1).

Abb. 4.1 Histologie der Milz. Die rote Pulpa besteht aus fibroblastischen und histiozytären Retikulumzellen (weiße Pfeile), die weiße Pulpa besteht aus lymphatischen Follikeln und der periarteriolären Lymphozytenscheiden (schwarze Pfeile). Die beiden Kompartimente sind von einer Marginalzone getrennt (Hämatoxylin-Eosin-Färbung, 1:400)

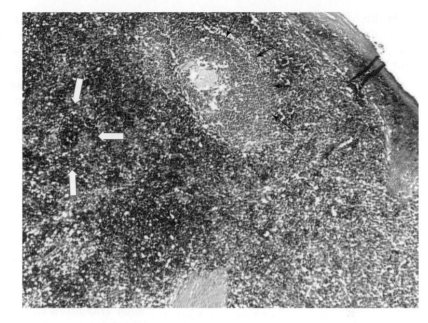

Abb. 4.2 Schematische Darstellung des offenen und geschlossenen Kreislaufes der Milzperfusion

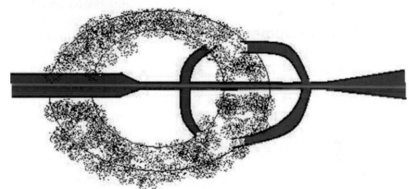

4.2.4 Gefäßversorgung und Perfusion

Die Gefäßversorgung der Milz bildet sowohl ein offenes als auch ein geschlossenes System (■ Abb. 4.2). Aus den in den Trabekeln laufenden Balkenarterien (Segmentarterien), die sonografisch einen radspeichenartigen Verlauf nehmen, gehen die Zentralarterien hervor, die über Zentralarteriolen die weiße Pulpa versorgen und sich dort in Pinselarteriolen und Hülsenkapillaren aufzweigen. Das Blut gelangt dann über die Milzsinus und die Pulpavenen wieder in die Trabekel. Das offene System bringt das Blut aus den Arteriolen mit den retikulären Milzsträngen in Kontakt, wo

Makrophagen Bakterien, Viren und überalterte Erythrozyten abbauen können.

4.2.5 Physiologische Funktion

Das Gefäßsystem der Milz stellt gewissermaßen ein Reusensystem dar, in dem gealterte Blutzellen durch das Monozyten-Makrophagen-System entfernt werden. Auf diesem Wege werden auch Howell-Jolly-Körperchen, Siderinkorpuskel und Heinz'sche Innenkörper aus den Erythrozyten entfernt. Das Speichern von Blut in den Sinus spielt beim Menschen keine große Rolle. In der Embryogenese findet ungefähr von der

4. Woche bis 6 Monate nach der Geburt die Hämatopoese in der Milz statt. Ähnlich den Lymphknoten ist die weiße Pulpa aufgebaut: Hier kann das adaptive Immunsystem in T-, B- und Marginalzonen unterschieden werden. Für die immunologische Funktion der Milz sind die Bildung von spezifischen (Immunglobuline von lokalen B-Zellen und Plasmazellen) und unspezifischen Opsoninen (Leukokinine und Tuftsin-Peptid) von großer Bedeutung, wie die Gefährdung von asplenischen Patienten durch bekapselte Bakterien zeigt. Der Chemokinrezeptor CCR7 ist ein weiteres wichtiges Molekül in der Funktion der Milz; über diesen Rezeptor werden Zellen aus dem Knochenmark in lymphatische Organe gesteuert. Damit erhält die Milz eine Koordinierungsfunktion in der unspezifischen und spezifischen Abwehr.

4.2.6 Größenbestimmung und Volumetrie

Das Milzgewicht bei Patienten lässt sich sonografisch mit großer Präzision und Reproduzierbarkeit ermitteln (◘ Abb. 4.3), wenn das Produkt der gemessenen Tiefe, Breite und Länge mit einem Faktor von 0,6 multipliziert wird. Die Ermittlung dieses Ergebnisses kann durch eine gute Korrelation (r = 0,978) durch den Vergleich der sonografischen Werte mit pathologisch-gemessenen Gewichten festgestellt werden.

4.2.7 Lagebestimmung

Bei der Milz handelt es sich um ein intraperitoneales Organ, welches sich im linken Oberbauch dorsal vom Magen befindet. Die Milz liegt dem Zwerchfell an und muss daher allen Zwerchfellbewegungen folgen. Sie ist von viszeralem Peritoneum bedeckt und projiziert sich dorsolateral in das Feld zwischen 9. und 11. Rippe. Die gesunde Milz überschreitet nach vorn und seitlich nicht den Rippenbogen und ist somit im Allgemeinen nicht zu tasten.

4.3 Nebenmilz

Nebenmilzen (NM) weisen eine rundliche Form auf, sind glatt begrenzt und werden mit einer Häufigkeit von 10–25 % als Normvariante beobachtet (90 % solitär, 10 % multiple). Die meisten NM befinden sich medial am unteren Milzpol mit einem Durchmesser von < 25 mm (◘ Abb. 4.4). Die NM werden meistens als Zufallsbefund bei Routineultraschalluntersuchungen entdeckt. Eine differenzialdiagnostische Abgrenzung zu pathologisch vergrößerten Lymphknoten, raumfordernden Prozessen des Pankreasschwanzes und der Nebennieren ist mit der B-Bild-Sonografie allein häufig nicht möglich. Mit der FKDS lässt sich gelegentlich ein zuführender Gefäßstil detektieren. Zusätzlich kann die NM durch die Verwendung von CEUS in der parenchymatösen Phase nachgewiesen werden. Eine

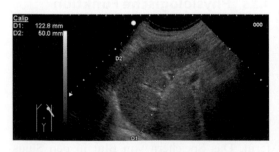

◘ **Abb. 4.3** Messung des Längsdurchmessers (D1) und Querdurchmessers (D2) der Milz

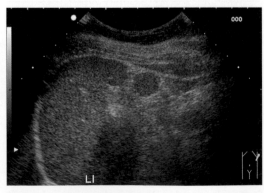

◘ **Abb. 4.4** Nebenmilz am unteren Milzpol

eindeutige Identifikation der NM ist durch die homogene Kontrastierung des Milzgewebes möglich. Bei unklaren perilienalen Tumoren kann CEUS bei der Diagnosefindung hilfreich sein und das Vorliegen einer NM ausschließen. CEUS sollte zum Ausschluss einer NM nur zum Einsatz kommen, wenn dies mittels nativer Sonografie und FKDS nicht gelingt und für den Patienten aus dem Ergebnis dieser Diagnostik eine Therapieentscheidung entsteht.

4.4 Einsatz der kontrastunterstützten Sonografie

Mittels des kontrastverstärkten Ultraschalls (CEUS) lässt sich die Milzperfusion detailliert untersuchen. Insbesondere die Verwendung von CEUS zeigt eine spezifische hepatolienale Aufnahme im Parenchym nach der ersten Blutpoolphase. Es kommt zu einer Akkumulation des Kontrastmittelverstärkers im Milzparenchym. In der arteriellen Phase (8–25 s) zeigt sich physiologisch ein inhomogenes Milzparenchym, bedingt durch die oben beschriebene Vaskularisation der Milz (Ultraschallkontrastmittelanflutung) und die anschließende arteriell-kapilläre Phase (◨ Abb. 4.5 und 4.6). In der späteren parenchymatösen Phase zeigt sich hingegen eine homogene Kontrastierung des Milzparenchyms (Sättigungsphase) (◨ Abb. 4.7), weswegen diese besonders geeignet ist, um fokale Läsionen zu detektieren. CEUS von fokalen Milzläsionen zeigt einen diagnostischen Zugewinn bei 48 % der Patienten mit (peri-) lienalen Läsionen. CEUS weist insbesondere eine diagnostische Wertigkeit bei Milzinfarkten, Milzrupturen, Hämangiomen sowie bei Nebenmilzen auf (◨ Tab. 4.1).

4.5 Untersuchungstechnik

Die Milzuntersuchung sollte in Rückenlage oder alternativ in der rechten Halbseitenlage durchgeführt werden. Es bietet sich an, die Untersuchung in Exspiration durchzuführen, da ansonsten zumindest der obere Milzpol durch eine Überlagerung von Lungenparen-

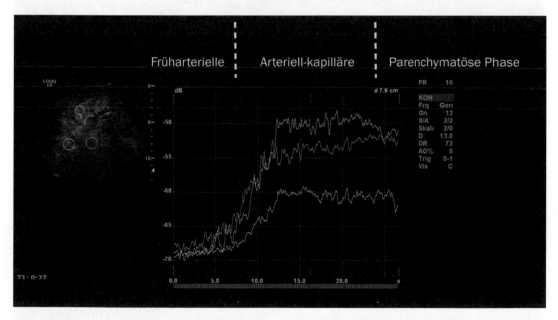

◨ **Abb. 4.5** Zeitlicher Verlauf der Ultraschallkontrastmittel von der Anflutung bis zur parenchymatösen Sättigung mit drei Regions-of-Interest-Messungen (gelb: rote Pulpa; grün: Mischbild aus roter und weißer Pulpa; weiß: weiße Pulpa). Beginnend mit der früharteriellen Phase (5–8 s), arteriell-kapillären Phase (8–26 s) und der parenchymatösen Phase (24–50 s)

4

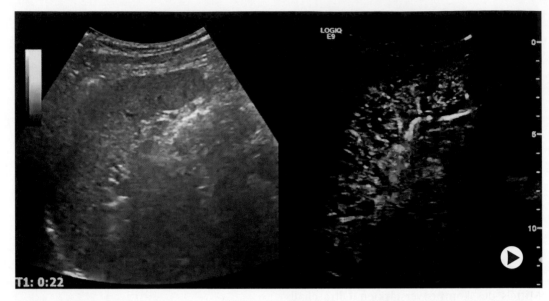

■ **Abb. 4.6** (VIDEO): Früharterielle (< 8 s) gefolgt von der arteriell-kapillären Phase (8–26 s) (▶ https://doi.org/10.1007/000-6he)

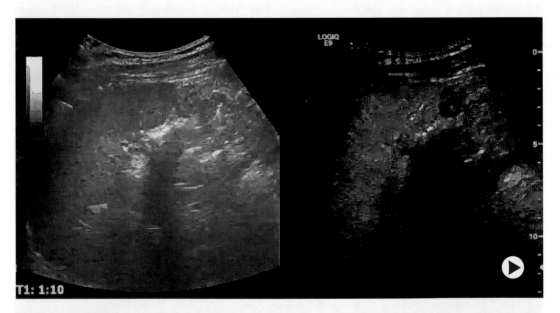

■ **Abb. 4.7** (VIDEO): Parenchymatöse Phase (> 26 s) (▶ https://doi.org/10.1007/000-6hc)

chym verdeckt wird. Der 10./11. Interkostalraum stellt hierbei das ideale Schallfenster dar. Üblicherweise wird die Milz sonografisch dargestellt, indem die rechte Hand beim Patienten in Rücklage einfach auf der Untersuchungsliege abgelegt und der Schallkopf angesetzt wird (sogenannter Milzgriff) . Dabei ist bereits durch die Handfläche der richtige Winkel für die interkostale Ultraschalluntersuchung gegeben. Zur korrekten Orientierung muss der kranielle Milzpol linksseitig auf dem Ultraschallbild abgebildet werden. Die gesamte Milz wird sonografisch von der Zwerchfellkuppel bis zum unteren Milzpol durchgemustert. Typischerweise stellt sich die Milz sichel- bis halbmondförmig dar.

Tab. 4.1 Perfusionsphasen (Spätphase) der Milz nach i.v. Injektion des Kontrastmittels beim kontrastverstärkten Ultraschall (CEUS)	
Phase	**Zeitpunkt nach Injektion**
Früharterielle Phase	< 8 s
Arteriell-kapilläre Phase	8–26 s
Parenchymatöse Phase	24–50 s

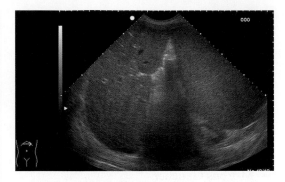

Abb. 4.8 Berührung vom linken Leberlappen und oberen Milzpol bei Splenomegalie („kissing disease")

4.6 Technische Voraussetzungen

Für die Untersuchung ist ein Konvexschallkopf (Curved-Array) mit einer Mittelfrequenz von 3–5 MHz am besten geeignet. Es gelten die allgemeingültigen Regeln der Abdomensonografie. Eine vollständige Abbildung der Milz ist bei einer physiologischen Längsausdehnung von ca. 11 cm mit einem Sektoroder Linearschallkopf kaum zu erreichen. Das trapezförmige Bild des Konvexschallkopfes ermöglicht hierbei die größtmögliche Darstellung. Höherfrequente Schallköpfe (> 5 Mhz) sollten zum Einsatz kommen, wenn die Milzparenchymstruktur genauer beurteilt werden muss. Für eine suffiziente Milzuntersuchung sollte nach Atemanhalt in Exspiration zunächst die Milz im Längsdurchmesser eingestellt oder bei einer fokalen Läsion diese optimal abgebildet werden. Dann erfolgt die Injektion von 2,4 ml der SonoVue®-Dispension. Die früharterielle Phase lässt sich bereits nach weniger als 10 s detektieren. Um auch die parenchymatöse Phase vollständig zu erfassen, sollte man mindestens eine Minute untersuchen, bis die Plateauphase erreicht wird. Durch den Burst-Modus (hohe Schallenergie) lässt sich eine stimulierte akustische Emission erzeugen, die zur Zerstörung der Mikrogasbläschen führt. Dabei kommt es zu Auslöschungsartefakten, die sich als fehlende Kontrastierung darstellen und benutzt werden können, um die parenchymatöse Phase genauer zu analysieren. Zu beachten ist, dass sich der Fokus der Ultraschallsonde außerhalb des Zielbereiches befindet.

4.7 Pathologische Milzveränderungen

4.7.1 Splenomegalie

Eine Splenomegalie bezeichnet eine akute oder chronische Vergrößerung der Milz, die vorliegt, wenn beim Erwachsenen in der Regel ein Milzgewicht von 200–250 g bzw. die sonografisch messbaren Normwerte (max. Breite 4 cm, Querdurchmesser 7 cm, Länge 11 cm) überschritten werden. Jede Splenomegalie führt zur Verplumpung der Form und Abrundung der Pole. Bei einer stark ausgeprägten Splenomegalie kommt es zu einer Berührung vom linken Leberlappen und oberen Milzpol (Abb. 4.8). Das Ausmaß der Splenomegalie kann zur Abgrenzung einer milden, moderaten und massiven Form der Splenomegalie herangezogen werden:

Milde Splenomegalie (Organgewicht < 500 g)
– Bakterielle Entzündung
– Stauung bei Herzinsuffizienz
– Infektiöse Mononukleose
– Fieberhafte Infekte (z. B. Sepsis)

Moderate Splenomegalie (Organgewicht zwischen 500–800 g)
– Portale Hypertension
– Akute Leukämie
– Hereditäre Sphärozytose
– Thalassaemia major
– Hämolytische Anämie
– Morbus Nieman-Pick

4

— Tuberkulose
— Amyloidose
— Sarkoidose

Massive Splenomegalie (Organgewicht über 800 g)
— Chronisch myelopoliferative Erkrankungen
— Lymphome
— Malaria
— Morbus Gaucher

4.7.2 Hyposplenismus

Eine Asplenie oder Hyposplenie (< 30 g) haben oft eine funktionelle Minderfunktion der Milz zur Folge, einen Hyposplenismus (◘ Abb. 4.9). Die Diagnose muss nicht mit einer sonografisch kleinen Milz einhergehen, allerdings kann eine im Verlauf kleiner werdende Milz darauf hinweisen, wie z. B. bei knochenmarktransplantierten Patienten, die an einer Graft-versus-Host-Disease leiden. In der FKDS lässt sich eine verminderte Vaskularisation nachweisen. Die Bedeutung von CEUS beim Hyposplenismus ist noch nicht endgültig geklärt. Die Diagnose wird in erster Linie durch geringe Filterfunktion und immunologische Abwehr gestellt. Dazu wird auf der einen Seite z. B. der Gehalt an Howell-Jolly-Körperchen in den Erythrozyten gemessen, auf der anderen Seite szintigrafisch das Vermögen, ^{99m}Technetium-Kolloid aufzunehmen.

Die Ursachen eines Hyposplenismus sind sehr vielfältig und schließen kongenitale, hämatologische und autoimmunologische Erkrankungen ein. Hervorzuheben sind außer-

dem das Auftreten bei einheimischer Sprue und Lebererkrankungen wie der Leberzirrhose. Das Management der Erkrankung beinhaltet eine rechtzeitige Impfung gegen gramnegative Keime und eine aggressive Therapie von bakteriellen Infektionen.

4.7.3 Fokale und diffuse parenchymatöse Milzläsionen

Fokale Milzprozesse sind im Allgemeinem selten und werden häufig akzidentiell bei Ultraschalluntersuchungen des Abdomens gefunden (< 1 %).

Differenzialdiagnostisch echoarme raumfordernde Prozesse der Milz
— Zyste
— Metastase
— Abszess
— Lymphomherd
— Hämatom
— Infarkt
— Hämangiom
— Hamartom
— Lymphangiom

Differenzialdiagnostisch echoreiche raumfordernde Prozesse der Milz
— Hämangiom
— Metastase
— Hämatom
— Abszess
— Verkalkung
— Infarkt
— Zyste mit Einblutung

Die fokalen Milzläsionen können sonografisch sehr unterschiedlich imponieren und werden im Folgenden exemplarisch vorgestellt.

4.7.4 Benigne Milzläsionen

4.7.4.1 Traumatische Milzverletzung Ruptur

Die Milzruptur ist meist Folge eines stumpfen Bauchtraumas. Die akute Milzruptur ist sonografisch nicht immer einfach zu detektie-

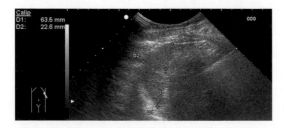

◘ **Abb. 4.9** Hyposplenie bei einem knochenmarktransplantierten Patienten (Größe 6,3 × 2,2 cm)

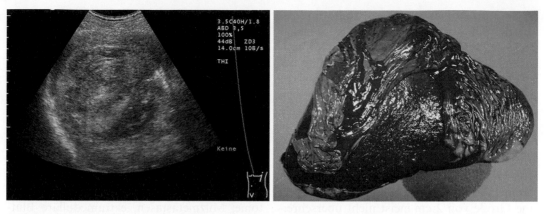

◘ Abb. 4.10 Milzruptur mit ausgedehntem Milzhämatom, links Ultraschallbild, rechts Präparat nach Resektion (mit freundlicher Genhemigung von Dr. Dr. h.c. J. Simanowski, Hannover)

ren. Der Rupturspalt kann isoechogen oder echoarm im Vergleich zum Milzparenchym zur Darstellung kommen. Ausgeprägte Milzrupturen können zur Ausbildung eines subkapsulären Hämatoms führen (◘ Abb. 4.10). Ein indirektes Zeichen für eine Milzruptur ist das Vorliegen von perilienaler freier abdomineller Flüssigkeit. Unter einer zweizeitigen Milzruptur versteht man die Entwicklung einer Hypovolämie nach Stunden oder Tagen nach einem Trauma bei initial intakter Milzkapsel mit sekundärem Einriss bzw. Ausbildung eines Hämatoms. Sonografisch lässt sich die zweizeitige Milzruptur initial nicht sicher nachweisen und ist weiterhin für die Sonografie wie auch die Computertomografie in der Akutdiagnostik ein großes Dilemma.

Die FKDS und der CEUS können zur Detektion der Hämorrhagie und intralienalen Pseudoaneurysmata, welche posttraumatisch auftreten können, hilfreich sein und schließen hier die Lücke zur Computertomografie, die bisher den Goldstandard bei der Diagnostik des Milztraumas darstellt. Akute Hämorrhagien bzw. Pseudoaneurysmata sind an dem echoreichen Kontrastmittelfluss im CEUS detektierbar. Konsekutiv auftretende Milzhämatome sind durch eine fehlende Kontrastmittelaufnahme gekennzeichnet. Die spontane pathologische Milzruptur, z. B. bei einer Splenomegalie, ist eine extrem seltene, allerdings potenziell lebensgefährliche Komplikation. Eine hohe Mortalität innerhalb von 30 Tagen wird beim Auftreten einer spontanen Milzruptur durch eine maligne Tumorin-

filtration der Milz in der Literatur beschrieben.

Die Milzruptur lässt sich sonografisch durch Zuhilfenahme der FKDS oder des CEUS in fünf Schweregrade einteilen:

- Grad 1: Kapselrisse, subkapsuläres nicht expandierendes Hämatom,
- Grad 2: Verletzung von Kapsel und Parenchym ohne Verletzung von Segmentarterien,
- Grad 3: Verletzung von Kapsel, Parenchym und Segmentarterien,
- Grad 4: Verletzung von Kapsel, Parenchym und Segment- oder Hilusgefäßen, Abriss des Gefäßstiels,
- Grad 5: Ausriss des Organs im Milzhilus mit Devaskularisation.

Hämatom

Das frische Milzhämatom erscheint als echoreiche Strukturveränderung, die einerseits subkapsulär und andererseits intraparenchymatös imponieren kann. Ein organisiertes Milzhämatom zeigt ein gemischt echogenes Bild (◘ Abb. 4.11).

4.7.4.2 Milzinfarkt

Milzinfarkte imponieren als subkapsuläre keilförmige echoarme Läsionen (◘ Abb. 4.12). Durch CEUS können infarzierte Milzareale deutlicher abgegrenzt werden. Bei den meisten Milzinfarkten handelt es sich um anämische Infarkte durch emboliebedingten Verschluss der Milzendarterien (z. B. rheumatische Endokarditis). Seltener finden sich Milzinfarkte bei der portalen Hypertension, Tumorinfiltration des Hilus oder auch bei der Splenomegalie. In ca. 12 % treten postinfarzielle Komplikationen mit zunehmender Verflüssigung des Infarktareals und Entwicklung von subkapsulären Hämorrhagien auf. Als Folgen lassen sich dann auch pseudoarteriovenöse Fisteln beobachten.

4.7.4.3 Hämangiom

Das Hämangiom ist der häufigste benigne Tumor der Milz, welcher im Allgemeinen eine Größe von 2 cm meist nicht überschreitet. Bei den seltenen großen subkapsulären Hämangiomen besteht jedoch die Gefahr einer spontanen Kapselruptur. Es werden histologisch zwei Typen des Milzhämangioms beschrieben, welche auch nachhaltig das so-nografische Erscheinungsbild prägen. Das histologisch kavernöse Hämangiom zeigt sonografisch eine meist gemischt echogene bis echoarme Darstellung partiell mit Kalzifikationen oder multiplen zystischen Anteilen auf. Hingegen imponiert das kapilläre Hämangiom als echoreiche, scharf abgrenzbare Läsion (◘ Abb. 4.13 und 4.14). Bei Ultraschalluntersuchungen zufällig festgestellte, nicht eindeutig als Hämangiome identifizierte Milzläsionen können ein großes diagnostisches Problem darstellen. Insbesondere Hamartome, Milzmetastasen, extramedulläre Blutbildung, akute Hämorrhagie und Milzlymphome können als runder echoreicher Tumor imponieren. Zur Diagnosesicherung kann der Einsatz von CEUS hilfreich sein.

▶ **Fallbeispiel**

Ein 64-jähriger Patient mit metastasiertem Blasenkarzinom wurde im Rahmen einer Arzneimittelgesetzstudie (AMG-Studie) als Studienpatient mit einem neuen Checkpoint-Inhibitor behandelt. In der Baseline-Untersuchung zeigten sich ausschließlich Lebermetastasen. Die Fortführung der Studientherapie war laut Studienprotokoll nur möglich, wenn kein progressives intrahepatisches Wachstum der Lebermetastasen nachweisbar ist und keine neu aufgetretene extrahepatische Metastasierung vorliegt. Es zeigte sich im Follow-up-CT jedoch eine scheinbar neu aufgetretene ca. 8–10 mm große hypointense Läsion am oberen Milzpol.

Im nativen Ultraschall konnte der Herdbefund als echoarme Läsion bestätigt werden (◘ Abb. 4.15). Im CEUS zeigten sich

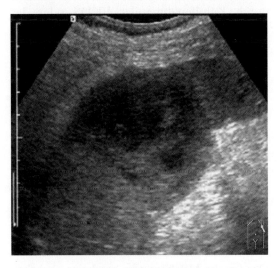

◘ **Abb. 4.11**   Frisches echoarmes Milzhämatom

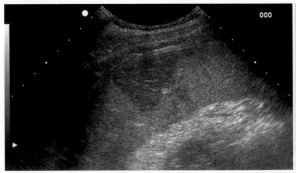 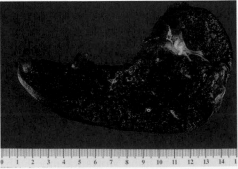

◘ **Abb. 4.12**   Milzinfarkt: echoarmes keilförmiges Infarktareal im Ultraschall (links), Korrelation am Präparat (rechts)

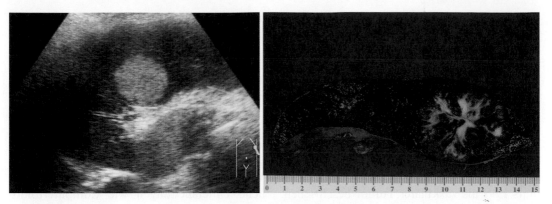

■ Abb. 4.13 Kapilläres Hämangiom der Milz, welches im Ultraschall echoreich imponiert (links), Korrelation am Präparat (rechts)

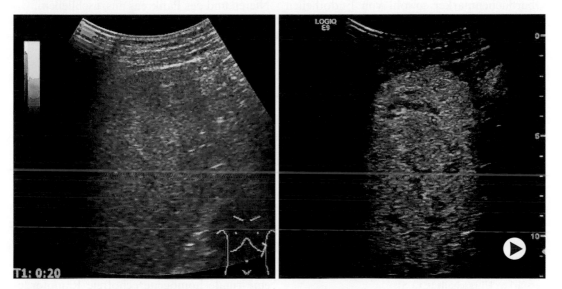

■ Abb. 4.14 Kontrastverstärkter Ultraschall (CEUS) eines echoreichen kapillären Hämangioms der Milz mit früharterieller peripherer Kontrastmittelaufnahme und darauffolgender zentraler Anreicherung („Irisblendenphänomen") (► https://doi.org/10.1007/000-6hd)

die Lebermetastasen größenregredient mit einem Wash-out in der Leberparenchymphase (■ Abb. 4.16). Die Milzläsion zeigte in der früharteriellen und arteriell-kapillären Phase eine Hypervaskularisation (■ Abb. 4.17). In der parenchymatösen Spätphase zeigte sich hingegen eine Isoechogenität zum übrigen Milzparenchym ohne Nachweis eines Wash-out-Phänomens (■ Abb. 4.18). Diffenzialdiagnostisch handelt es sich bei dem Perfusionsmuster um eine benigne Milzläsion. Hier handelt es sich in erster Linie um ein kavernöses Hämangiom. ◄

4.7.4.4 Hamartom

Das Hamartom ist ein sehr seltener benigner Tumor der Milz. Histologisch besteht das Hamartom ausschließlich aus roter Pulpa, kann jedoch auch zytische und nekrotische Anteile sowie kleine Verkalkungen aufweisen. Die meisten beobachteten Hamartome sind kleiner als 3 cm. Sonografisch zeigt sich überwiegend ein solider scharf begrenzter Prozess, welcher gemischt echogen bis echoreich zur Darstellung kommt. Inzidentelle echoarme, hypervaskuläre Tumoren der Milz entsprechen wahrscheinlich benignen Tumoren und hier in erster Linie Hamartomen oder kapillären Hämangiomen. Eine Größenzunahme erfolgt selten. CEUS trägt zur Diagnose der Hypervaskularität bei. Eine Kontrolle durch Sonografie und/ oder eine zweite Bildgebung durch eine kontrastmittelverstärkte MRT ist ratsam (◘ Abb. 4.19).

4.7.4.5 Littoralzellangiom

Das Littoralzellangiom der Milz wurde erstmals 1991 als vaskulärer Tumor beschrieben. Littoralzellen kommen physiologisch in den Gefäßkanälen der roten Pulpa vor und tragen Oberflächenmarker sowohl von Endothelien (z. B. CD31) als auch von Histiozyten (z. B. CD68). Zunächst wurde dieser Tumor

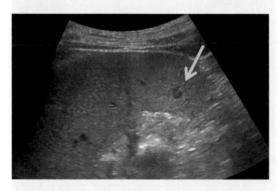

◘ **Abb. 4.15** Unklare echoarme Läsion am oberen Milzpol (gelber Pfeil) bei einem Studienpatienten vor differenzialdiagnostischer Abklärung mittels kontrastverstärken Ultraschalls (CEUS)

als benigne angesehen, bis einige Veröffentlichungen maligne Eigenschaften und Assoziationen zu Malignomen einräumten. Gelegentlich werden Patienten, bei denen eine Anämie, Thrombopenie oder eine Splenomegalie diagnostiziert wurde, zur Sonografie des Abdomens vorgestellt und dann wird ein echodichter Tumor diagnostiziert (◘ Abb. 4.20). Das weitere Vorgehen entspricht dem der übrigen vaskulären Tumoren der Milz (sonografische Verlaufskontrollen), allerdings sollten zusätzliche Untersuchungen wie Computertomografien und Endoskopien folgen, um Tumoren des Gastrointestinaltrakts, der Lungen, Nieren und des Pankreas auszuschließen.

4.7.4.6 Postspezifische Veränderungen

Posttuberkulöse Veränderungen lassen sich als Spätresiduen gelegentlich akzidentiell nachweisen und besitzen im Allgemeinen keinen Krankheitswert. Sie sind sonografisch charakterisiert durch multiple bis miliare echoreiche Läsionen („Sternenhimmelmilz") (◘ Abb. 4.21). Wegen der charakteristischen Erscheinung im nativen Ultraschall findet CEUS hier keine Anwendung.

4.7.4.7 Zysten

Im abdominellen oder laparoskopischen Ultraschall stellt sich die typische Milzzyste als eine runde homogene echofreie Raumforde-

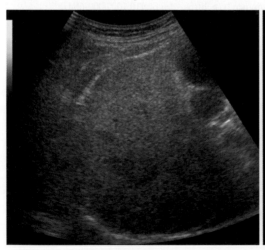
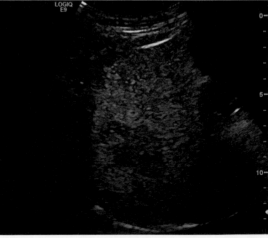

◘ **Abb. 4.16** Kontrastverstärkter Ultraschall (CEUS) der bekannten echoarmen Lebermetastasen im rechten Leberlappen des Studienpatienten

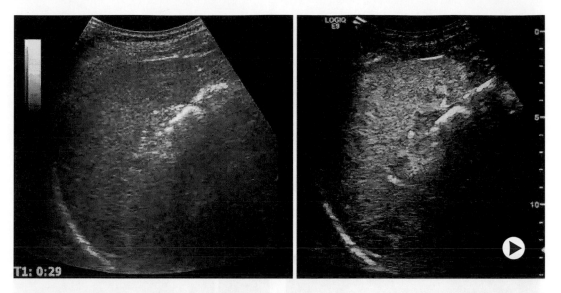

Abb. 4.17 Nachweis einer früharteriellen Hypervaskularisation mittels kontrastverstärken Ultraschalls (CEUS) (▶ https://doi.org/10.1007/000-6hb)

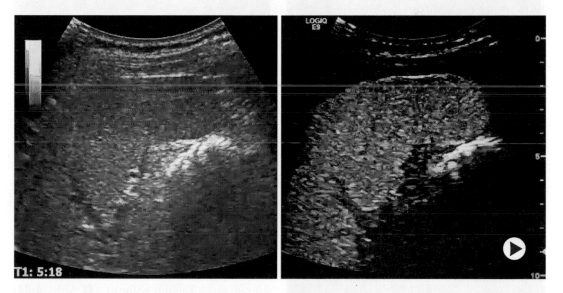

Abb. 4.18 In der parenchyamatösen Phase zeigt sich eine Isoechogenität mit dem Milzparenchym. Die Läsion ist jetzt maskiert. Damit Diagnosesicherung eines kapillären Hämangioms (▶ https://doi.org/10.1007/000-6hf)

rung mit deutlicher Schallverstärkung und einer zarten, schmalen Wand dar (◻ Abb. 4.22). Manchmal treten dünne Septierungen, unregelmäßige Zystenwände und gemischte echogene Strukturen – ausgelöst durch Debris, hämorrhagische Flüssigkeit oder parasitäre Einschlüsse – auf. Ebenso können peripher helle echogene Areale mit distaler Verschattung in Erscheinung treten, die auf Verkal-

kungen der Zystenwand beruhen. Einen ersten Hinweis auf die Art der Zysten liefert die Aussage, ob diese uni- (meist nicht parasitär) oder multilokulär (meist parasitär) vorkommen.

In Abhängigkeit vom Vorhandensein einer Epithelschicht unterscheidet man primäre und sekundäre Zysten. Letztere (ohne Epithelschicht) entstehen meist posttraumatisch,

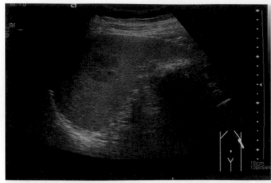
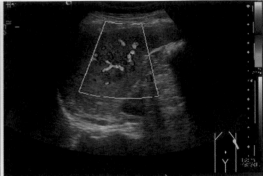

▣ Abb. 4.19 Hamartom, welches echoarm relativ scharf begrenzt imponiert, in Farbdopplersonografie zeigt sich eine Hypervaskularisation

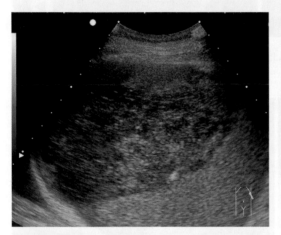

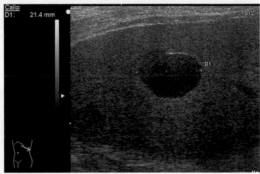

▣ Abb. 4.22 Solitäre echofreie scharf abgrenzbare Milzzyste mit einer dorsalen Schallverstärkung

▣ Abb. 4.20 Seltene Entität eines bioptisch gesicherten Littoralzellangioms

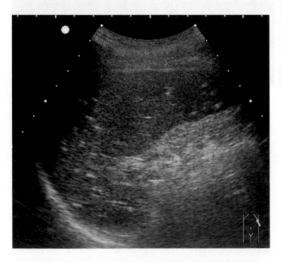

▣ Abb. 4.21 Postspezifische Veränderungen imponieren als multiple echoarme Verkalkungen („Sternenhimmelmilz")

auf dem Boden eines Milzinfarktes oder durch Infektionen (infektiöse Mononukleose, Tuberkulose oder Malaria). Diese Pseudozysten enthalten oft Flüssigkeit mit nekrotischem Debris.

Primäre Zysten unterteilt man in parasitäre (hervorgerufen z. B. durch Echinococcus granulosus, Taenia solium) (▣ Abb. 4.23) und nicht parasitäre, letztere wiederum in kongenitale (Epidermoid-, Dermoid- und einfache) und neoplastische Zysten. Für eine differenzialdiagnositische Abgrenzung zwischen primären und neoplastischen Zysten kann CEUS hilfreich sein und ist dann meistens einer CT- oder MRT-Diagnostik überlegen.

Insgesamt werden Zysten in der Milz eher selten beobachtet. Primäre nicht parasitäre kongenitale Zysten werden vorrangig bei Kindern und jungen Erwachsenen beschrieben.

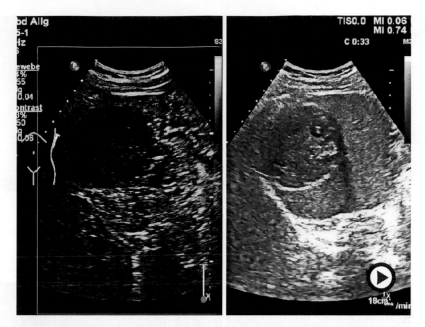

◘ Abb. 4.23 Kontrastverstärkter Ultraschall (CEUS): Echinococcus-granulosus-Zyste der Milz mit einer großen, scharf abgegrenzten Zyste mit Binnenstruktur ohne Nachweis von Septierungen. Es zeigt sich innerhalb der Zyste ein echoarmer Zelldetritus. CEUS demarkiert die Zyste ohne Kontrastmittelanreicherung (► https://doi.org/10.1007/000-6hg)

4.7.5 Maligne Milzläsionen

Lymphome sind in der Milz häufiger als Metastasen zu finden.

4.7.5.1 Lymphome der Milz

Primäre Lymphome der Milz sind mit 1 % aller Lymphome eine seltene Entität (◘ Abb. 4.24). Histologisch infiltriert der Tumor meist von der weißen Pulpa aus, kann jedoch auch in die rote übergehen. Viel häufiger ist eine sekundäre Milzbeteiligung bei verschiedenen Lymphomen zu beobachten. Histopathologisch unterscheiden sich diese Lymphome in der Milz deutlich voneinander; so infiltrieren die malignen Zellen der Haarzellleukämie vor allem die rote Pulpa bei gleichzeitiger Atrophie der weißen, während bei follikulären Lymphomen und bei der chronischen lymphatischen Leukämie eher die weiße Pulpa betroffen ist. Sonografisch lassen sich vier Befallsmuster differenzieren:
1. diffuser Befall,
2. kleinnoduläres Muster (◘ Abb. 4.25),
3. großnoduläres Muster (◘ Abb. 4.26),
4. Bulky-Läsionen.

In vielen Fällen lässt das Befallsmuster Rückschlüsse auf den Lymphom-Typ zu. Eine diffuse oder kleinnoduläre Infiltration spricht eher für ein indolentes Lymphom, während ein großnodulärer oder Bulky-Befall für aggressive Lymphome typisch ist. Das splenische Lymphom mit villösen Lymphozyten (SLVL) bildet mit 2 % aller indolenten Lymphome zwar einen nur kleinen Anteil der Non-Hodgkin-Lymphome (NHL), allerdings spielt hier die Sonografie eine besondere Rolle. Wenn hier die Diagnose durch eine Immunphänotypisierung nicht eindeutig ist, kann eine Milzbiopsie zur Diagnose führen. Hodgkin-Lymphome stellen sich sehr unterschiedlich in bildgebenden Verfahren dar. Im Allgemeinen erscheinen Lymphome im Ultraschall echoarm; allerdings können selten auch echoreiche Infiltrationen histologisch als Lymphome diagnostiziert werden.

Die sonografische Diagnose einer Milzinfiltration ist bei den Staging-Untersuchungen beim Morbus Hodgkin von großer Bedeutung. Im CEUS zeigt sich in der arteriellen Phase eine Verstärkung der Durchblutung der

4

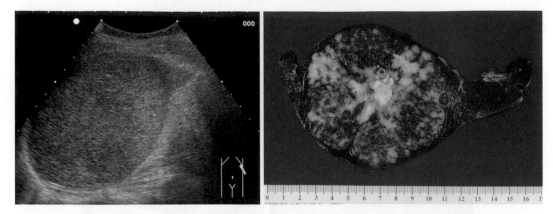

■ **Abb. 4.24**   Seltenes primäres Lymphom der Milz, welches im Ultraschall als homogene isoechogene bis echoreiche, scharf abgrenzbare Läsion imponiert (links), Korrelat am Präparat (rechts)

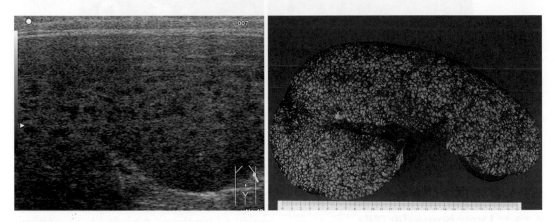

■ **Abb. 4.25**   Ultraschall des kleinnodulären Befallmusters der Milz beim Non-Hodgkin-Lymphom (links), Korrelation am Präparat (rechts).

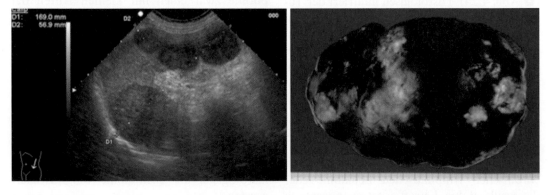

■ **Abb. 4.26**   Ultraschall des grobnudulären Befallmusters der Milz beim Non-Hodgkin-Lymphom (links), Korrelation am Präparat (rechts)

fokalen Läsionen beim Hodgkin-Lymphom, welche sich in der parenchymatösen Phase fortsetzt. Die Wertigkeit des CEUS zur Differenzialdiagnose des Hodgkin-Lymphoms wird unterschiedlich diskutiert und hat beim Lymphombefall der Milz nur eine äußerst begrenzte klinische Bedeutung.

4.7.5.2 Metastasen solider Tumore

Metastatische Tumoren in der Milz sind generell selten. Insgesamt haben Patienten mit Milzmetastasen eine schlechte Prognose. Sonografisch stellen sich Milzmetastasen meist als echoarme Raumforderungen dar. Gelegentlich finden sich wie z. B. beim Kolonkarzinom auch echodichte und inhomogene Prozesse mit nekrotischem (echofreiem) Zentrum (◘ Abb. 4.27) oder mit Halo-Zeichen („target like"). Kalzifizierungen sieht man selten, es sei denn der Primärtumor ist muzinösen Ursprungs.

Zu bemerken ist das häufige Auftreten von Melanommetastasen. Die Umwandlung der tumorösen in zystische Metastasen lässt sich durch die interne Nekrotisierung bei schnell wachsenden Läsionen (z. B. malignes Mela-

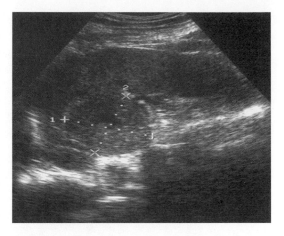

◘ **Abb. 4.27** Milzmetastase bei einem Kolonkarzinom mit einem zentral echoarmen Nekroseareal

nom), nach Tumortherapie oder die prinzipiell muzinöse Natur des Primärtumors (z. B. Ovarialkarzinom) erklären. Die Läsionen sind entweder asymptomatisch oder bereiten aufgrund ihrer Größe Schmerzen. Da Milzmetastasen meistens für ein fortgeschrittenes Tumorstadium sprechen, ist die zusätzliche Anwendung von CEUS ohne wesentlichen diagnostischen Zugewinn.

Kontrastverstärkter Ultraschall des Urogenitaltrakts

Thomas Fischer und Markus Lerchbaumer

Inhaltsverzeichnis

5.1   **Niere – 93**
5.1.1   Hintergrund – 93
5.1.2   Untersuchungstechnik – 93
5.1.3   Ischämie und Niereninfarkt – 93
5.1.4   Entzündung – 93
5.1.5   Nierenzysten – 94
5.1.6   Kategorie I: Simple, benigne Zysten – 96
5.1.7   Fokale Nierenläsionen und Pseudotumoren – 101
5.1.8   Nierenzellkarzinom und solide Nierentumoren
        (◘   Abb. 5.13, 5.14 und 5.15) – 102
5.1.9   Cavazapfen und Tumorinvasion – 104

5.2   **Nierentransplantat – 105**
5.2.1   Hintergrund – 105
5.2.2   Untersuchungsablauf – 105
5.2.3   Spezielle Gefäßpathologien des Transplantats – 106
5.2.4   Raumforderung, Entzündung – 107

5.3   **Harnblase – 108**
5.3.1   Hintergrund – 108
5.3.2   Untersuchungstechnik – 108
5.3.3   Charakterisierung intramuraler Läsionen – 109
5.3.4   Limitationen – 109

Ergänzende Information Die elektronische Version dieses Kapitels enthält Zusatzmaterial, auf das über folgenden Link zugegriffen werden kann https://doi.org/10.1007/978-3-662-61686-4_5. Die Videos lassen sich durch Anklicken des DOI Links in der Legende einer entsprechenden Abbildung abspielen, oder indem Sie diesen Link mit der SN More Media App scannen.

5.4   Prostata – 110

5.4.1   Hintergrund – 110

5.4.2   Untersuchungstechnik TRUS – 111

5.4.3   Untersuchungstechnik
              (MRT/TRUS-Fusionsbiopsie) – 111

5.4.4   Prostatitis und postentzündliche Veränderungen – 111

5.4.5   Prostatakarzinom (.   Abb. 5.22) – 112

5.4.6   Postinterventionelle Kontrolle – 113

5.4.7   Limitationen – 113

5.5   Hoden – 113

5.5.1   Hintergrund – 113

5.5.2   Untersuchungstechnik – 114

5.5.3   Trauma – 114

5.5.4   Ischämie und Infarkt – 114

5.5.5   Entzündliche Veränderungen – 117

5.5.6   Zystische Hodenläsionen – 117

5.5.7   Charakterisierung solider Hodenläsionen – 119

5.1 Niere

5.1.1 Hintergrund

Die Sonografie wird bevorzugt als die erste bildgebende Modalität der Nieren eingesetzt, um Nierengröße, Konkremente oder obstruktive Passagehindernisse im proximalen (einsehbaren) ableitenden Harnsystem zu lokalisieren. Fokale Läsionen können nativsonografisch detektiert werden, eine Unterscheidung zwischen malignen und benignen Läsionen ist jedoch nicht möglich. Die farbkodierte Duplexsonografie (FKDS) lässt eine erste Beurteilung des arteriellen und venösen Blutflusses zu, hat jedoch eine eingeschränkte Sensitivität in der Beurteilung langsamer Flüsse und ist vom Schallwinkel abhängig.

5.1.2 Untersuchungstechnik

Je nach Hersteller des Schallkopfs liegt der Frequenzbereich des verwendeten Multifrequenzschallkopfs zwischen 1 und 9 MHz, wobei Linearschallköpfe mit höherer Frequenz zur Charakterisierung oberflächlicher Läsionen verwendet werden können. Nach Applikation von 1,0–1,6 ml Ultraschallkontrastmittel (US-KM) + 5–10 ml NaCl als Bolusinjektion (je nach verwendetem US-System) zeigen die Nieren ein rasches, kreislaufabhängiges Kontrastmittelenhancement nach ca. 13–20 s. Die KM-Gabe erlaubt eine Beurteilung der Makro- und Mikrozirkulation. Die arteriellen Hilusgefäße kontrastieren zuerst, rasch gefolgt von den Segment- und den Interlobulararterien, schließlich setzt ein schnelles Enhancement des gesamten Nierenkortex ein. Die Markpyramiden zeigen eine verzögerte, von peripher nach zentral beginnende Kontrastmittelaufnahme bis hin zur kompletten Füllung der Medulla. Die Füllung beginnt ca. 10 s nach der Kontrastierung der Interlobararterien. Durch die pulmonale Eliminierung der Mikrobläschen zeigt das ableitende Harnsystem keine Kontrastmittelaufnahme. Im kontrastverstärkten Ultraschall (CEUS) lassen sich zwei Kontrastmittelphasen abgrenzen: Die kortikale Phase mit Enhancement der zentralen Gefäße und des Nierenkortex umfasst 15–30 s, gefolgt von der Parenchymphase mit zunehmender Füllung der Markpyramiden über einen Zeitraum von 25 s bis 4 min nach KM-Applikation. Unter der Nutzung der Analyse von Zeit-Intensitäts-Kurven erreicht die gesamte Niere bereits nach 20 s einen Pcak, gefolgt von einem Wash-out. US-Kontrastmittel zeigen eine verbesserte Darstellung der gesamten Perfusion im Vergleich zur FKDS, wobei Patienten mit chronischer Nierenerkrankung ein global reduziertes KM-Enhancement und schnelleres Wash-out aufweisen.

5.1.3 Ischämie und Niereninfarkt

Die dynamische KM-Sonografie erlaubt eine exzellente Darstellung der Perfusion auf Mikrozirkulationsebene vergleichbar zur CT und genauer als die FKDS. Niereninfarkte sind typischerweise als keilförmige Areale mit fehlender Kontrastierung innerhalb der regulär kontrastierten Niere, korrespondierend zu einem hypodensen Areal in der B-Bild-Sonografie, zu beschreiben (◻ Abb. 5.1). Durch eine hohe Ortsauflösung erlaubt CEUS eine Differenzierung von segmentalen Infarktarealen (◻ Video 5.1) zur akuten oder chronischen Nierenrindennekrose (Kortexnekrose, ◻ Video 5.2), welche sich durch fehlendes KM-Enhancement der Organperipherie bei bestehender KM-Aufnahme der zentralen Hilusgefäße darstellt. Die partielle Kortexnekrose kann an einzelnen Stellen stärker ausgeprägt sein (◻ Video 5.3). Charakteristisch ist das bandförmige Muster, welches ausschließlich den subkapsulären Kortex betrifft (◻ Abb. 5.2 und 5.3) Durch Zeit-Intensitäts-Kurven lässt sich ein nicht oder nur reduziert perfundiertes Areal mittels reduzierter Peak-Intensität zusätzlich quantifizieren. In der Kombination von CEUS und Microflow Imaging sind das Enhancement und die renale Gefäßdarstellung gleichzeitig möglich (Video 2b).

5.1.4 Entzündung

Die Diagnose der akuten Pyelonephritis basiert auf der klinischen Untersuchung und korrespondierender Laborkonstellation. In der

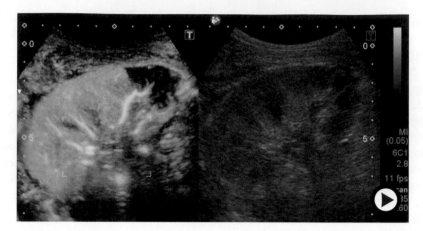

⬛ Abb. 5.1 Nierentransplantat in der rechten Fossa iliaca mit segmentalem Niereninfarkt, dargestellt durch fehlende Perfusion bzw. Kontrastmittelaussparung am Unterpol. Im B-Bild zeigt sich dieses Areal gering echoarm im Vergleich zum übrigen Nierenkortex. ⬛ Video 5.1 Nierentransplantat im rechten Unterbauch. Nach Kontrastmittelapplikation (1,6 ml Sonovue®) zeigt sich eine zur Kapsel keilförmig auslaufende Kontrastmittelaussparung am Unterpol, welche sich im korrespondierenden B-Bild nur gering echoarm zum regulären Nierenparenchym darstellt (► https://doi.org/10.1007/000-6jg)

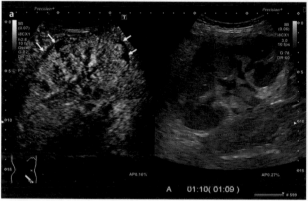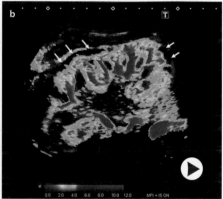

⬛ Abb. 5.2 a Fehlende Kontrastmittelaufnahme der peripheren Nierenrinde als Zeichen einer partiellen Nierenrindennekrose (Pfeile). ⬛ Video 5.2 Nach Kontrastmittelapplikation und global gering verzögerter Anflutung bleibt ein schmaler Randsaum schallkopfnah und am Unterpol ausgespart: Bild einer partiellen Kortexnekrose. Zusätzlich Nachweis einer Bosniak-II-Zyste mit schmalem, kontastmittelaufnehmenden Septum hilusnah (► https://doi.org/10.1007/000-6hj)

nativen Sonografie kann ein Konkrement der proximalen ableitenden Harnwege und daraus folgender Harnstau sicher ausgeschlossen werden. Sollte über einen Zeitraum von 72 h nach Therapieeinleitung weiterhin Fieber bestehen, zeigt die komplizierte Pyelonephritis runde oder keilförmige Areale mit reduziertem Enhancement, vorrangig in der Parenchymphase zu detektieren (⬛ Abb. 5.4). Ein Abszess manifestiert sich als Areal mit fehlender Kontrastierung mit möglichem septalen oder peripheren Enhancement („peripheral rim en-

hancement", ⬛ Video 5.4). CEUS kann insbesondere zum bildgebenden Monitoring des Therapieverlaufes mit Auflösen des Abszesses angewandt werden, auch wenn sich eine klinische Besserung zeigt.

5.1.5 Nierenzysten

Nierenzysten stellen einen der häufigsten abdominellen Befunde dar und werden oft als Zufallsbefund in der abdominellen Bild-

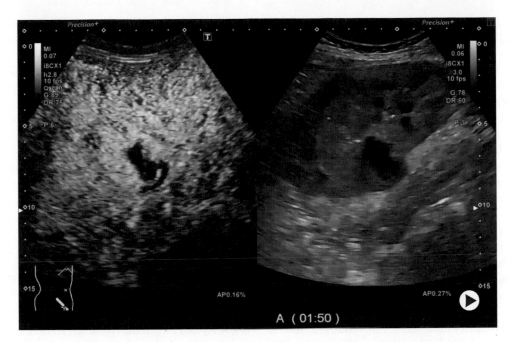

■ **Abb. 5.3 b** Die farbkodierte Arrival-Time-Bildgebung visualisiert diese Kontrastmittelaussparungen der peripheren Nierenrinde (Pfeile) bei zeitgerechter Anflutung der Interlobararterien (rot) und der übrigen Nierenrinde (rot-grün). ■ Video 5.3 Gleicher Patient wie in Video 2a. In der Spätphase nach ca. 90 s lässt sich bei homogener Perfusion der übrigen Niere die partielle Kortexnekrose besser abgrenzen und bleibt auch in der Spätphase ohne Kontrastmittelaufnahme (▶ https://doi.org/10.1007/000-6hk)

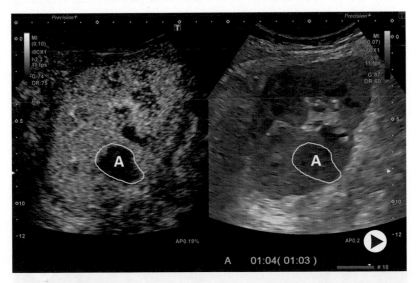

■ **Abb. 5.4** Patient mit Pyelonephritis und Nierentransplantat in der rechten Fossa iliaca. Nach ca. 60 s bleibt das Abszessareal (A) ohne zentrale Kontrastmittelaufnahme. Im korrespondierenden B-Bild zeigt sich kein eindeutiger liquider Anteil, jedoch ein echoarmes, ödematisiertes Areal an gleicher Stelle. Das Abszessareal (A) wird erst nach Kontrastmittelapplikation deutlich sichtbar. ■ Video 5.4 Nierentransplantat in der rechten Fossa iliaca. Nach Kontrastmittelapplikation (1,6 ml Sonovue®) stellt sich die Niere mit zeitgerechter Anflutung von Kortex und Zufluten der Markpyramiden dar. Das Abszessareal, welches sich im B-Bild als echoarmes ödematisiertes Areal am Oberpol darstellt, bleibt im kontrastverstärkten Ultraschall (CEUS) ohne Kontrastmittelaufnahme und bis in die Spätphase als ausgespartes Areal (Beschriftung siehe ■ Abb. 5.4) (▶ https://doi.org/10.1007/000-6hm)

5

gebung entdeckt. Die 1986 für die CT eingeführte Bosniak-Klassifikation stellt heutzutage den Goldstandard zur Charakterisierung von zystischen Nierenläsionen dar und nimmt einen relevanten Stellenwert in der weiteren Therapieplanung bzw. Verlaufskontrolle ein. CEUS ist der CT durch eine hohe Ortsauflösung in der Detektion von Septen, Septenverdickung und Wandverdickung sowie in der Darstellung der Vaskularisation durch die Detektion einzelner weniger Mikrobläschen überlegen. Studien konnten zeigen, dass die von Bosniak definierten Kriterien zur Klassifikation von Nierenzysten auch auf CEUS übertragbar sind, jedoch die sensitive Darstellung der Mikrobläschen das septale KM-Enhancement besser abbilden kann als die CT, sodass somit möglicherweise die Einstufung in eine höhere Bosniak-Klasse erfolgt.

Nierenzysten sind nativsonografisch in der Regel rund oder ovalär geformt, mit glatter Begrenzung und echofreiem Inhalt. Als weiteres Charakteristikum zeigt sich ein verstärktes Eintritts- sowie Austrittsecho. Anhand ihrer Lokalisation unterscheidet man zwischen subkapsulären (perirenalen) Zys-

ten, kortikalen Zysten und parapelvinen Zysten, welche räumlich eng zum Nierenbeckenkelchsystem lokalisiert sind und von ungeübten Untersuchern mit einer Harnabflussstörung verwechselt werden können. Zur Differenzierung dient der fehlende Anschluss der Zyste an das Pyelon, was in Einzelfällen besonders gut mit der CEUS-Methode zu erfassen ist.

Bosniak unterscheidet fünf verschiedene Kategorien von Nierenzysten, aufsteigend nach ihrem Grad der Komplexität, welche für den CEUS adaptiert beschrieben wurden (Rübenthaler et al. 2016):

5.1.6 Kategorie I: Simple, benigne Zysten

Diese Zysten zeigen die typischen Kriterien von simplen Zysten überall im Körper: flüssigkeitsgefüllt, echofrei, hauchdünne Wand, scharf abgrenzbar zur Umgebung und keinerlei Wandverkalkungen. Im CEUS zeigen sich keine KM-aufnehmenden Septen oder solide Weichteilanteile (◨ Abb. 5.5). Zysten der Kategorie I

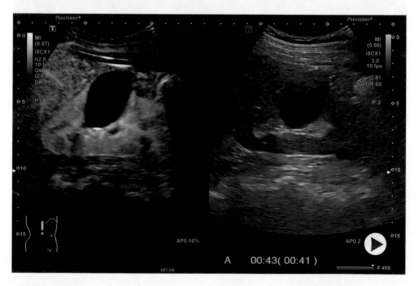

◨ **Abb. 5.5** Ovale Nierenzyste im mittleren Parenchymdrittel der rechten Niere ohne Septen, Verkalkungen oder fokal-noduläre Wandverdickungen. Im kontrastverstärkten Ultraschall (CEUS) zeigt sich kein intraluminales Kontrastmittelenhancement. ◨ Video 5.5 Echofreie Nierenzyste der rechten Niere (Organmitte). Nach Kontrastmittelgabe (1,6 ml Sonovue®) ist die Anflutung gering verzögert (22 s, kardial bedingt), die Niere bleibt ohne relevante Kontrastmittelaufnahme. Es lassen sich keine kontrastmittelaufnehmenden Septen, Wandverdickungen oder fokale Verkalkungen abgrenzen. Eine kontrastmittelsonografische Verlaufskontrolle ist nicht notwendig (▶ https://doi.org/10.1007/000-6hn)

nehmen kein Kontrastmittel auf und sind als Zufallsbefund keine Indikation zur Durchführung einer KM-Sonografie (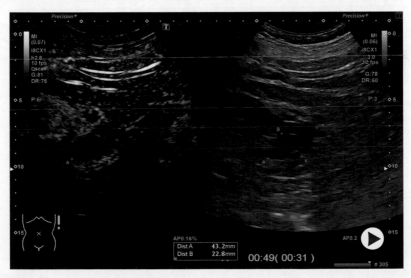 Video 5.5). Große Zysten können durch raumfordernden Effekt Schmerzen oder eine kompressionsbedingte Abflussstörung der ableitenden Harnwege bewirken.

5.1.6.1 Indikation zur KM-Sonografie von Zysten der Kategorie I

Abgesehen von der Beurteilung von Malignitätskriterien kann CEUS in der Differenzierung einer traumatisch bedingten Zystenruptur oder aktiven Blutung in Traumapatienten ergänzend durchgeführt werden. CEUS kann auch bei seltenem Auftreten von infizierten Zysten eingesetzt werden, die interventionelle Therapien erfordern, wenn der echogene entzündliche Inhalt es schwierig macht, die Läsion klar zu identifizieren, insbesondere bei Patienten mit autosomal-dominanter polyzystischer Nierenerkrankung.

5.1.6.2 Kategorie II: Minimal komplizierte Nierenzysten (Abb. 5.6)

1. Im Unterschied zur Kategorie I können diese Zysten feine Septierungen mit einer Dicke unter 1 mm oder Wandirregularitäten aufweisen (Video 5.6). Zusätzlich können diese Septen und/oder die Zystenwand kleinste Kalzifikationen aufweisen.
2. Echohomogene Zysten unter 3 cm, die eine Kontrastmittelaufnahme zeigen, werden ebenfalls in diese Kategorie aufgenommen. Im CEUS kann sich ein geringes, septales KM-Enhancement mit Darstellung einzelner Bläschen darstellen.

5.1.6.3 Kategorie II F: Vorrangig benigne, jedoch Verlaufskontrolle empfohlen (Abb. 5.7, 5.8 und 5.9)

Zysten dieser Kategorie können weder eindeutig der Kategorie II noch der Kategorie III zugeordnet werden und verlangen Verlaufs-

◘ Abb. 5.6 Irregulär konfigurierte Nierenzyste (markiert durch Messung) am linken Unterpol mit feinem Septum (< 1 mm) und geringem septalen Enhancement, jedoch ohne Nachweis nodulärer Verdickung, Wandverdickung oder multipler Septierungen. ◘ Video 5.6 Irregulär konfigurierte Nierenzyste am linken Unterpol.

Nach Kontrastmittelapplikation (1,6 ml Sonovue®) und zeitgerechter Anflutung der Eigenniere stellt sich ein singuläres, kontrastmittelaufnehmendes Septum ohne Nachweis nodulärer Verdickungen dar. Kein Nachweis multipler Septierungen. Nach CEUS-Kritieren als Bosniak II zu bewerten (► https://doi.org/10.1007/000-6hp)

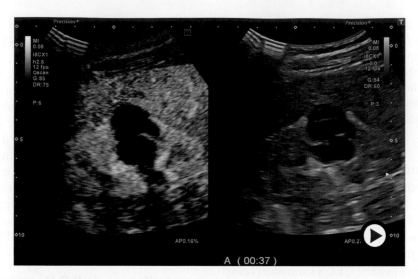

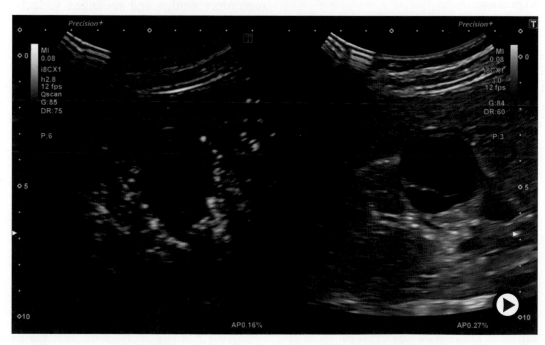

Abb. 5.8 ■ Video 5.8 Irregulär konfigurierte Nierenzyste im mittleren Organdrittel der rechten Niere mit mehreren, teils grenzwertig verdickten Septen (1 mm) ohne darstellbare Vaskularisation im Microflow-Imaging-Doppler (SMI) (► https://doi.org/10.1007/000-6hr)

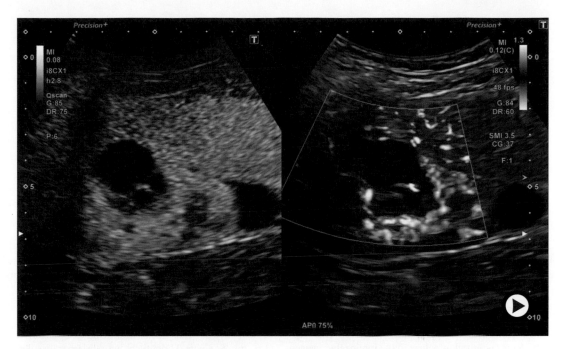

■ **Abb. 5.9** ■ Video 5.9 Kombinierte Aufnahme von kontrastverstärktem Ultraschall (CEUS) und Microflow Imaging zur genaueren Beurteilung der Septen. Die Mikrobläschen verstärken das Signal des hochsensitiven Dopplerverfahrens und erlauben eine verbesserte Darstellung der septalen Vaskularisation im B-Bild korrespondierend zur CEUS-Aufnahme (► https://doi.org/10.1007/000-6hs)

kontrollen im Intervall von 6 Monaten („F" steht für Follow-up). Während Dopplerverfahren oder Microflow Imaging die septale Vaskularisation nicht immer darstellen können (■ Video 5.7), ist das septale Enhancement im CEUS deutlich sensitiver (Abb. und ■ Video 5.8).

1. Zysten zeigen multiple, hauchdünne Septierungen oder gering verdickte Septen, kurzstreckige, nicht kontrastierte Wandverdickungen oder eine diskrete, kontinuierliche Kontrastmittelaufnahme der Septen (Abb. und ■ Video 5.9).
2. Zysten der Kategorie II mit septalen oder wandständigen Kalzifikationen, welche die Beurteilung von Zystenwand, Septen oder Zysteninhalt erschweren.
3. Vollständig intrarenal lokalisierte Nierenzysten mit Kriterien der Kategorie II, in welchen nicht klar zwischen kontrastierten und nicht kontrastierten Wandanteilen unterschieden werden kann.

5.1.6.4 Kategorie III: Zysten unklarer Dignität (■ Abb. 5.10)

Es handelt sich um Nierenzysten mit homogener oder auch irregulärer Wand- und/oder Septenverdickung, fokalen Verkalkungen und/oder multiplen kontrastmittelaufnehmenden und fokal verdickten Septierungen (■ Video 5.10). Eine operative Abklärung bleibt hier immer unumgänglich. In 50 % der Fälle sind solche Läsionen malignen Ursprungs (Smith et al. 2012).

5.1.6.5 Kategorie IV: Hochwahrscheinlich maligne zystische Läsionen (■ Abb. 5.11)

Läsionen dieser Kategorie sind zu einem sehr hohen Prozentsatz maligne. In ihren Eigenschaften ähneln sie Läsionen der Kategorie III, zusätzlich zeigen sie jedoch kontrastmittelaufnehmende irreguläre und/oder noduläre Weichteilkomponenten bzw. eindeutig solide Anteile

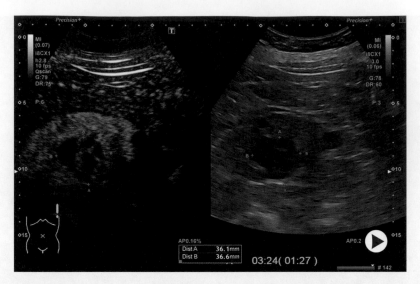

■ **Abb. 5.10** Zentrale Nierenzyste (36 mm) der linken Niere mit multiplen, deutlich verdickten Septen (> 1 mm) und septaler Kontrastmittelaufnahme. Nach Kontrastmittelapplikation stellt sich eine septale Kontrastmittelaufnahme dar, vereinzelnd zeigen sich septale Verdickungen (> 3 mm) und geringe Anteile soliden Weichteilgewebes. ■ Video 5.10 Zentrale Nierenzyste (■ vgl. Abb. 5.10) links mit kräftig kontrastmittelaufnehmenden und partiell verdickten Septen, welche erst nach Kontrastmittelapplikation (1,6 ml Sonovue®) deutlich visualisierbar werden (► https://doi.org/10.1007/000-6ht)

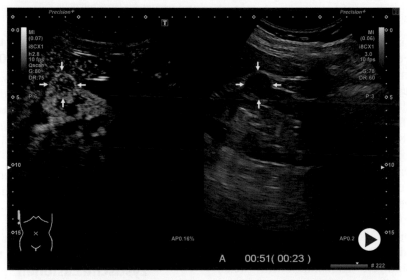

■ **Abb. 5.11** Zystisch imponierende Läsion mit vergleichbarer Echogenität zum Nierenkortex am Übergang Oberpol zu Organmitte der linken Niere. Nach Kontrastmittelgabe zeigt sich ein kräftiges randständiges und geringer zentrales Kontrastmittelenhancement mit inhomogener Anflutung als Zeichen eines irregulären Gefäßmusters. Histologisch ergab sich ein klarzelliges Nierenzellkarzinom. ■ Video 5.11 Nach Kontrastmittelgabe (1,6 ml Sonovue®) zeigt sich ein kräftiges randständiges Kontrastmittelenhancement mit im Verlauf auch zentraler, insgesamt inhomogener Kontrastmittelaufnahme der gesamten Läsion als Zeichen einer starken Durchblutung. In der Spätphase kam es zu einem progredienten Wash-out im Vergleich zum regulären Nierengewebe (► https://doi.org/10.1007/000-6hv)

(■ Video 5.11). Auch bei diesen Läsionen ist eine operative Abklärung immer unumgänglich. Diagnostische Feinnadelbiopsien sind aufgrund einer möglichen metastatischen Tumoraussaat durch den Einstichkanal in der Regel kontraindiziert. Besonders zu beachten ist das medulläre Nierenzellkarzinom, welches sich homogen echoarm (fast zystisch) darstellen kann und auch in der CT eine nur sehr geringe KM-Aufnahme zeigt. Dieser Befund ist gut im CEUS von einer Nierenzyste abgrenzbar, er zeigt ein homogenes Hypoenhancement und ein Wash-out.

Praxistipp

Spezielle Punkte der Bosniak-Klassifikation in der (kontrastmittelverstärkten) Sonografie:
1. Kalzifikationen werden als echoreiche Areale mit dorsaler Schallauslöschung definiert. In der CEUS-Bosniak-Klassifikation werden diese Anteile zumeist als Kategorie II F mit verdickten oder nodulären Wand-/Septenanteilen bewertet. Kalzifikationen sind kein sicheres Zeichen für Malignität, daher sollten diese nicht als klares Zeichen zur Zystenbewertung herangezogen werden, vorausgesetzt die Beurteilung der Zyste wird dadurch nicht beeinträchtigt.
2. Es gibt keine klare Definition eines Grenzwertes von verdickten Septen. Werden Septen unter einer Dicke von 1 mm in einem Großteil der Studien als (hauch-) dünne Septen bezeichnet, geben andere Autoren einen Schwellenwert von 2 mm an (Quaia, Bertolotto et al. 2008). Die Beurteilung der Septendicke ist somit einer subjektiven Einschätzung vorbehalten, welche auch vom verwendeten Ultraschallsystem abhängig ist.
3. Die Unterscheidung zwischen wenigen und multiplen Septierungen ist bis dato nicht festgelegt, wenn auch ein Schwellenwert von drei Septierungen bei manchen Autoren als Unterscheidungskriterium verwendet wird.

4. Die Zystengröße sollte nicht zur Kategorisierung verwendet werden. Wenn auch in der CT-Bosniak-Klassifikation echoreiche, intrarenale Zysten < 3 cm als Bosniak II und > 3 cm als Bosniak II F bewertet werden, sollte sich die Notwendigkeit einer Verlaufskontrolle (somit Kategorie II F) auf die Abgrenzbarkeit von kontrastierten und nicht kontrastierten Wandanteilen stützen. Da diese auch bei Zysten < 3 cm schwierig sein kann, sollte sich die Einteilung nicht ausschließlich auf die Zystengröße beschränken.

❯ **Merksatz**
Kontrastmittelsonografisch zeigt sich eine wesentlich sensitivere Darstellung der septalen Kontrastierung als in der CT oder MRT (gering in Bosniak II, vermehrt in Bosniak II F, deutlich mit verdickten septalen Anteilen in Bosniak III). Dadurch sollte die CEUS-Bosniak-Klassifikation nicht der CT-Klassifikation 1:1 gleichgesetzt werden.

5.1.7 Fokale Nierenläsionen und Pseudotumoren

CEUS wird zur Detektion und Abgrenzung von fokalen Läsionen und sog. Pseudotumoren verwendet, welche nativsonografisch oder in der FKDS nicht sicher verifiziert werden können. Darunter versteht man Gewebeveränderungen (z. B. prominente Columnae Bertini oder fetale Lappung), die einzelne Eigenschaften eines Tumors bzw. einer Raumforderung imitieren, aber lediglich ein prominentes reguläres Nierenparenchym mit normaler Gefäßstruktur darstellen. Diese Pseudotumoren haben die gleichen KM-Charakteristika wie das umgebende Nierenparenchym und grenzen sich nach KM-Applikation in keiner der Phasen klar ab (■ Video 5.12). Neoplasien haben im Gegensatz dazu eine unterschiedliche KM-Dynamik im Vergleich zum umliegenden Parenchym, entweder durch frühe arterielle Kontrastierung (wenige Sekunden vor dem Nierenparenchym) oder ein demarkiertes, rasches Wash-out in der Parenchymphase. Insgesamt zeigen Nierentumoren jedoch kein spezifisches KM-Muster, wodurch auch ein Nierentumor isoechogenes Kontrastmittelverhalten wie das umgebende Parenchym aufweisen kann. Ein komplett normales Gefäßmuster im Bereich der Parenchymbrücke oder des Parenchymbuckels (◘ Abb. 5.12) ist jedoch ein wichtiges Unterscheidungsmerkmal zu Neoplasien, da renale Läsionen eine verdrängende, raumfordernde Wirkung aufweisen und dadurch aberrante Gefäße zur Darstellung kommen.

5.1.8 Nierenzellkarzinom und solide Nierentumoren (◘ Abb. 5.13, 5.14 und 5.15)

Das Nierenzellkarzinom (NZK) ist aufgrund seiner Malignität die wichtigste Differenzialdiagnose von zystischen Strukturen der Niere. Größere Nierenzellkarzinome zeigen häufig Nekrosen und zentrale Einblutungen, die zystisch im Ultraschall imponieren können. Zur Differenzierung dienen typischerweise vorkommende solide Weichteilanteile mit kräftiger, meist früharterieller Kontrastmittelaufnahme, womit eine klare Diagnose erlaubt ist. Der häufigste Subtyp, das klarzellige NZK, weist peripher infiltrativ zu-

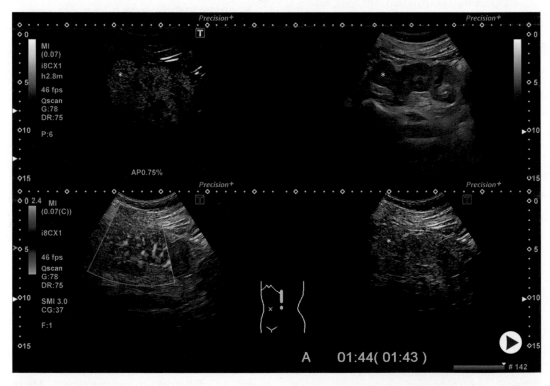

◘ **Abb. 5.12** Kontrastmittelsonografie im Quad-View: Das isoechogene, exophytische Areal im Nierentransplantat täuscht eine Raumforderung vor (Stern, oben rechts), zeigt jedoch das gleiche Anflutverhalten und dieselbe Kontrastierung im Vergleich zum übrigen Nierenparenchym (oben links) ohne Wash-out in der Spätphase. Das Gefäßmuster der Läsion gleicht dem übrigen Nierentransplantat (unten links) und weist keine – durch eine Raumforderung verdrängten – Gefäße auf, wodurch eine Neoplasie ausgeschlossen wer-

den kann. Zusätzliche Darstellung durch Überlagerung von kontrastverstärktem Ultraschall (CEUS) und B-Bild (unten rechts). ◘ Video 5.12 Isoechogenes, exophytisch imponierendes Areal im Nierentransplantat am kranialen Nierenpol täuscht eine Raumforderung vor. Nach Kontrastmittelapplikation (1,6 ml Sonovue®) zeigt sich eine vergleichbare Kontrastmitteldynamik des Areales im Vergleich zum umgebenden Nierenkortex ohne Nachweis irregulärer, verdrängter Gefäße wie bei einer Neoplasie (► https://doi.org/10.1007/000-6hw)

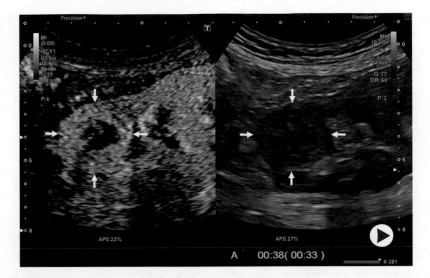

◘ Abb. 5.13 Inhomogene, zentral echoarme Läsion einer Transplantatniere am Oberpol (Pfeile). Kontrast-mittelsonografisch zeigt sich eine kräftige, randständige Kontrastmittelaufnahme mit zentraler Aussparung als Zeichen von nekrotischen Anteilen. Zeitlich lässt sich ein im Vergleich zum übrigen Nierenparenchym frühes Kontrastmittelenhancement darstellen (siehe ◘ Video 5.14). Peripher sind kräftige Gefäße mit unterschied-lichen Kalibern abgrenzbar, welche nicht dem normalen Nierengewebe gleichen (vgl. SMI-Video). ◘ Video 5.13 **(Microflow Imaging):** Nierenzellkarzinom der Trans-plantatniere mit irregulärem Gefäßmuster und domi-nant peripherer Vaskularisation im Microflow Imaging (SMI). Das reguläre Gefäßmuster der Niere wird durch die Raumforderung verdrängt. Zentral rarefizierte Gefäße als Zeichen der Nekrose (siehe Video 10b/c) (► https://doi.org/10.1007/000-6hx)

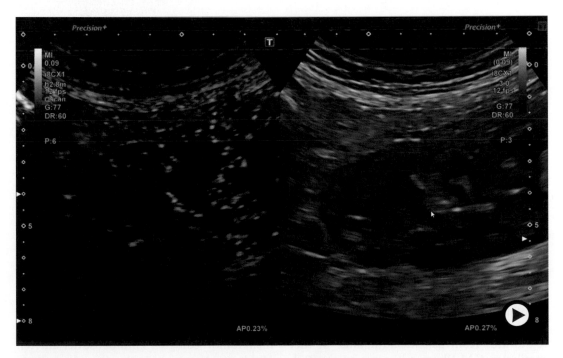

◘ Abb. 5.14 ◘ Video 5.14 **(Anflutungsphase):** Nierenzellkarzinom der Transplantatniere mit raum-fordernder Wirkung und Verdrängung der regulären Nierengefäße. Peripher stellen sich solide kontrast-mittelaufnehmende Anteile dar, die zentrale Kontrast-mittelaussparung als Zeichen der nekrotischen Anteile (► https://doi.org/10.1007/000-6hy)

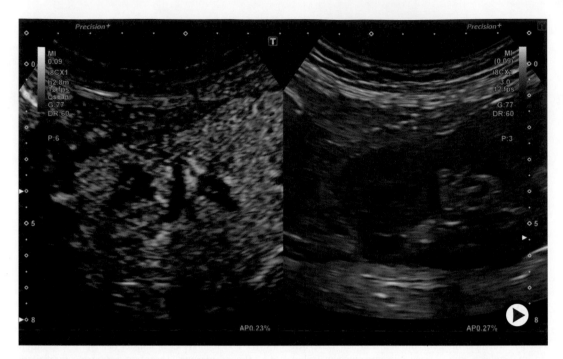

◘ Abb. 5.15 ◘ Video 5.15 **(Spätphase):** Nierenzell-karzinom der Transplantatniere mit raumfordernder Wirkung und Verdrängung der regulären Nieren-gefäße. Peripher stellen sich solide kontrastmittelauf-führende Gefäße (◘ Video 5.13) sowie eine nehmende Anteile dar, die zentrale Kontrastmittel-aussparung als Zeichen der nekrotischen Anteile (► https://doi.org/10.1007/000-6hz)

führende Gefäße (◘ Video 5.13) sowie eine heterogene, frühe Kontrastierung in der kortikalen KM-Phase auf (Abb. und ◘ Video 5.14), gefolgt von raschem demarkierenden Wash-out und Minderkontrastierung in der Parenchymphase (Abb. und ◘ Video 5.15). Durch eine verminderte Blutzufuhr und verzögertes KM-Enhancement stellt sich der zweithäufigste Subtyp, das papilläre NZK, dar und ist typischerweise minderkontrastiert zum umgebenen Nierenparenchym (Rübenthaler et al. 2015 Clin Hem, Kazmierski 2017 Abdom Rad).

Das benigne Onkozytom ist in allen gängigen Bildgebungen (CT, MRT, CEUS) nicht klar vom Nierenzellkarzinom zu trennen, zudem liegen für CEUS nur Studien in sehr geringen Fallzahlen vor, wodurch weiterhin die Empfehlung zur chirurgischen Entfernung besteht. Die meisten Studien beschreiben eine verstärkte Kontrastmittelaufnahme in der kortikalen KM-Phase, seltener wird ein Radspeichenmuster mit zentral beginnender KM-Aufnahme beschrieben (◘ Abb. 5.16). Ein

Wash-out kann obligat verzögert eintreten, was die Differenzierung zum malignen NZK erschwert.

5.1.9 Cavazapfen und Tumorinvasion

Im Rahmen der Nierenuntersuchung sollte bei Detektion einer bildmorphologischen malignomsuspekten Raumforderung zusätzlich eine mögliche Tumorinvasion bzw. Thrombosierung der unteren Hohlvene (sog. Cavazapfen) abgeklärt werden. Diese zeigt sich durch eine minderkontrastierte Kontrastmittelausparung des Gefäßlumens. Ein Cavazapfen zeigt flaues Kontrastmittelenhancement, da er aus vitalen Tumorabsiedelungen besteht, welches sich in die Hohlvene ausbreitet. Dies ist zur Differenzierung einer nicht tumorbedingten Thrombose der unteren Hohlvene wegweisend, da diese kein Kontrastmittelenhancement aufweist und somit im CEUS eine vollständige Aussparung zeigt.

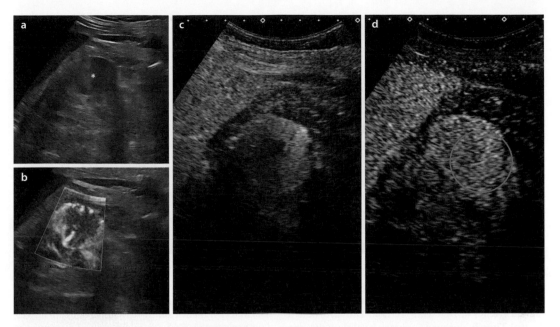

▫ Abb. 5.16 Onkozytom. **a** Isoechogene, leicht inhomogene Raumforderung der rechten Niere (Organmitte). **b** Im Microflow Imaging (SMI) zeigen sich kräftige, randständige Gefäße mit zentraler Aussparung. **c** Nach 30 s zeigt die Raumforderung ein peripheres Kontrastmittelenhancement über kräftige randständige Gefäße. **d** In der Spätphase (90 s) ist die Raumforderung homogen kontrastiert (Zufluten der zentralen Anteile im Verlauf), es zeigt sich kein fokales Wash-out

▶ Beispiel Preset Niere	
B-Mode:	3–6 MHz
Mechanischer Index (MI):	0,07
Contrast-Mode:	5 MHz
SonoVue®:	1,0–1,6 ml

◀

5.2 Nierentransplantat

5.2.1 Hintergrund

Besondere Bedeutung kommt der Sonografie in der unmittelbar postoperativen Phase zu, wenn es um die möglichst frühzeitige Erfassung von chirurgischen Komplikationen geht. Der Normalbefund des Nierentransplantats unterscheidet sich nur wenig vom Normalbefund der Eigennieren. In der postoperativen Phase ist die FKDS mit Bestimmung des Resistance-Index (RI) unabdingbar, um in der Frühphase eine arterielle (Nierenarterienstenose, Verschluss) oder venöse (Thrombose) Durchblutungsstörung auszuschließen. Bei pathologischen RI-Werten ist die KM-Sonografie aufgrund der oberflächlichen Lage des Transplantats und der guten Ortsauflösung eine echte Alternative zu den anderen Schnittbildverfahren wie CT oder MRT. Ferner haben US-KM keine kardio-, hepato- oder nephrotoxischen Effekte, was im Rahmen der Transplantatnachsorge von Vorteil ist. CEUS ist damit ein sicheres und kostengünstiges bildgebendes Verfahren, welches eine dynamische Echtzeitbildgebung der Organperfusion mit einer hohen räumlichen und zeitlichen Auflösung ermöglicht. Insbesondere in der Organperipherie ist die FKDS physikalisch limitiert, wodurch CEUS in der Beurteilung der Mikrozirkulation deutliche Vorteile aufweist.

5.2.2 Untersuchungsablauf

Zur ersten Beurteilung der gesamten Transplantatperfusion eignet sich der Konvexschallkopf, wobei Linearschallköpfe mit höherer Frequenz zur dedizierten Charakterisierung

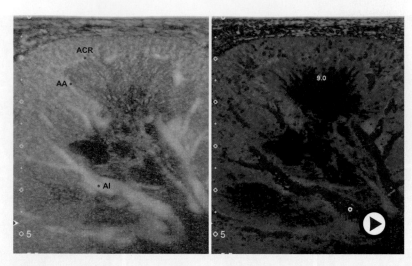

■ **Abb. 5.17** Genaue Darstellung der Gefäßversorgung einer Transplantatniere zeigt die Anflutung der A. interlobaris (AI), A. arcuata (AA) und A. corticalis radiata (ACR) im zeitlichen Verlauf. Die farbkodierte Arrival-Time-Bildgebung (rechts) visualisiert die zeitliche Anflutung als Summationsbild. ■ Video 5.17 Anflutverhalten des Kontrastmittels einer gesunden Transplantatniere: Im zeitlichen Verlauf von wenigen Sekunden kontrastierten sich zuerst die Interlobararterien/Arcuata-Arterien, rasch gefolgt vom Nierenkortex. Die Markpyramiden kontrastieren sich langsam im Verlauf von peripher nach zentral über eine Zeitspanne von 10 s (▶ https://doi.org/10.1007/000-6j0)

des schallkopfnahen Nierenkortex verwendet werden können und die genaue Gefäßdarstellung erlauben (■ Abb. 5.17, ■ Video 5.17). Nach Applikation von 1,2–1,6 ml US-KM (+10 ml NaCl als Bolusinjektion) zeigt das Nierentransplantat wie bei den Eigennieren ein rasches, kreislaufabhängiges Kontrastmittelenhancement nach ca. 10–20 s. Im CEUS lassen sich auch hier zwei Kontrastmittelphasen abgrenzen: Die kortikale Phase mit Enhancement der zentralen Gefäße und des Nierenkortex umfasst 15–30 s, gefolgt von der Parenchymphase mit zunehmender Füllung der Markpyramiden (peripher nach zentral) über einen Zeitraum von 25 s bis 4 min nach KM-Applikation. Das ableitende Harnsystem weist keine Kontrastmittelaufnahme auf.

5.2.3 Spezielle Gefäßpathologien des Transplantats

CEUS kann die Mikrozirkulation abbilden, die für die Beurteilung der akuten und chronischen Dysfunktion des Transplantats unerlässlich und bei der Diagnose eines Infarkts sehr sensitiv ist. Segmentale Perfusionsdefekte zeigen wie in der Eigenniere ein keilförmiges, nicht kontrastiertes Areal, welches aufgrund der verbesserten Darstellung kleiner ist als in der FKDS vermutet (Mirkozirkulation vs. Makrozirkulation). Die Nierenrindennekrose (Kortexnekrose) zeigt hingegen ein peripheres Perfusionsdefizit bis hin zu kompletten Perfusionsausfällen, die im Regelfall nicht mehr reversibel sind (■ Abb. 5.2 und 5.3).

In der frühfarteriellen Phase erlaubt die KM-Sonografie eine genaue Beurteilung der anastomosennahen und zentralen arteriellen Gefäße (■ Video 5.18), wodurch eine Knickbildung der TX-Arterie durch mögliches Absinken der Niere (■ Abb. 5.18 und 5.19) oder ein arterieller Teilverschluss durch KM-Aussparung bzw. Stenosierung der Arterie besser beurteilbar sind und zu verzögerter Anflutungszeit sowie Intensität des gesamten Nierenparenchyms führen. Nach Refixierung des Organs kann eine Verlaufskontrolle mit Normalisierung der TIC-Kurve („time-intensity curve") durchgeführt werden. In der Beurteilung der zuführenden Gefäße sind 3D-Aufnahmen hilfreich, um den Gefäßverlauf optimal darzustellen, um mög-

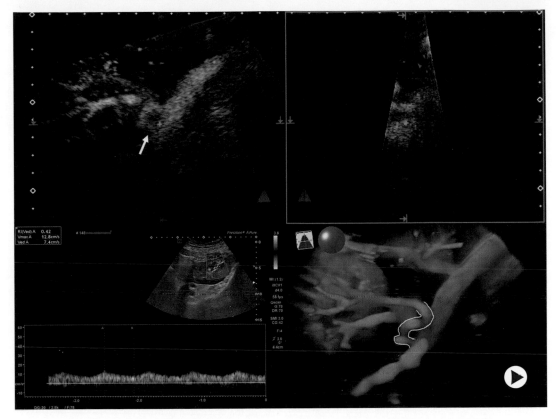

⬛ Abb. 5.18 Durch Absenken der Transplantatniere in der Fossa iliaca rechts kommt es zu einer s-förmigen Knickbildung der Transplantatarterie, welche kontrastmittelsonografisch optimal visualisierbar ist (Pfeil, oben links). In der Duplexsonografie zeigen sich korrespondierend eine verlängerte Akzelerationszeit (langsamer Anstieg) und niedrige Werte des Resistance-Index (0,42), welche auf eine Flussbehinderung im Sinne einer Stenose hinweisen (unten links). In der rekonstruierten 3D-Aufnahme (unten rechts) zeigt sich eine verbesserte Darstellung der s-förmigen Knickbildung der zuführenden Arterie. Nach der darauffolgenden operativen Versorgung (Festnähen der Niere) ergab sich eine rasche Befundbesserung. ⬛ Video 5.18 **(Anflutung):** Nach rascher Kontrastmittelanflutung stellt sich die Niere regelrecht kontrastiert dar. Die TX-Arterie ist jedoch nur hilär regelrecht perfundiert abgrenzbar, die anastomosennahen Anteile sind nicht klar abgrenzbar (► https://doi.org/10.1007/000-6j1)

liche Knickbildungen der TX-Arterie darzustellen (Abb. und ⬛ Video 5.19). Eine Gefäßokklusion ist durch fehlende oder maximal reduzierte Kontrastierung des gesamten Nierentransplantats erkennbar, hier ist jedoch Wissen über das operative Vorgehen und das mögliche Vorhandensein einer separaten TX-Arterie notwendig (Einzelverschluss mit segmentalem Infarkt bei Doppelanschluss möglich).

Eine Thrombose des venösen Abflusses ist gleich dem arteriellen Verschluss als KM-Aussparung der TX-Vene gut erkennbar. Schwere Rejektionen mit Gefäßbeteiligung sind von leichteren Formen ohne Kompromittierung des Kapillargebietes zu differenzieren und können

helfen, die prognostische Einschätzung zu verbessern. Rebiopsien können bei Normalisierung der TIC-Kurven vermieden werden und zeigen den Therapieerfolg an.

5.2.4 Raumforderung, Entzündung

Sowohl die Beurteilung von entzündlichen Veränderungen (Pyelonephritis, Abszess) als auch von Nierenzysten oder soliden Raumforderungen im Nierentransplantat zeigen keinen relevanten Unterschied verglichen mit der Eigenniere (siehe hierzu Kap. 5 ► Abschn. 5.1 Niere).

5

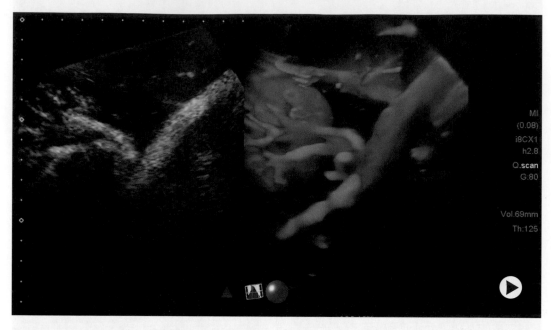

◘ Abb. 5.19 ◘ Video 5.19 **(3D-Rekonstruktion):** Nach Erstellen eines sensorbasierten 3D-Bilddatensatzes (Sweep-Technik) in der frühen Kontrastmittelanflutphase lässt sich direkt am Ultraschallgerät ein 3D-Bild erstellen. Dieses zeigt eine s-förmige Knick- bildung der Transplantatarterie durch Absinken der Niere. Nach intraoperativer Bestätigung des Ultraschallbefundes und sofortiger Refixation der Transplantatniere ergab sich eine rasche Befundbesserung (► https://doi.org/10.1007/000-6j2)

► Beispiel Preset Nierentransplantat	
B-Mode:	3–6 MHz, 5–10 MHz Linearsonde
MI:	0,07
Contrast-Mode:	5 MHz
SonoVue®:	1,2–1,6 ml

5.3 Harnblase

5.3.1 Hintergrund

Die nicht invasive Diagnostik der Harnblase spielt eine Rolle in der dedizierten Differenzierung unklarer nativsonografischer Befunde wie irreguläre Wandverdickung oder der Unterscheidung von Hämatom und Harnblasentumor. Dennoch ersetzt die transabdominelle, bildgebende Diagnostik nicht die Zystoskopie und Probeexzision, welche durch das histologische Grading und die ge- naue Bestimmung der Invasion der Harnblasenwand für Prognose und Therapiesteuerung unabdingbar sind.

5.3.2 Untersuchungstechnik

Eine optimale Füllung der Harnblase (mindestens 2/3 des gesamten Harnblasenvolumens) ist Grundvoraussetzung für eine suffiziente Untersuchung und Beurteilung der Harnblasenwand. Eine verminderte Füllung kann die Detektion von wandständigen Läsionen beeinträchtigen, wobei eine übermäßige Füllung zur kompressionsbedingten Wandverdünnung führt und somit oberflächliche von infiltrierenden Raumforderungen nicht klar unterscheiden lässt (Drudi et al. 2014). Nach Applikation von 1,2–2,4 ml US-Kontrastmittel (+10 ml NaCl als Bolusinjektion) zeigen die Wandschichten der Harnblase eine differenzierte Kontrastmittelaufnahme und können somit unterschieden werden. Die Mukosa und Anteile der Submukosa zeigen eine frühere und stärkere KM-Aufnahme für 1–2 min, währenddessen die Muskelschichten ein im Vergleich dazu geringeres und verzögertes KM-Enhancement aufweisen (Caruso et al. 2010).

5.3.3 Charakterisierung intramuraler Läsionen

CEUS erlaubt die Differenzierung intraluminaler, vaskularisierter Tumoren (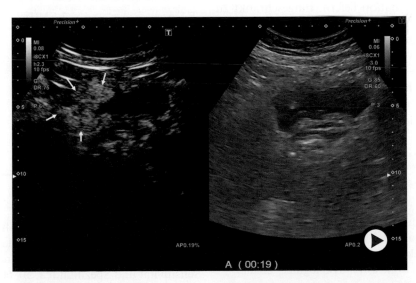 Abb. 5.20 und 5.21). Während Harnblasensteine in der nativen Sonografie bereits durch Vorhandensein einer dorsalen Schallauslöschung sicher diagnostiziert werden können, zeigen vaskularisierte Tumoren ein rasches, frühes Kontrastmittelenhancement im Vergleich zur normalen Harnblasenwand (■ Video 5.20), während Hämatome oder Blasentamponaden mit Blutkoageln kein Kontrastmittel aufnehmen. In der Spätphase lässt sich die fokal irreguläre Wandverdickung bei adäquater Füllung der Harnblase gut darstellen (Abb. und ■ Video 5.21).

Im Vergleich zur nativen Sonografie erlaubt CEUS eine bessere Identifikation der Infiltration von Muskelschichten der Harnblasenwand. Nichtsdestotrotz ist die Schnittbildgebung (CT und MRT) zur lokalen Ausbreitungsdiagnostik und Sicherung von Fernmetastasen essenziell. Studien mit Zeit-Intensitäts-Kurven zeigten die Möglichkeit, das Tumorgrading anhand der Perfusionsanalyse zu differenzieren. So zeigten niedriggradige Urothelkarzinome eine rasche Kontrastmittelanflutung (kurze Time-to-Peak-Zeit) im Vergleich zur normalen Harnblasenwand, wobei hochgradige Urothelkarzinome durch eine hohe Signalintensität zu unterscheiden waren (Drudi et al. 2014). Unabhängig vom Tumorgrad zeigt das Urothelkarzinom ein frühes Wash-out im Vergleich zur regulär durchbluteten Harnblasenwand.

5.3.4 Limitationen

Auch wenn diese ersten Ergebnisse vielversprechend sind, ist die KM-Sonografie der Harnblase noch vorrangig in wissenschaftlicher Aufarbeitung und zeigt einige Limitationen auf. Aufgrund der anatomischen Konstellation kann eine schlechte Visualisierung der

■ **Abb. 5.20** Transversalschnitt der Harnblase mit Darstellung einer deutlichen rechtsseitigen Wandverdickung, welche sich im B-Bild (rechts) überwiegend inhomogen und unscharf abgrenzbar darstellt. Nach Kontrastmittelapplikation früharterielle Kontrastmittelaufnahme des transmural wachsenden Urothelkarzinoms (Pfeil, links). ■ Video 5.20 (**Anflutung**): Transversalschnitt der Harnblase: Harnblasenkarzinom rechtsseitig mit frühem und kräftigem Kontrastmittelenhancement (2,4 ml Sonovue®) im Vergleich zur übrigen Harnblasenwand. Die Ausdehnung wird durch den kontrastverstärkten Ultraschall (CEUS) besser visualisiert, eine Harnblasentamponade kann somit ausgeschlossen werden (► https://doi.org/10.1007/000-6j3)

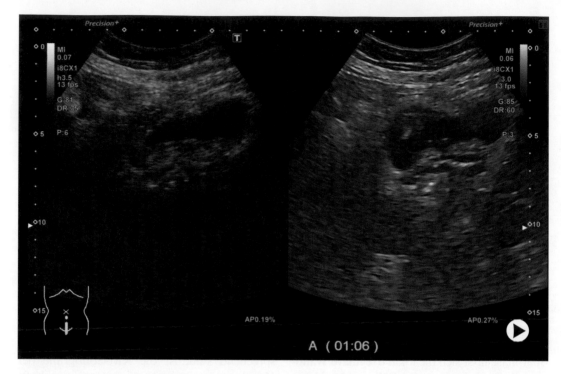

A (01:06)

■ **Abb. 5.21** ■ Video 5.21 **(Spätphase):** In der Spätphase lässt sich die Tumorausdehnung (rechtsseitig, ventral und dorsale Harnblasenwand) als Zeichen der irregulär verdickten, kontrastmittelaufnehmenden Harnblasenwand darstellen (► https://doi.org/10.1007/000-6j4)

Harnblase auch in der KM-Sonografie keine sichere Information liefern. Eingeschränkt zu beurteilen sind Raumforderungen bei ungünstiger Tumorlage (insbesondere im anterioren Bereich der Harnblase) und einer Größe von unter 1 cm, diese sind sonografisch leicht zu übersehen. Prostatahypertrophie kann durch Vorwölbung des Harnblasenbodens eine Läsion demarkieren oder vortäuschen.

Praxistipp

- Eine adäquate Füllung der Harnblase (2/3 des Gesamtvolumens) ist Grundvoraussetzung für eine suffiziente Untersuchung der Harnblasenwand und zur Detektion einer Läsion.
- Die Kontrastmittelsonografie erlaubt die Differenzierung von vaskularisierten Tumoren und Hämatomen/Blutkoageln bei unklaren B-Bild-Befunden bzw. unklaren Befunden in der farbkodierten Dopplexsonografie.

► Beispiel Preset Harnblase

B-Mode:	3–6 MHz
MI:	0,07
Contrast-Mode:	5 MHz
SonoVue®:	1,2–2,4 ml

◄

5.4 Prostata

5.4.1 Hintergrund

Die native transrektale Sonografie (TRUS) und FKDS sind in der Detektion des Prostatakarzinoms (PCa) bedingt durch eine schlechte Sensitivität und Spezifität (ca. 50–60 %) nur limitiert einsetzbar, während TRUS sowohl in der systemischen als auch in der gezielten MRT/TRUS-Fusionsbiopsie eine wichtige Rolle spielt. Es ist ein Zusammenhang zwischen der Angiogenese, dargestellt durch die mikrovaskuläre Dichte, und dem Vorhandensein von Prostatakrebs sowie dessen Stadium und Prognose beschrieben (Russo et al. 2012). Die KM-Sonografie kann somit hinsichtlich der Detektion des Prostatakarzinoms und der Möglichkeit einer Unterscheidung der Aggressivität genutzt werden (Maxeiner et al. 2018). Dies ist vor allem im Rahmen der MRT/TRUS-Fusionsbiopsie relevant, um unklare nativsonografische Läsionen zu charakterisieren und vor gezielter Biopsie zu verifizieren.

5.4.2 Untersuchungstechnik TRUS

Optional kann der Patient in Steinschnittlage oder Linksseitenlage unter Verwendung einer 9–11 MHz Endfire-Sonde oder einer biplanen Sonde untersucht werden. Nach Applikation von 2,4 ml US-KM (+10 ml NaCl als Bolusinjektion) tritt die Kontrastierung der Drüse nach ca. 20–25 s ein. Zuerst kontrastiert sich in der Regel die Transitionalzone (TZ), kurz verzögert zeigt sich im Anschluss die Kontrastierung der peripheren Zone (PZ). Insbesondere bei Vorliegen einer benignen Prostatahyperplasie (BPH) zeigt sich ein heterogenes KM-Anflutungsmuster durch den Umbau der TZ (bei Mischbild aus glandulärer und stromaler Hyperplasie) und dem Vorliegen meist mehrerer großer BPH-Knoten. Es ist wichtig, auch die Gefäßarchitektur zu beachten, da sich in der peripheren Zone eine fast radspeichenartige Kontrastierung über die Kapselarterien darstellen lässt. Dieses Verhalten ist besonders gut mittels hochsensitiver Dopplerverfahren detektierbar, die allerdings mit niedriger Sendeleistung einzustellen sind.

> **Praxistipp**
>
> Nach Detektion einer echoarmen Läsion im B-Bild können vor Kontrastmittelapplikation die Elastografie (im Regelfall höhere Steifigkeitswerte) und die farbkodierte Dopplersonografie (FKDS) oder hochsensitive Dopplerverfahren einen hypervaskularisierten Herd mit peripher betonter Gefäßinvasion verifizieren und somit beim Aufsuchen relevanter Läsionen helfen.

5.4.3 Untersuchungstechnik (MRT/TRUS-Fusionsbiopsie)

Die MRT identifiziert normalerweise im Vorfeld eine Indexläsion mit Indikation zur gezielten Biopsie, welche in einem Großteil der Fälle ein klinisch signifikantes bzw. therapiewürdiges Prostatakarzinom bestätigt. Nach Darstellung eines (im Normalfall in T2w hypointensen) Tumors mit Diffusionsrestriktion in der ADC-Map („apparent diffusion coefficient", ADC) in der MRT, beginnt die Fusionsbiopsie mit dem Aufsuchen der vergleichbaren Schichtposition in der B-Bild-Sonografie. Hier zeigt sich im Regelfall ein echoarmer Herd, welcher zusätzlich durch erhöhte Steifigkeit in der Elastografie verifiziert werden kann. Daraus leitet sich die standardisierte Patientenregistrierung ab: Es wird zunächst die in der MRT identifizierte Indexläsion mit einem Ring (Region of Interest, ROI) markiert, ferner wird die Sondenposition und Ausrichtung markiert, anschließend eine Fusionsbiopsie unter Verzicht einer Lokalanästhesie durchgeführt. Die folgende Prozedur der systemischen TRUS-Biopsie beginnt mit einer Lokalanästhesie der Prostata bds. Kapselnah, wobei je nach Zentrumsprotokoll (in der Regel 10) Proben entnommen werden. Somit wird die Anzahl von 12 Proben im Rahmen des gesamten Verfahrens nicht überschritten.

5.4.4 Prostatitis und postentzündliche Veränderungen

Die Prostatitis oder postentzündliche Veränderungen, welche als dignitätsunklar in der vorangegangenen MRT eingestuft werden können, zeigen im Regelfall kein frühes Kontrastmittelenhancement und sind bevorzugt in der peripheren Zone dorsolateral lokalisiert. Ähnlich dem MRT-Bild zeigen die Veränderungen kein umschriebenes frühaterielles, sondern ein streifiges Kontrastmittelenhancement, welches zeitgleich zum umliegenden Gewebe auftritt.

5.4.5 Prostatakarzinom (■ Abb. 5.22)

Der Nachweis von PCa auf Basis von nativer TRUS allein ist aufgrund der Heterogenität der Läsionsechogenität schwierig. Studien haben bestätigt, dass die Aggressivität des Tumors mit Parametern der Kontrastmittelanflutung wie der Zeit zur maximalen Intensität („time to peak") oder dem Anstieg der Anflutungskurve („rise time") korreliert und somit aggressivere Tumoren ein früheres

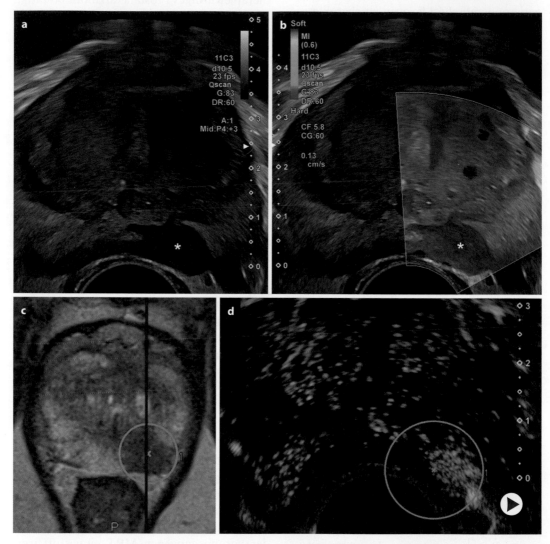

■ **Abb. 5.22** **a, b** Darstellung eines echoarmen Herdbefundes der peripheren Zone links in der B-Bild-Sonografie **a**, welches in der Strainelastografie (rechts) deutlich härter als das umgebende Prostatadrüsengewebe ist **b**. **c** Die Indexläsion wurde mittels Region of Interest (ROI, pinker Kreis) im Rahmen der Fusionsbiopsie markiert. **d** Nach Einstellen der richtigen Schichtposition weist der fokale Herdbefund in der peripheren Zone links eine rasche und frühe Kontrastmittelaufnahme im Vergleich zum regulären Prostatadrüsengewebe auf. Dies suggeriert eine hohe Gefäßdichte als Zeichen eines potenziell aggressiveren Tumors (ROI, pinker Kreis). ■ Video 5.22 MRT/US-Bildfusion mit PIRADS-5-Läsion der linken peripheren Zone. Der fokale Herdbefund in der peripheren Zone links (gekennzeichnet mit pinker Ringmarkierung) weist eine rasche und frühe Kontrastmittelaufnahme (nach bereits 17 s) im Vergleich zum regulären Prostatadrüsengewebe (sowohl periphere Zone als auch Transitionalzone) auf. Dies suggeriert eine hohe Gefäßdichte als Zeichen eines potenziell aggressiveren Tumors (► https://doi.org/10.1007/000-6j5)

und schnelleres KM-Enhancement im Vergleich zum normalen Drüsengewebe zeigen (◘ Video 5.22). Ebenso ist dadurch eine Differenzierung von klinisch signifikankten und nicht signifikanten Tumoren möglich mit dem Potenzial zur Erkennung höherer Gleason-Werte aufgrund der höheren Dichte der Mikrogefäße. Tumoren mit niedrigem Gleason-Wert lassen sich jedoch nur eingeschränkt von benignen Ergebnissen unterscheiden, da die Unterscheidung der frühen KM-Anflutung und nur diskretem Wash-out zum umliegenden Parenchym nicht sicher darzustellen ist. Aus der Literatur wissen wir, dass die maximale Intensität der KM-Aufnahme in einer malignen Läsion signifikant höher ist als die einer gutartigen Läsion, d. h. bei Prostatahyperplasie. Somit sind die frühe KM-Anflutung und die hohe Kontrastintensität die wichtigsten Parameter in der Differenzierung von malignen Läsionen, welche durch die farbkodierte Arrival-Time-Bildgebung zusätzlich verbessert visualisiert werden können (◘ Abb. 5.23). Zu beachten ist auch die abnehmende Sensitivität in der Transitionalzone, welche eine zum Prostatakarzinom in der PZ vergleichbar frühe Anflutung zeigt. Herde in der peripheren Zone mit vergleichbar rascher Kontrastierung wie in der Transitionalzone gelten umgekehrt als auffällige Areale.

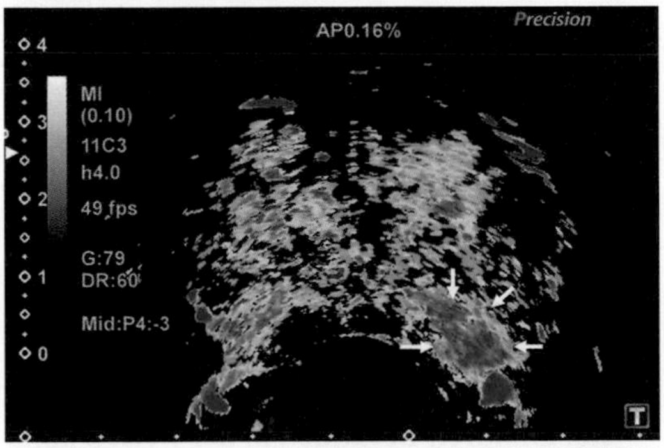

◘ **Abb. 5.23** In der Arrival-Time-Bildgebung zeigt der fokale Herdbefund der linken peripheren Zone ein frühes Kontrastmittelenhancement (rot farbkodiert, Pfeile), wohingegen das umgebende Prostatadrüsengewebe und die kontralaterale periphere Zone ein gering späteres Kontrastmittelenhancement darstellen

5.4.6 Postinterventionelle Kontrolle

Die KM-Sonografie kann vor und nach fokaler Therapie (z. B. irreversible Elektroporation der Prostata, TOOKAD) zur Beurteilung des Therapieoutcomes verwendet werden. Nach Therapie zeigt sich im Regelfall ein KM-aussparendes Areal, welches sich größer darstellt als der eigentliche fokale Tumorbefund. Somit kann ein direkter Rückschluss auf die postinterventionelle Erfolgskontrolle erfolgen (Collettini et al. 2019).

5.4.7 Limitationen

Durch die Positionierung der Ultraschallsonde in der definierten Schicht der Prostata zur Evaluation einer Läsion ist bei multiplen, dignitätsunklaren Läsionen eine mehrfache Applikation des US-KM notwendig.

Merke

Eine frühe Kontrastmittelanflutung und hohe Kontrastmittelintensität im kontrastverstärkten Ultraschall (CEUS) sind hinweisend auf eine höhere Aggressivität des Prostatakarzinoms.

Mittels CEUS kann der fokal auffällige Befund aus der mpMRT nochmals kontrolliert werden, um eine zielgenaue Biopsie zu gewährleisten.

▶ Beispiel Preset Prostata

B-Mode:	9–11 MHz
MI:	0,07
Contrast-Mode:	5 MHz
SonoVue®:	2,4–4,8 ml

◀

5.5 Hoden

5.5.1 Hintergrund

Die Diagnostik in der KM-verstärkten Hodensonografie ist ein Zusammenspiel aus korrekter Anamnese und klinischem Erscheinungsbild des Patienten. Die Ultraschalluntersuchung wird in einer Stufendiagnostik durchgeführt. Im B-Bild-Ultraschall können fokale Veränderungen durch die Nutzung von hochfrequenten Linearsonden (14–24 MHz) bereits mit hoher Sensitivität detektiert werden. Da auch kleine ($\leq$ 1 cm) gutartige Veränderungen (u. a. Hämatom oder Abszesse) in der B-Bild-Diagnostik nicht eindeutig als benigne oder maligne bewertet werden können, ist die Darstellung der Perfusion bzw. Durchblutung essenziell. Da die farbkodierte Dopplersonografie bei kleineren Tumorläsionen nur eine geringe Aussagekraft hat, ist CEUS hier in der Darstellung der Perfusion bis auf die Mikrozirkulationsebene überlegen (Lerchbaumer et al. 2019).

5.5.2 Untersuchungstechnik

Die zu applizierende Kontrastmittelmenge beträgt 2,4–4,8 ml (+10 ml NaCl als Bolusinjektion). Erste Mikrobläschen fluten nach ca. 20–25 s im Organ an, wobei individuelle Unterschiede zu beachten sind. Nebenhoden und Hoden zeigen insgesamt eine rasche Kontrastmittelanflutung – früh kontrastieren sich vor allem die kapselnahen Arterien – mit homogener Kontrastierung des gesamten Parenchyms innerhalb weniger Sekunden. Die arterielle KM-Phase ist der wichtigste Aspekt der Untersuchung zur Differenzierung hypervaskularisierter Läsionen. Die Hodenkapsel hat im Vergleich zum Parenchym in der Regel eine reduzierte Kontrastintensität. Da das US-KM nicht im Hodenparenchym akkumuliert, ist nur eine geringe Restkontrastierung nach 3–4 min zu sehen. Grundsätzlich sollte immer seitenvergleichend untersucht werden, bei großen Hämatomen und Hydrozelen bietet sich auch die Untersuchung des Skrotalfaches mit der Abdomensonde bei 6 MHz an.

5.5.3 Trauma

Neben einer im B-Bild abgrenzbaren Diskontinuität der Tunica albuginea ist die wichtigste Information für Chirurgen die Ausdehnung der Perfusionsstörung bzw. die Beurteilung, wie viel vitales Restparenchym vorhanden ist. Durch das generell nur gering vaskularisierte Hodenparenchym ist die FKDS hier von eingeschränkter Aussagekraft, zeigt jedoch bereits eine Minderperfusion in dem Areal der Strukturstörung (◘ Video 5.24). Ein Hodenhämatom zeigt sich nativsonografisch als inhomogene, echokomplexe Strukturstörung, welche sich ebenfalls ohne KM-Aufnahme darstellt (◘ Abb. 5.24 und 5.25). Wichtig ist hierbei die Anamnese (Trauma!), wobei ein spontanes intratestikuläres Hämatom auch ohne Trauma auftreten kann. Als Folge des testikulären Ödems um das Hämatom ist der Blutfluss durch Kompression der umliegenden Gefäße beeinträchtigt, wodurch das Perfusionsdefizit größer ausfällt als das eigentliche Hämatom. CEUS kann hierbei das vitale, regelrecht durchblutete Gewebe im Vergleich zum nicht perfundierten Hämatom optimal beurteilen (Abb. und ◘ Video 5.25). Durch Kompression einer chronischen Hydrozele kann ein nicht fokales, sondern generalisiertes (bei Kompression von außen) peripheres Perfusionsdefizit bestehen.

5.5.4 Ischämie und Infarkt

Nach Kontrastmittelanflutung zeigt sich ein Hodeninfarkt wie in den anderen Organen typisch als keilförmige, zur Kapsel auslaufende echoarme Strukturstörung, welche kein KM-Enhancement aufweist (◘ Abb. 5.26). Die Differenzierung zu kleinen, kapselständigen Narben (u. a. nach Biopsie), welche auch keine Kontrastmittelaufnahme vorweisen, kann hierbei nur in Zusammenhang mit der B-Bild-Sonografie erfolgen (keilförmig auslaufend). Im Verlauf kann durch Regeneration des infarzierten Gewebes wieder eine geringe Perfusion detektiert und mit TIC-Analysen auch quantifiziert werden (◘ Abb. 5.27).

Bei unklaren Befunden in der FKDS kann bei Verdacht auf Hodentorsion KM-sonografisch die Perfusion des gesamten Hodens besser beurteilt werden, wichtig ist der Seitenvergleich zur gesunden bzw. kontralateralen Seite (◘ Abb. 5.28). Hierbei zeigt der gesamte Hoden im Seitenvergleich keine oder eine deutlich reduzierte Kontrastmittelauf-

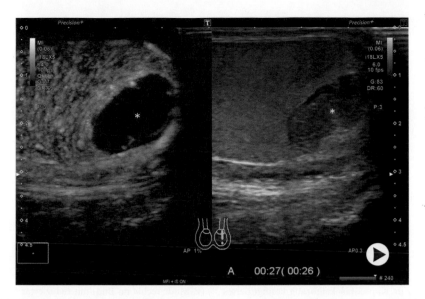

□ Abb. 5.24 Echoarme, inhomogene und kapselnah lokalisierte Strukturstörung des linken Hodens zwei Wochen nach Trauma (Stern). Nach Kontrastmittelapplikation zeigt sich keine Kontrastmittelaufnahme, das umgebende Gewebe kann bei reaktiver Hyperämie gering verstärkt Kontrastmittel aufnehmen (links). **□ Video 5.24** Im Microflow Imaging (SMI) stellt sich die Strukturstörung am Unterpol des linken Hodens ohne Vaskularisation dar. Umgebend ist durch den raumfordernden Effekt (Verdrängung, Kompression) eine vermehrte Gefäßlast zu erkennen (► https://doi.org/10.1007/000-6j6)

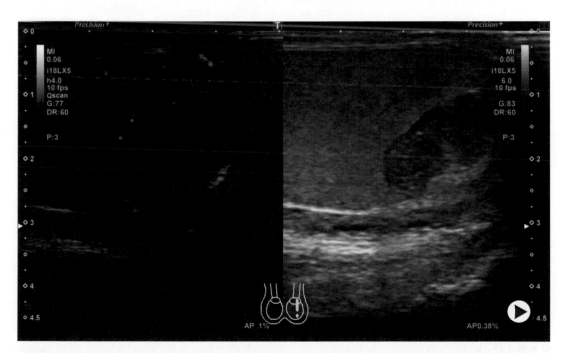

□ Abb. 5.25 **□** Video 5.25 In der Kontrastmittelsonografie zeigt sich keine Kontrastierung der Strukturstörung, das umgebende Gewebe kann bei reaktiver Hyperämie gering verstärkt Kontrastmittel aufnehmen (links) oder durch die verdrängten Gefäße eine vermehrte Vaskularisation vortäuschen. In Zusammenschau mit der klinischen Information (Trauma) ist hier ein Malignom ausgeschlossen (► https://doi.org/10.1007/000-6j7)

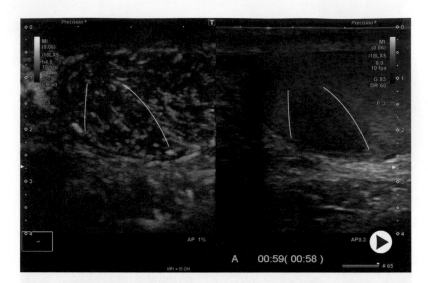

◘ Abb. 5.26 Zur Kapsel hin keilförmig konfiguriertes, echoarmes Areal des rechten Hodens mit reduzierter Kontrastmittelaufnahme als Zeichen eines stattgehabten Hodeninfarkts. Im Verlauf kann sich das Areal bei Infarktregeneration wieder zunehmend besser perfundiert darstellen – hierbei ist die Kontrastmittelsonografie ein perfektes Mittel zum Follow-up. ◘ Video 5.26 Keilförmig konfiguriertes, echoarmes Areal des rechten Hodens (B-Mode rechts im Bild) mit reduzierter KM-Aufnahme als Zeichen eines stattgehabten Hodeninfarkts. In dieser Follow-up-Untersuchung ist das Areal bei Infarktregeneration wieder gering perfundiert, jedoch verzögert und reduziert im Vergleich zum umliegenden Hodenparenchym – hierbei ist die KM-Sonografie ein perfektes Mittel zum Follow-up (► https://doi.org/10.1007/000-6j8)

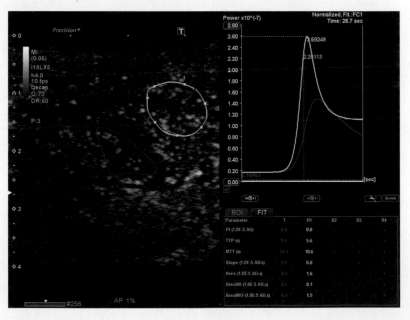

◘ Abb. 5.27 b Mittels Zeit-Intensitäts-Kurven-Analyse lässt sich die reduzierte Perfusion im Infarktgebiet quantitativ darstellen (verzögerte Anflutung und erniedrigte Intensität)

nahme (◘ Video 5.28). Hervorzuheben ist, dass dies besonders auf den kindlichen Hoden zutrifft, der eine deutlich geringere Vaskularisation zeigt als beim Erwachsenen, wo sensi-

tive Dopplerverfahren eine CEUS-Anwendung bei der Fragestellung Torsion überflüssig machen. Die Anwendung bei Kindern gilt allerdings als Off-Label-Use und bedarf der

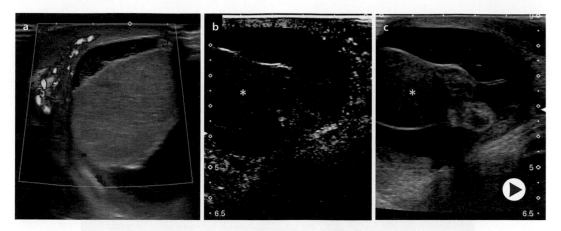

◻ **Abb. 5.28** **a** Hoden mit Begleithydrozele ohne Nachweis einer Vaskularisation im Power-Doppler. **b** Kontrastmittelsonografisch fehlende Perfusion des Hodens, somit Bestätigung der vollständigen Torsion des Hodens (Stern). ◻ Video 5.28 Nach Kontrastmittelapplikation (2,4 ml Sonovue®) bleibt der torquierte Hoden ohne Kontrastierung, somit ist der sichere Nachweis einer kompletten Minderversorgung bzw. Torsion des Hodens und des Fehlens der Gefäßversorgung über Kapselarterien erbracht (► https://doi.org/10.1007/000-6j9)

Einwilligung und Aufklärung der Eltern. Zu beachten ist auch eine Reduktion der KM-Dosis in Abhängigkeit vom Alter und Gewicht des Kindes, es reicht erfahrungsgemäß 1 ml zur seitenvergleichenden Darstellung der Perfusion.

5.5.5 Entzündliche Veränderungen

Nicht nur in fokalen Veränderungen, sondern auch bei generalisierten entzündlichen Veränderungen kann CEUS weiterhelfen. Neben einer deutlichen Schwellung und Hypervaskularisation (◻ Video 5.29) zeigt sich bei einer Epididymitis eine frühe und kräftige Kontrastmittelanflutung des Nebenhodens noch vor dem Hodenparenchym (◻ Video 5.30). Ebenso zeigt die Orchitis ein frühes und kräftiges KM-Enhancement, wichtig ist hierbei das Hodenparenchym auch im Seitenvergleich zu beurteilen. Nicht selten treten Entzündungen des Hodens und Nebenhodens (Epididymoorchitis) gemeinsam auf (◻ Abb. 5.29, 5.30 und 5.31, ◻ Video 5.31). KM-sonografisch ist insbesondere bei schweren Entzündungen ein Abszess auszuschließen, welcher sich zentral ohne KM-Aufnahme zeigt und insbesonders im Randbereich als Zeichen gesteigerter Per-

fusion eine sehr starke KM-Aufnahme aufweist („peripheral rim sign", ◻ Abb. 5.32, ◻ Video 5.32). In der Akutphase kann CEUS somit eine Abszessbildung bestätigen, um schnell therapeutische Maßnahmen einzuleiten oder im Verlauf die Rückbildung eines Abszesses zu monitoren.

5.5.6 Zystische Hodenläsionen

Die FKDS ist bei einer Läsionsgröße unter 1 cm physikalisch generell limitiert und zeigt hier meist keine Perfusion, was zur Missinterpretation (benigne) führen kann. Simple Hodenzysten sind in der Regel benigne und nehmen wie in anderen Organen kein Kontrastmittel auf, wobei Wandirregularitäten und echogener Inhalt ein Hinweis auf einen seltenen zystisch imponierenden Hodentumor sein können. CEUS zeigt keine Kontrastmittelaufnahme bei Epidermoidzysten. Echoarme Anteile ohne Kontrastmittelaufnahme müssen jedoch in Kontext zum umliegenden Parenchym gesetzt werden (insbesonders gruppierte Mikroverkalkungen), da auch partiell nekrotische und zystisch imponierende Anteile auf einen Burn-out-Tumor hinweisen können (Drudi et al. 2016).

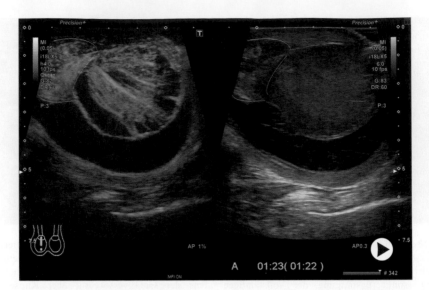

Abb. 5.29 Deutlich ödematös aufgetriebener und kräftig kontrastierter Nebenhoden rechts (weiß begrenzt) bei Epididymitis und begleitend verstärkte, streifig dargestellte Perfusion des rechten Hodens als Zeichen einer entzündlichen Begleitreaktion. Peripher lokalisierte Minderperfusion des Hodens lässt sich durch Kompression einer (teils septierten, siehe B-Bild rechts) chronischen Hydrozele erklären, da eindeutige Kriterien eines Abszesses (echoarm umschriebene Anteile) fehlen. Befundbesserung nach antibiotischer Therapie – kontrastverstärkter Ultraschall (CEUS) als optimale Follow-up-Modalität. ▪ Video 5.29 **(Microflow Imaging):** Ödematös aufgetriebener rechter Nebenhoden (Caput und Corpus im Video sichtbar) bei Epididymitis und begleitend verstärkte, streifig dargestellte Vaskularisation des rechten Hodens als Zeichen einer entzündlichen Begleitreaktion (▸ https://doi.org/10.1007/000-6ja)

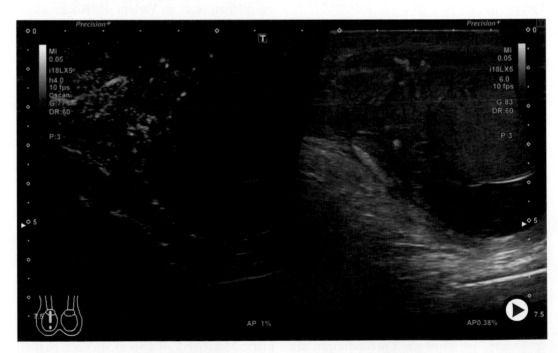

Abb. 5.30 ▪ Video 5.30 **(CEUS Anflutung):** Der aufgetriebene Nebenhoden mit kräftiger und früher Kontrastierung als Zeichen einer Hyperperfusion. Der Hoden im Vergleich mit deutlicher Minderversorgung. Die chronische, teils septierte Hydrozele ohne Kontrastierung (▸ https://doi.org/10.1007/000-6jb)

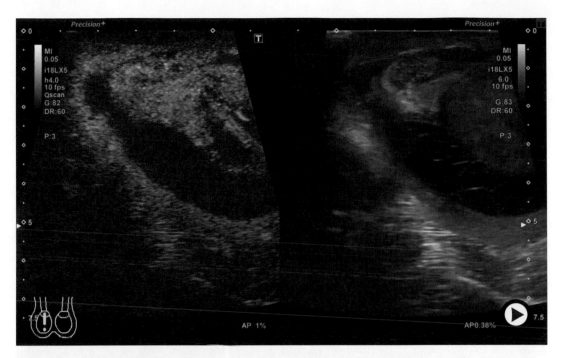

▢ Abb. 5.31   c (CEUS Spätphase): Der aufgetriebene Nebenhoden bleibt nach 60 s kräftig kontrastiert, währenddessen der rechte Hoden peripher deutliche Per-fusionsstörungen (als minderkontrastierte Areale) aufweist (▶ https://doi.org/10.1007/000-6jc)

5.5.7 Charakterisierung solider Hodenläsionen

Viele Studien versuchten, ein sicheres Kriterium zur Unterscheidung von benignen Tumoren (führend Leydigzelltumoren) und malignen Tumoren (führend Seminome) zu finden. Jedoch zeigen alle Befunde ein (kräftiges) KM-Enhancement, somit ist aufgrund der Kontrastmittelaufnahme keine sichere Artdiagnose möglich. CEUS kann aktuell nicht zwischen gutartigen Läsionen und bösartigen vaskularisierten Hodentumoren unterscheiden, hat jedoch das Potenzial, ausgebrannte Tumoren (Burn-out-Tumoren) von vaskularisierten Hodentumoren mittels Zeit-Intensitäts-Kurven zu unterscheiden.

Durch Studien mit Zeit-Intensitäts-Kurven weiß man, dass Leydigzelltumoren eine rasche KM-Anflutung und starke Kontrastintensität im Vergleich zu Seminomen aufweisen bei zeitgleich verlangsamtem Wash-out. Neben kur-zer Anflutzeit sind Leydigzelltumoren vorrangig echoarm, elastografisch härter als das umliegende Gewebe und peripher lokalisiert. Das Gefäßbett eines Leydigzelltumors ist breiter und die Blutflussgeschwindigkeit höher als bei einem Seminom, da die Neovaskularisation regelmäßiger ist. Im Gegensatz dazu weist ein Seminom Bereiche von Nekrosen aufgrund unregelmäßiger Neovaskularisierung auf (▢ Abb. 5.33 und 5.34), welche mit einer KM-Aussparung einhergehen (▢ Video 5.33). Dies erklärt die unterschiedlichen Intensitätswerte und Anflutzeiten (Abb. und ▢ Video 5.34). Der Vaskularisationsgrad eines Sertolizelltumors ist deutlich geringer, es zeigen sich peripher vermehrte Gefäße und langsame Flüsse, die bei kleinen Läsionen (< 1 cm) nicht immer sicher in der FKDS erfasst werden (▢ Abb. 5.35 und 5.36). Hier hilft CEUS, eine eindeutige Indikation zur OP und den V. a. einen Sertolizelltumor zu stellen. Das biologische Potenzial dieser Veränderungen kann

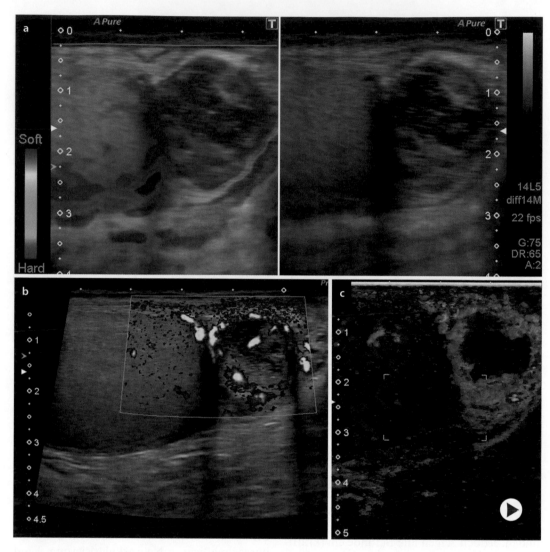

◩ **Abb. 5.32**   **a** Strainelastografie mit Darstellung einer harten (blau farbkodiert), inhomogenen Strukturstörung angrenzend an den Unterpol des rechten Hodens. **b** Im Power-Doppler Nachweis einer deutlichen, randständigen Hypervaskularisation. **c** Kontrastverstärkter Ultraschall (CEUS) mit farbkodierter Darstellung der Anflutphase zeigt ein kräftiges und frühes, vorrangig randständiges Kontrastmittelenhancement im Sinne eines „peripheral rim enhancement" bei Abszess des ver-

größerten Nebenhodens. Zentral liquide Anteile bleiben ohne Kontrastierung. ◩ Video 5.32 CEUS mit farbkodierter Darstellung der Anflutphase zeigt eine kräftige und frühe (noch vor dem Hoden), vorrangig randständige Kontrastierung im Sinne eines „peripheral rim enhancement" bei Abszess des ödematisierten Nebenhodens (Cauda). Die zentral liquiden Abszessanteile bleiben über den gesamten Untersuchungsverlauf ohne Kontrastierung (▸ https://doi.org/10.1007/000-6jd)

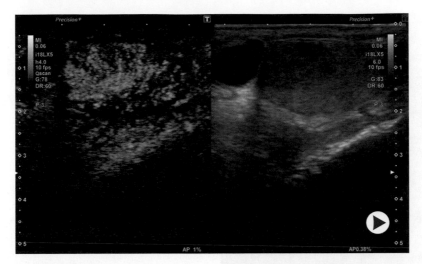

◘ Abb. 5.33 a Echoarme, inhomogene Strukturstörung des linken Hodens mit kräftigem Kontrastmittelenhancement der Läsion im Vergleich zum umgebenden Hodenparenchym. Einzelne minderperfundierte und verzögert kontrastmittel-aufnehmende Areale weisen auf nekrotische Areale im Tumor hin. Angrenzend Spermatozele (zystische Läsion) am Oberpol des Hodens. ◘ Video 5.33 **(CEUS Anflutung):** Histologisch gesichertes Seminom des Hodens mit inhomogener, im Vergleich zum regulären Hodenparenchym kräftiger Kontrastierung und chaotischem Gefäßmuster (irreguläre Gefäße mit Kaliberschwankungen) als Bestätigung eines malignen Befundes im Vergleich zu benignen Raumforderungen (meist geordnet, peripher betontes Gefäßmuster). Minderkontrastierte Areale sind durch nekrotische Tumoranteile erklärt. Angrenzend Spermatozele (zystische Läsion) ohne Kontrastierung (▶ https://doi.org/10.1007/000-6je)

häufig erst durch die histologische Sicherung eingeschätzt werden. Sehr seltene Fälle wie das kapilläre Hodenhämangiom zeigen ebenfalls sowohl in der FKDS und im CEUS eine deutliche Hyperperfusion und sind damit zum heutigen Zeitpunkt noch nicht sicher von malignen Läsionen zu unterscheiden (Spiesecke et al. 2020).

Abgesehen vom Kontrastmittelenhancement kann die Gefäßstruktur innerhalb des Tumors helfen. So zeigen benigne Tumoren meist ein reguläres, geordnetes Gefäßmuster mit überwiegend peripher gelegenen Gefäßen (◘ Video 5.35), welche im Summationsmodus besser visualisiert werden können (◘ Video 5.36), und maligne Tumoren wie das Seminom oder Metastasen zumeist ein chaotisches Gefäßmuster mit sehr variablen Gefäßkalibern innerhalb des Tumors.

▶ Beispiel Preset Hoden	
B-Mode:	14–24 MHz
MI:	0,07
Contrast-Mode:	5 MHz
SonoVue®:	2,4–4,8 ml

◀

5

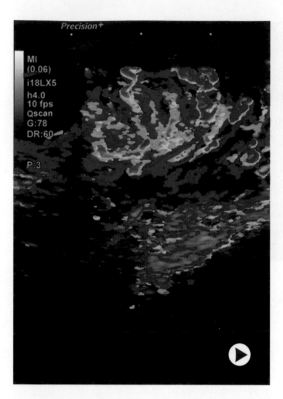

▣ Abb. 5.34   b In der Arrival-Time-Bildgebung zeigt sich ein inhomogenes Anflutmuster mit früher Kontrastierung (rot-grün farbkodiert) sowie deutlich verzögert anflutende Areale (pink und blau farbkodiert).
▣ Video 5.34 **(CEUS Arrival-Time-Bildgebung):** In der farbkodierten Darstellung der Anflutphase lässt sich das irreguläre Gefäßmuster maligner Raumforderungen besser visualisieren. Das gesicherte Seminom zeigt peripher einsprießende Gefäße mit geschlängeltem Verlauf. Insgesamt ist das Seminom meistens inhomogen perfundiert, was sich durch unterschiedliche Anflutzeiten innerhalb des Tumors darstellen lässt (► https://doi.org/10.1007/000-6jf)

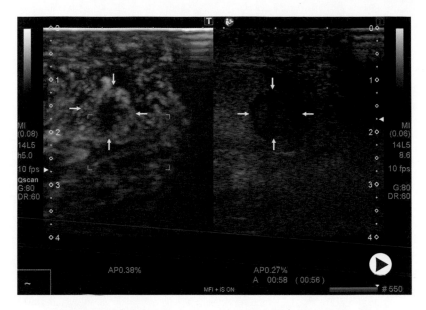

◻ Abb. 5.35 Echoarme Läsion am Unterpol des rechten Hodens (Pfeile, rechts) mit randständiger Kontrastmittelaufnahme und zentral verzögerter Kontrastmittelanflutung, histologisch gesichert als Sertolizelltumor. Während Leydigzelltumoren meist rasch von peripher nach zentral zufluten, zeigt der Sertolizelltumor in der Regel keine frühe, sondern zum Hodengewebe zeitgleiche Kontrastmittelanflutung mit langsamer zentraler Kontrastierung. ◻ Video 5.35 Gesicherter Sertolizelltumor mit zeitgleicher Kontrastierung der peripheren Gefäße im Vergleich zum umgebenden Hodenparenchym. In der Anflutphase bleiben die zentralen Tumoranteile ohne Kontrastierung oder mit verzögertem Zufluten (► https://doi.org/10.1007/000-6hh)

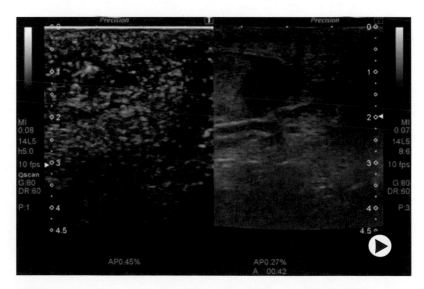

◻ Abb. 5.36 ◻ Video 5.36 Im Summationsmodus (Akkumulation der Mikrobläschen) ist die periphere Kontrastierung und zentrale Aussparung des Sertolizelltumors mit einer hohen zeitlichen Auflösung visualisierbar (► https://doi.org/10.1007/000-6jh)

Erfassung und Detektion von Aortenpathologien unter Verwendung des kontrastverstärkten Ultraschalls

Dirk-André Clevert

Inhaltsverzeichnis

6.1   **Ultraschalltechnik – 126**
6.1.1   Farbkodierte Duplexsonografie und
        Spektraldoppler – 126
6.1.2   Kontrastmittelunterstützte Sonografie – 126

6.2   **Normalbefunde Aorta abdominalis – 127**

6.3   **Pathologische Veränderungen der Aorta – 128**
6.3.1   Abdominelles Aortenaneurysma – 128
6.3.2   Inflammatorisches Aortenaneurysma – 134
6.3.3   Aortendissektion – 135
6.3.4   Endovaskuläre Aneurysmaoperation
        und Follow-up – 145

6.4   **Fazit für die Praxis – 149**

        Literatur – 153

Ergänzende Information Die elektronische Version dieses Kapitels enthält Zusatz-material, auf das über folgenden Link zugegriffen werden kann https://doi.org/10.1007/978-3-662-61686-4_6. Die Videos lassen sich durch Anklicken des DOI Links in der Legende einer entsprechenden Abbildung abspielen, oder indem Sie diesen Link mit der SN More Media App scannen.

Der konventionelle Ultraschall ist eine einfache und kostengünstige Technik. Die Ultraschalluntersuchung ist die häufigste verwendete Bildgebungsmodalität weltweit für die schnelle Erfassung pathologischer Veränderungen in der täglichen Praxis. Bei der Diagnostik pathologischer Veränderungen der Bauchaorta ist das Verfahren aber limitiert (Taylor und Hilland 1990), sodass die Multislice-CT-Angiografie (MS-CTA) allgemein als Methode der Wahl angesehen wird.

Mit der Einführung von Mikrobläschen als Ultraschallkontrastmittel konnte die diagnostische Aussagekraft der Sonografie in diesem Indikationsbereich substanziell verbessert werden. In den letzten 12 Jahren wurden Arbeiten zum Einsatz des kontrastverstärkten Ultraschalls (CEUS) bei der Detektion von Endoleaks nach Implantation von Aortenstents (Bargellini et al. 2004; Catalano et al. 2005a) und zur Diagnose abdomineller Aortenaneurysmarupturen publiziert (Clevert et al. 2007a, 2008a, 2009a).

Der Trend zeigt, dass CEUS zur Diagnose von Gefäßpathologien zunehmend in die tägliche Routine implementiert wird. Diese neue Technik überwindet die Limitationen des herkömmlichen Ultraschalls durch den Einsatz des Kontrastmittels. Hiermit lassen sich minimalste Blutflüsse detektieren, wie sie z. B. bei einem Endoleak oder Vasa vasorum vorliegen (Zimmermann et al. 2016; Rubenthaler et al. 2016, 2017a, b).

CEUS erleichtert auch die Darstellung von Aneurysmen, Aortendissektionen, Endoleaks und Gefäßzerlegung (Rubenthaler et al. 2016). Neben der konventionellen B-Bild-Sonografie wird der Duplexultraschall als erste Technik für das Screening von Gefäßpathologien verwendet, bei abdominalen Aortenaneurysmen hat diese Technik bereits eine Sensitivität von 95–98 % (Catalano et al. 2005b).

Die zusätzliche Verwendung des kontrastverstärkten Ultraschalls verbessert die Abgrenzung des Aortenlumens und die Erkennung von verzweigten Arterien oder Dissektionen. Darüber hinaus ermöglicht der kontrastverstärkte Ultraschall die schnelle Diagnose von Aortenrupturen durch die Kontrastmittelextravasation (Catalano et al. 2005b; Clevert et al. 2007b; Negrão de Figueiredo et al. 2019). Im Follow-up nach endovaskulärer Aneurysmenreparatur (EVAR) wird die Nachsorge in vielen Zentren bereits routinemäßig mittels CEUS durchgeführt (Clevert et al. 2009b, c; Rubenthaler et al. 2017b).

6.1 Ultraschalltechnik

6.1.1 Farbkodierte Duplexsonografie und Spektraldoppler

Die farbkodierte Duplexsonografie (FKDS) kommt in der abdominalen sonografischen Diagnostik in verschiedenen Varianten zum Einsatz. Mit dieser Technik können die räumliche Verteilung des Blutflusses und der Strömungsverlauf dargestellt und der zeitliche Verlauf bestimmt werden. Darüber hinaus können die Richtung des Blutflusses bestimmt und die Durchblutung der parenchymatösen Organe abgeschätzt werden. Zur Bestimmung des Schweregrads einer Stenose leistet der Spektraldoppler einen wertvollen Beitrag. Dabei werden der zeitliche Verlauf und die Geschwindigkeitsverteilungen, also mittlere oder maximale Geschwindigkeit, dargestellt (Clevert et al. 2009c; Schmidt et al. 2008).

6.1.2 Kontrastmittelunterstützte Sonografie

Im Laufe der letzten Dekade wurden intensive Anstrengungen unternommen, um die Zusammensetzung und den Aufbau von Mikrobläschen für den CEUS zu optimieren, um so die Detektion ihres nicht linearen Signals zu verbessern. Insbesondere ein niedriger mechanischer Index (MI 0,15–0,19) erlaubt eine gute graustufenbasierte Bildgebung in Echtzeit.

SonoVue® ist ein Ultraschallkontrast-mittel der 2. Generation aus stabilisierten Mikrobläschen, gefüllt mit Schwefelhexafluoridgas, das über den Respirationstrakt ausgeatmet wird. Es ist schwer löslich, unschädlich, isoton zum menschlichen Blutplasma und ohne antigenes Potenzial (Greis 2014).

6.1.2.1 Dosis

Die empfohlene Dosis für eine Einzelinjektion beträgt je nach verwendetem Sonografiegerät zwischen 0,8 und 1,5 ml. Nach der Injektion der Mikrobläschen sollen 10 ml 0,9 %ige Kochsalzlösung bolusartig injiziert werden (Rubenthaler et al. 2016; Clevert et al. 2007b; Negrão de Figueiredo et al. 2019).

6.1.2.2 Indikationen

Gemäß den Richtlinien der European Federation of Societies for Ultrasound in Medicine and Biology (EFSUMB) (Piscaglia et al. 2012) wird CEUS empfohlen zum Nachweis einer abdominellen Aortendissektion, eines Aortenaneurysmas (AAA), einer Aneurysmaruptur und von Endoleaks nach endovaskulärer Aneurysmenreparatur (EVAR) sowie bei inflammatorischen Bauchaneurysmen.

6.2 Normalbefunde Aorta abdominalis

Die Aorta zieht auf Höhe der Wirbelkörper Th12 und LWK1 durch das Zwerchfell und verläuft im weiteren Verlauf unmittelbar vor der Wirbelsäule bzw. links neben der Wirbelsäule. Auf Höhe von LWK4 teilt sich die Aorta in die beiden Aa. iliacae. Der normale Durchmesser der Aorta variiert je nach anatomischer Lokalisation und beträgt subdiaphragmal zwischen 20–25 mm und verjüngt sich nach kaudal auf etwa 17–19 mm. Mit Ausnahme des Truncus coeliacus und der Aa. mesentericae superior und inferior sind die Äste der Aorta abdominalis paarig angelegt. Anatomische Varianten der Aorta sind selten (Clevert et al. 2009c; Kubale et al. 2015).

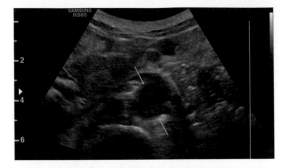

☐ **Abb. 6.1** B-Bild-Darstellung der Aorta *(gelbe Pfeile)* in axialer Schnittführung

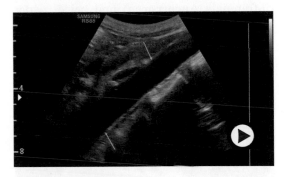

☐ **Abb. 6.2** B-Bild-Darstellung der Aorta *(gelbe Pfeile)* in sagittaler Schnittführung. ☐ Video 6.2 B-Bild-Darstellung der Aorta in sagittaler Schnittführung. (▶ https://doi.org/10.1007/000-6kp)

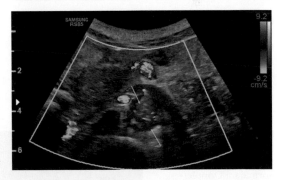

☐ **Abb. 6.3** Farbkodierte Darstellung der Aorta *(gelbe Pfeile)* in axialer Schnittführung

Während der Systole stellt sich die normale Aorta in der farbkodierten Duplexsonografie komplett mit einem farbkodierten Lumen dar (☐ Abb. 6.1, 6.2, 6.3, 6.4, 6.5, 6.6 und 6.7), (☐ Video 6.2, 6.4, 6.6 und 6.7).

6.3 Pathologische Veränderungen der Aorta

6.3.1 Abdominelles Aortenaneurysma

Das abdominelle Aortenaneurysma (AAA) ist definiert als eine fokale, irreversible transversale Dilatation der Aorta mit einem Durchmesser von mehr als 3 cm bzw. mehr als 50 % seiner normalen Größe (◘ Abb. 6.8, 6.9 und 6.10). Die häufigsten Aneurysmen (85 %) befinden sich unterhalb der Nierenarterien (infrarenale Aneurysmen) und bei 4 % der Fälle sind die Nierenarterien mit betroffen (Kent 2014).

Das rupturierte AAA ist die zehnthäufigste Todesursache des plötzlichen Todes bei Männern über 55 Jahren (Gallagher 1999). Die Behandlung eines rupturierten AAA erfordert eine schnelle Diagnose und die umgehende Therapieeinleitung, andernfalls ist die Prognose extrem ungünstig mit einer Sterblichkeitsrate von 85–90 % (Zimmermann et al. 2016; Kubale et al. 2015). Patienten, bei denen eine chirurgische Versorgung möglich ist, haben eine Überlebenswahrscheinlichkeit von 30–65 % (Kent 2014).

Männer, insbesondere über 65 Jahre, sind stärker betroffen als Frauen (4: 1) (Kubale et al. 2015) und Risikofaktoren wie Fettleibigkeit, rauchende Patienten, Bluthochdruck,

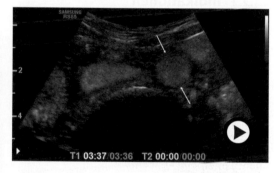

◘ Abb. 6.6 Gleicher Patient wie in ◘ Abb. 6.1 und 6.5. Kontrastverstärkte Darstellung der Aorta in axialer Schnittführung mit verbesserter Darstellung des perfundierten Lumens *(weiße Pfeile)*. ◘ Video 6.6 Gleicher Patient wie in ◘ Video 6.2 und 6.4 Kontrastverstärkte Darstellung der Aorta in axialer Schnittführung mit verbesserter Darstellung des perfundierten Lumens. (► https://doi.org/10.1007/000-6jm)

◘ Abb. 6.4 Normalbefund der Aorta abdominalis in der Farbkodierung *(gelbe Pfeile)* in sagittaler Schnittführung. ◘ Video 6.4 Normalbefund der Aorta abdominalis in der farbkodierten Darstellung in sagittaler Schnittführung. (► https://doi.org/10.1007/000-6jk)

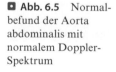

◘ Abb. 6.5 Normalbefund der Aorta abdominalis mit normalem Doppler-Spektrum

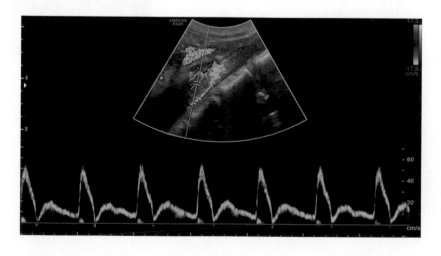

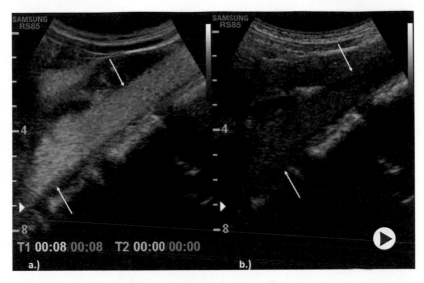

◘ Abb. 6.7 Gleicher Patient wie in ◘ Abb. 6.1 und 6.6. Kontrastverstärkte Darstellung der Aorta in sagittaler Schnittführung mit verbesserter Darstellung des perfundierten Lumens *(weiße Pfeile)*. ◘ Video 6.7 Gleicher

Patient wie in ◘ Video 6.2, 6.4 und 6.6. Kontrastverstärkte Darstellung der Aorta in sagittaler Schnittführung mit verbesserter Darstellung des perfundierten Lumens. (► https://doi.org/10.1007/000-6jn)

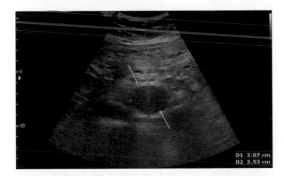

◘ Abb. 6.8 B-Bild-Darstellung eines nicht thrombosierten infrarenalen Aortenaneurysmas *(gelbe Pfeile)* in axialer Schnittführung mit einem maximalen Durchmesser von ca. 3,1 × 3,5 cm

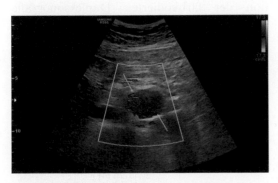

◘ Abb. 6.9 Farbkodierte Flussdarstellung eines perfundierten Aneurysmalumens in axialer Schnittführung *(gelbe Pfeile)*

Atherosklerose und Bauchtrauma können auch zu einer erhöhen Aneurysmabildung führen (Kent 2014).

Die Prävalenz von Bauchaorten-aneurysmen scheint zu sinken. In einer aktuellen schwedischen Studie betrug die Prävalenz von Bauchaortenaneurysmen bei 65-jähriger Männer bei 2,2 % (Svensjö et al. 2011), während in früheren Studien bei Männern im Alter von 65 bis 80 die Prävalenz bei 4–8 % lag (Kent et al. 2010; Norman et al. 2004; Lindholt et al. 2005; Ashton et al. 2002; Shuman et al. 1988).

Aufgrund der möglichen schweren Komplikation einer Aneurysmaruptur sollte das Aortenaneurysma frühzeitig erkannt und dann jährlich im Verlauf kontrolliert werden. Obwohl die Multidetektor Computertomografische Angiografie (MDCTA) die primäre Bildgebungsmodalität für die abschließende Diagnose von Bauchaortenaneurysmen ist, hat sich die konventionelle Ultraschalldiagnostik mit einer Sensitivität von 95–98 % als sehr aussagefähige Methode zum Ausschluss von Aneurysmen bewährt (Lindholt et al. 2005). Der Zusammenhang zwischen Aortenaneurysmadiameter und Risiko der Ruptur wird in ◘ Tab. 6.1 verdeutlicht (Lederle et al. 2002a, b).

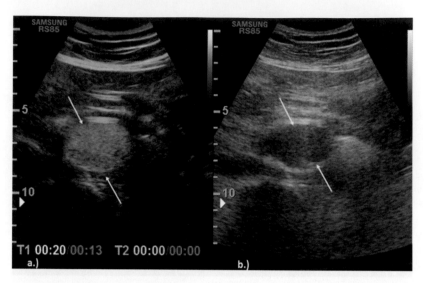

⬛ Abb. 6.10 Gleicher Patient wie in ⬛ Abb. 6.8 und 6.9. In Dual-Mode-Technik Darstellung der CEUS-Information **a** und des B-Bilds **b**. Kontrastverstärkte Darstellung des nicht thrombosierten infrarenalen Aortenaneurysmas in axialer Schnittführung mit verbesserter Darstellung des perfundierten Lumens *(weiße Pfeile)*

⬛ Tab. 6.1 Jährliches Risiko der Ruptur eines abdominalen Aortenaneurysmas in Korrelation zum Diameter (Lederle et al. 2002a; Lederle et al. 2002b)

Aneurysmadurch-messer	1-Jahres-Inzidenz der Ruptur (%)
< 5,5 cm	≤ 1,0
5,5–5,9 cm	9,4
6,0–6,9 cm	10,2
≥ 7,0 cm	32,5

Ein chirurgischer Ansatz ist sehr zu empfehlen bei Frauen mit Aneurysmen größer als 5,0 cm und bei Männern mit Aneurysmen größer als 5,5 cm (⬛ Abb. 6.11, 6.12, 6.13, 6.14, 6.15 und 6.16) (Kent 2014). Zusätzlich sollte eine mögliche Erweiterung der Beckenachse überprüft werden (⬛ Abb. 6.17, 6.18 und 6.19), (⬛ Video 6.11, 6.12, 6.13, 6.14, 6.15, 6.16 und 6.17).

Die Entscheidung zu einer gewählten operativen oder endovaskulären Therapie des AAA sollte nicht nur die Rupturgefahr be-inhalten, sondern auch das operative Risiko des Patienten und die prognostizierte Lebenserwartung berücksichtigen (EVAR Trial Participants 2005).

Die Methode der Wahl im Follow-up von abdominalen Aortenaneurysmen ist der konventionelle B-Bild-Ultraschall. Hierbei sollte das Aneurysma im Transversalschnitt vermessen werden. Auch die proximalen und distalen Grenzen und mögliche involvierte Gefäße sollten erfasst werden. Der Farbdoppler ermöglicht die Visualisierung des perfundierten Aneurysmalumens und des Blutflusses. Die zusätzliche Verwendung eines Ultraschallkontrastmittels kann die Limitation der farbkodierten Duplexsonografie überwinden und durch direkte oder indirekte Darstellung Anzeichen einer Aneurysmaruptur erfassen. Im Falle einer Aneurysmaruptur ist mit einer Kontrastextravasation jenseits der Aortenwand zu rechnen? (Catalano et al. 2005b; Clevert et al. 2007b). Darüber hinaus unterstützt CEUS die Differenzierung zwischen einem entzündlichen Aortenaneurysma und einer gedeckten Ruptur (Clevert et al. 2009b).

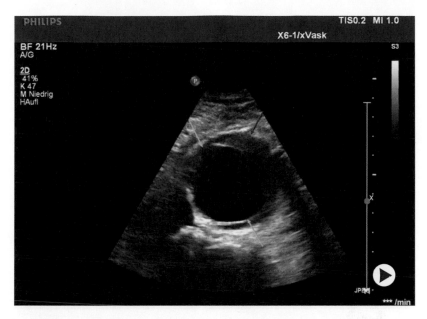

◘ Abb. 6.11 B-Bild-Darstellung eines teilthrombosierten *(roter Pfeil)* infrarenalen Aortenaneurysmas *(gelbe Pfeile)* in axialer Schnittführung mit einem maximalen Durchmesser von ca. 5 cm. ◘ Video 6.11 B-Bild-Darstellung eines teilthrombosierten infrarenalen Aortenaneurysmas in axialer Schnittführung. (► https://doi.org/10.1007/000-6jp)

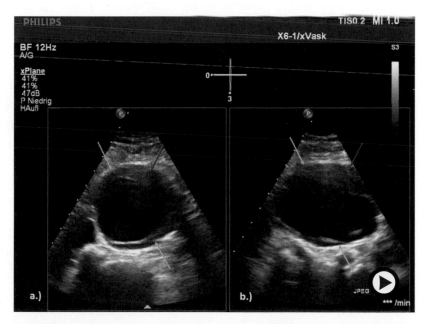

◘ Abb. 6.12 X-Plane-Technik mit simultaner B-Bild-Darstellung eines teilthrombosierten *(roter Pfeil)* infrarenalen Aortenaneurysmas *(gelbe Pfeile)* in axialer **a** und sagittaler **b** Schnittführung. ◘ Video 6.12 Gleicher Patient wie in ◘ Video 6.11 und 6.14. X-Plane-Technik mit simultaner B-Bild-Darstellung eines teilthrombosierten infrarenalen Aortenaneurysmas in axialer und sagittaler Schnittführung. (► https://doi.org/10.1007/000-6jq)

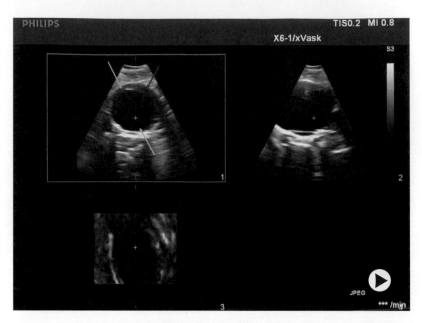

◻ Abb. 6.13   3D-Technik mit simultaner B-Bild Darstellung eines teilthrombosierten (roter Pfeil) infrarenalen Aortenaneurysmas (gelbe Pfeile) in axialer, sagittaler und koronarer Schnittführung. ◻ Video 6.13

Gleicher Patient wie in ◻ Video 6.11, 6.12, 6.14 und 6.15. 4D-Technik des infrarenalen Aortenaneurysmas in axialer, sagittaler und koronarer Schnittführung. (▶ https://doi.org/10.1007/000-6jr)

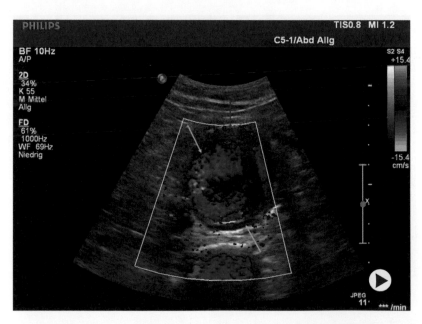

◻ Abb. 6.14   Farbkodierte Flussdarstellung in axialer Schnittführung mit Darstellung des perfundierten teilthrombosierten *(roter Pfeil)* infrarenalen Aortenaneurysmas *(gelbe Pfeile)*. ◻ Video 6.14 Gleicher

Patient wie in ◻ Video 6.11. Farbkodierte Flussdarstellung in axialer Schnittführung mit Darstellung des perfundierten teilthrombosierten infrarenalen Aortenaneurysmas. (▶ https://doi.org/10.1007/000-6js)

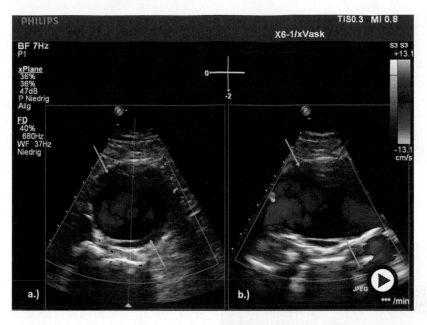

● **Abb. 6.15** X-Plane-Technik mit simultaner farb-kodierter Flussdarstellung eines teilthrombosierten *(roter Pfeil)* infrarenalen Aortenaneurysmas *(gelbe Pfeile)* in axialer **a** und sagittaler **b** Schnittführung. ● Video 6.15 Gleicher Patient wie in ● Video 6.11, 6.12 und 6.14.

X-Plane-Technik mit simultaner farbkodierter Flussdar-stellung eines teilthrombosierten infrarenalen Aorten-aneurysmas in axialer und sagittaler Schnittführung. (▶ https://doi.org/10.1007/000-6jt)

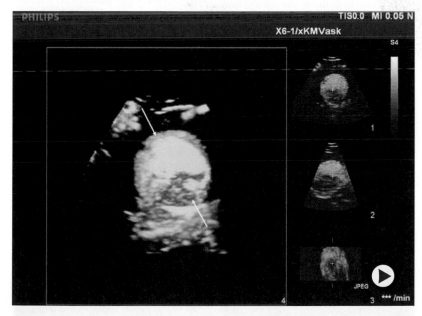

● **Abb. 6.16** CEUS MIP-3D-Technik des infrarenalen Aortenaneurysmas *(weiße Pfeile)* in axialer (1), sagit-taler (2) und koronarer (3) Schnittführung. ● Video 6.16 Gleicher Patient wie in ● Video 6.11–6.15 und

6.17. CEUS MIP-4D-Technik des infrarenalen Aorten-aneurysmas in axialer, sagittaler und koronarer Schnitt-führung. (▶ https://doi.org/10.1007/000-6jv)

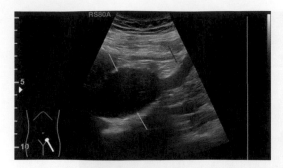

▣ Abb. 6.17   B-Bild-Darstellung eines Aneurysmas der Arteria iliacal communis (gelbe Pfeile) und der Arteria iliacal externa (roter Pfeil) in sagittaler Schnittführung

6

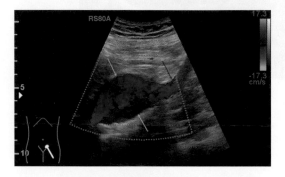

▣ Abb. 6.18   Farbkodierte Flussdarstellung in sagitaler Schnittführung mit Darstellung der aneurysmatischen Erweiterung der Arteria iliacal communis (gelbe Pfeile) und der Arteria iliacal externa (roter Pfeil)

6.3.2 Inflammatorisches Aortenaneurysma

Das entzündliche Aortenaneurysma (EAAA) ist eine nicht infektiöse Erkrankung, die bis zu 10 % aller abdominalen Aortenaneurysmen betrifft. Ein EAAA unterscheidet sich durch das Ausmaß der periaortalen Fibrose und der Wandverdickung von atherosklerotischen Aneurysmen (Walker et al. 1972).

Der Begriff des „entzündlich bedingten Aneurysmas der abdominellen Aorta" wurde erstmalig von Walker et al. (1972) im Jahr 1972 beschrieben, hierbei wurde eine Gruppe von 19 Patienten, deren Aneurysmen mit einer Wandverdickung aufgrund einer perianeurysmalen Fibrose assoziiert waren, die auch die angrenzenden Organe involvierte (Walker et al. 1972), erfasst. Die Inzidenz dieser Erkrankung wird in der aktuellen Literatur mit ca. 2–15 % aller AAA angegeben (Orta Kilickesmez und Kilickesmez 2009).

Klinische Zeichen wie Bauch- oder Rückenschmerzen, Gewichtsverlust und erhöhte Blutsenkungsrate in Verbindung mit einem AAA sprechen für das mögliche Vorliegen eines EAAA (Maeda et al. 2013). Nur wenige Patienten mit EAAA sind

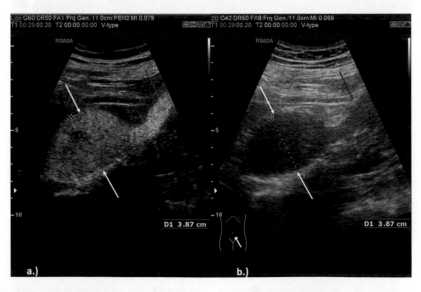

▣ Abb. 6.19   In Dual-Mode-Technik Darstellung der CEUS Information (**a.**) und dem B-Bild (**b.**). Flussdarstellung in sagitaler Schnittführung mit aneurysma-tischen Erweiterung der Arteria iliacal communis diese hat einen maximalen Durchmesser von ca. 3.9 cm (gelbe Pfeile) und der Arteria iliacal externa (roter Pfeil)

asymptomatisch (Walker et al. 1972). Etwa 80 % der Patienten mit EAAA leiden unter Symptomen wie Rücken-, Flanken- oder Bauchschmerzen (Zaheer 2015; Goldstone et al. 1978), was signifikant häufiger ist als bei Patienten mit AAA ohne entzündliche Komponente, bei denen nur 10–20 % diese klinischen Symptome aufweisen. Die perioperative Mortalität bei der operativen Versorgung eines EAAA ist etwa dreimal höher als die eines nicht entzündlichen AAA, meist bedingt durch intraoperative Komplikationen, die durch die angrenzende Entzündungsreaktion, wie z. B. die periaortale Fibrose, verursacht werden (Goldstone et al. 1978) (◻ Abb. 6.20, 6.21, 6.22 und 6.23), (◻ Video 6.20, 6.22 und 6.23). Nach Applikation eines Kontrastmittels ist die Aufnahme des Kontrastmittels im Weichgewebe um die anterolaterale Begrenzung der Aorta zu erkennen; diese Kontrastmittelaufnahme nimmt im zeitlichen Verlauf zu.

Bei Rupturen können entzündliche Aortenaneurysmen im Vergleich zu atherosklerotischen Aneurysmen eine höhere operative Mortalität verursachen (Tang et al. 2005). Entzündliche und atherosklerotische Aneurysmen werden ähnlich behandelt, entweder mit chirurgischer oder endovaskulärer Reparatur. Die endovaskuläre Reparatur entzündlicher Aneurysmen kann die postoperative Frühsterblichkeit senken, wenngleich eine anhaltende periaortale Entzündung zu einer damit verbundenen Morbidität wie Nierenversagen aufgrund einer Hydronephrose führen kann (Maeda et al. 2013).

6.3.3 Aortendissektion

Abdominelle Aortendissektionen sind meistens mit einer thorakalen Aortendissektion assoziiert, während isolierte abdominelle Aortendissektionen eher selten sind (Farber

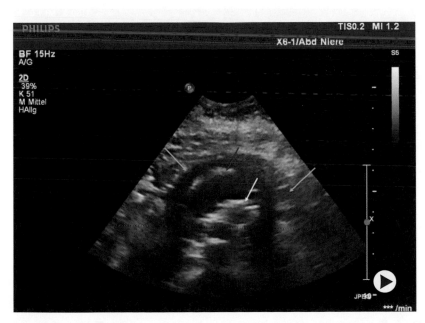

◻ **Abb. 6.20** Endovaskuläre Stentversorgung (weiße Pfeile) eines infrarenales Aortenaneurysmas (rote Pfeile) im B-Bild mit Weichgewebevermehrung um die anterolateralen Abschnitte der Aorta (gelbe Pfeile). ◻ Video

6.20 Endovaskuläre Stentversorgung eines infrarenalen Aortenaneurysmas im B-Bild mit Weichgewebevermehrung um die anterolateralen Abschnitte der Aorta. (► https://doi.org/10.1007/000-6jw)

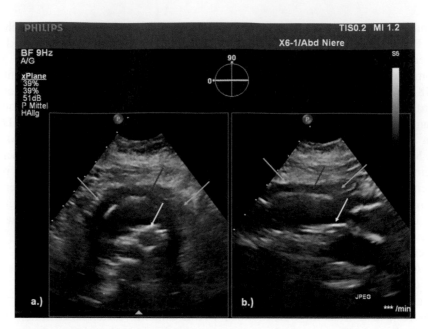

Abb. 6.21 X-Plane-Technik (**a.–b.**) mit simultaner B-Bild-Darstellung der endovaskulären Stentversorgung (weiße Pfeile) eines infrarenales Aortenaneurysmas (rote Pfeile) im B-Bild mit Weichgewebevermehrung um die anterolateralen Abschnitte der Aorta (gelbe Pfeile)

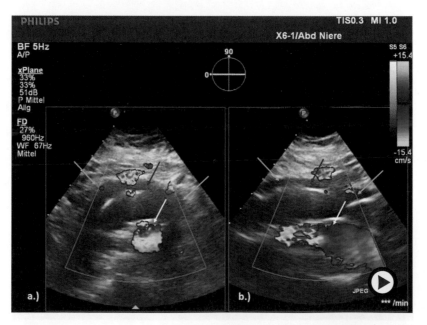

Abb. 6.22 X-Plane-Technik mit simultaner farbkodierte Flussdarstellung der endovaskulären Stentversorgung (weiße Pfeile) eines infrarenales Aortenaneurysmas (rote Pfeile) im B-Bild mit Weichgewebevermehrung um die anterolateralen Abschnitte der Aorta (gelbe Pfeile). ■ Video 6.22 Glei-cher Patient wie in ■ Video 6.20. X-Plane-Technik mit simultaner farbkodierte Flussdarstellung der endovaskulären Stentversorgung eines infrarenales Aortenaneurysmas im B-Bild mit Weichgewebevermehrung um die anterolateralen Abschnitte der Aorta. (► https://doi.org/10.1007/000-6jx)

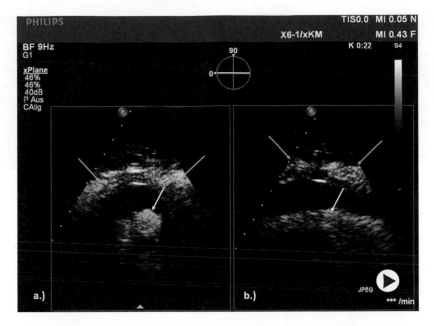

◼ Abb. 6.23 Gleicher Patient wie in ◼ Abb. 6.20 und 6.22. X-Plane-Technik (**a.–b.**), im CEUS ist eine Kontrastmittelaufnahme des Weichgewebes um die anterolaterale Begrenzung der Aorta abdominalis (gelbe Pfeile) zu erkennen. Der Aortenstent ist regelrecht perfundiert (weiße Pfeile) als Hinweis auf ein ausgeschaltetes Aortenaneurysma ohne Nachweis eines Endoleaks. ◼ Video 6.23 Gleicher Patient wie in ◼ Video 6.20 und 6.22. Im CEUS ist eine Kontrastmittelaufnahme des Weichgewebes um die anterolaterale Begrenzung der Aorta abdominalis zu erkennen. Der Aortenstent ist regelrecht perfundiert als Hinweis auf ein ausgeschaltetes Aortenaneurysma ohne Nachweis eines Endoleaks. (▶ https://doi.org/10.1007/000-6jy)

et al. 2002). Die Inzidenz dieser Erkrankung beträgt 4,4 pro 100.000 Einwohner (DeMartino et al. 2018) (◼ Abb. 6.24, 6.25, 6.26, 6.27, 6.28, 6.29 und 6.30), (◼ Video 6.24, 6.25, 6.26, 6.27 und 6.28).

Hypertonie ist einer der Hauptrisikofaktoren einer Aortendissektion, es gibt aber auch andere Risikofaktoren wie Arteriosklerose, vorbestehendes Aneurysma, eine bikuspidale Aortenklappe oder iatrogen nach intravaskulärer Katheterisierung. Iatrogene Aortendissektionen aufgrund intravaskulärer Katheterisierungen sind häufig in der abdominellen oder deszendierenden thorakalen Aorta lokalisiert und kommen in bis zu 5 % der Fälle vor (Clevert et al. 2005).

Eine andere wichtige Ursache einer Aortendissektion ist die zystische Medianekrose, wie sie in Assoziation mit dem Marfan-Syndrom vorkommt (Kuijpers et al. 2019).

Typische Symptome einer Aortendissektion sind z. B. ein seitendifferenter Blut-

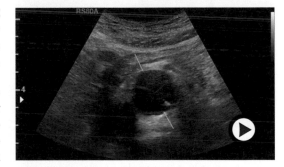

◼ Abb. 6.24 Aortendissektion im B-Bild in axialen Schichtführung mit Darstellung der Dissektionsmembran (roter Pfeil) sowie der Aorta abdominalis (gelbe Pfeile). ◼ Video 6.24 Aortendissektion im B-Bild in axialen Schichtführung mit Darstellung der Dissektionsmembran sowie der Aorta abdominalis. (▶ https://doi.org/10.1007/000-6jz)

druck, Brust- oder Bauchschmerzen, Zeichen eines Gefäßverschlusses (z. B. Mesenterialischämie oder renale Symptome); Para- oder Hemiplegie sind nicht immer vorhanden und

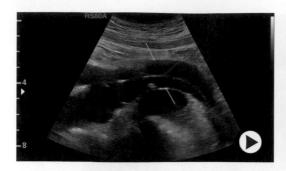

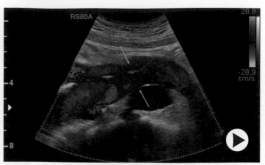

Abb. 6.25   Gleicher Patient wie in ◘ Abb. 6.24. Aortendissektion im B-Bild in sagittaler Schichtführung mit Darstellung der Dissektionsmembran (roter Pfeil) sowie der Aorta abdominalis (gelbe Pfeile). ◘ Video 6.25 Gleicher Patient wie in ◘ Video 6.24. Gleicher Patient wie in ◘ Video 6.24. Aortendissektion im B-Bild in sagittaler Schichtführung mit Darstellung der Dissektionsmembran sowie der Aorta abdominalis. (► https://doi.org/10.1007/000-6k0)

Abb. 6.27   Gleicher Patient wie in ◘ Abb. 6.24–6.26. Aortendissektion im Farbdoppler in sagittaler Schichtführung mit Darstellung der Dissektionsmembran (roter Pfeil) sowie der Aorta abdominalis (gelbe Pfeile). ◘ Video 6.27 Gleicher Patient wie in ◘ Video 6.24–6.26. Aortendissektion im Farbdoppler in sagittaler Schichtführung mit Darstellung der Dissektionsmembran (sowie der Aorta abdominalis. (► https://doi.org/10.1007/000-6k2)

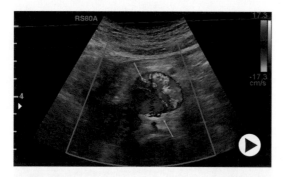

Abb. 6.26   Gleicher Patient wie in ◘ Abb. 6.24 und 6.25. Aortendissektion im Farbdoppler in axialen Schichtführung mit Darstellung der Dissektionsmembran (roter Pfeil) sowie der Aorta abdominalis (gelbe Pfeile). ◘ Video 6.26 Gleicher Patient wie in ◘ Video 6.24 und 6.25. Aortendissektion im Farbdoppler in axialer Schichtführung mit Darstellung der Dissektionsmembran sowie der Aorta abdominalis. (► https://doi.org/10.1007/000-6k1)

können zudem der Symptomatik anderer Erkrankungen ähneln, die zu einer notfallmäßigen Aufnahme von Patienten führen (Khan und Nair 2002) (◘ Abb. 6.31, 6.32, 6.33 und 6.34), (◘ Video 6.31, 6.32, 6.33 und 6.34).

Bis zu 38 % der Aortendissektionen werden in der initialen Untersuchung übersehen und bis zu 28 % der Aortendissektionen blei-

ben bis zur Autopsie unerkannt (Khan und Nair 2002) (◘ Abb. 6.35, 6.36, 6.37, 6.38, 6.39, 6.40 und 6.41), (◘ Video 6.35, 6.36, 6.37, 6.38, 6.39, 6.40 und 6.41).

Häufig lassen sich die Pulsationsmembran im konventionellen B-Mode und die Perfusion des Lumens im Farbdoppler darstellen (Clevert et al. 2007b).

Mit dem kontrastverstärkten Ultraschall lässt sich das wahre und falsche Lumen der Dissektion besser erfassen. Das wahre Lumen ist in der Regel durch einen frühen Kontrastmitteleinstrom gekennzeichnet, während im falschen Lumen, sofern es nicht thrombosiert ist, ein späterer Kontrastmitteleinstrom zu verzeichnen ist (Clevert et al. 2007b, 2008b, c). Für die Detektion einer abdominellen Aortendissektion werden Sensitivität und Spezifität des konventionellen Ultraschalls im Vergleich zum CEUS und der CT-Angiografie von 68, 97 und 100 % bzw. 88, 100 und 100 % angegeben (Clevert et al. 2008c).

Darüber hinaus ist CEUS in der Lage, eine Hypoperfusion der viszeralen Organe bei Malperfusion abzubilden, wie z. B. bei einem Leber- oder Niereninfarkt aufgrund einer Dissektion (Negrão de Figueiredo et al. 2019).

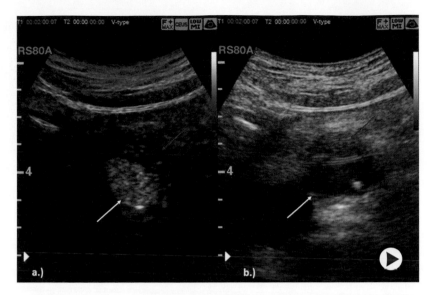

Abb. 6.28 Gleicher Patient wie in ▣ Abb. 6.24 und 6.27. In Dual-Mode-Technik Darstellung der CEUS Information (**a.**) und dem B-Bild (**b.**). CEUS in der axialen Schichtführung zeigt die Kontrastmittelanflutung zunächst im wahren Lumen (weißer Pfeil). Im falschen Lumen (roter Pfeil) ist die Anflutung verzögert, es sind einzelne Bubble sichtbar.

▣ Video 6.28 Gleicher Patient wie in ▣ Video 6.24–6.27. In Dual-Mode-Technik Darstellung der CEUS Information und dem B-Bild. CEUS in der axialen Schichtführung zeigt die Kontrastmittelanflutung zunächst im wahren Lumen. Im falschen Lumen ist die Anflutung verzögert. (▶ https://doi.org/10.1007/000-6k3)

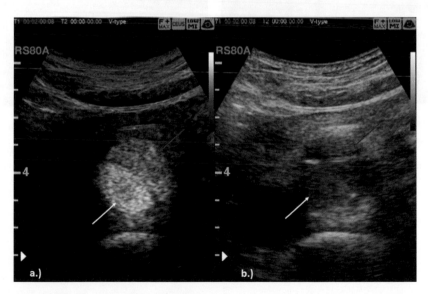

Abb. 6.29 Gleicher Patient wie in ▣ Abb. 6.24 und 6.28. In Dual-Mode-Technik Darstellung der CEUS Information (**a.**) und dem B-Bild (**b.**). CEUS in der axialen Schichtführung zeigt die Kontrastmittelanflutung im wahren Lumen (weißer Pfeil). Im falschen Lumen (roter Pfeil) ist im zeitlichen Verlauf eine vollständige Perfusion sichtbar

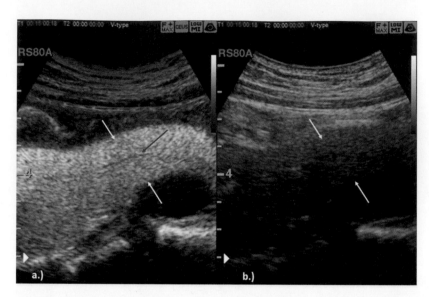

☐ Abb. 6.30 Gleicher Patient wie in ☐ Abb. 6.24 und 6.29. In Dual-Mode-Technik Darstellung der CEUS Information (**a.**) und dem B-Bild (**b.**). CEUS in der sagittalen Schichtführung zeigt die Kontrastmittelanflutung im wahren Lumen und falschen Lumen (weiße Pfeile), sowie die Dissektionsmembran (roter Pfeil)

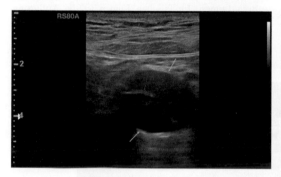 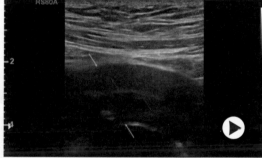

☐ Abb. 6.31 Gleicher Patient wie in ☐ Abb. 6.24. Hochauflösende Untersuchung mittels eines Linearschallkopfes. Aortendissektion im B-Bild in axialer Schichtführung mit Darstellung der Dissektionsmembran(roter Pfeil) sowie der Aorta abdominalis (gelbe Pfeile)

☐ Abb. 6.32 Hochauflösende Untersuchung mittels eines Linearschallkopfes. Aortendissektion im B-Bild in sagittaler Schichtführung mit Darstellung der Dissektionsmembran (rote Pfeile) sowie der Aorta abdominalis (gelbe Pfeile). ☐ Video 6.32 Hochauflösende Untersuchung mittels eines Linearschallkopfes. Aortendissektion im B-Bild in sagittaler Schichtführung mit Darstellung der Dissektionsmembran sowie der Aorta abdominalis. (▶ https://doi.org/10.1007/000-6k4)

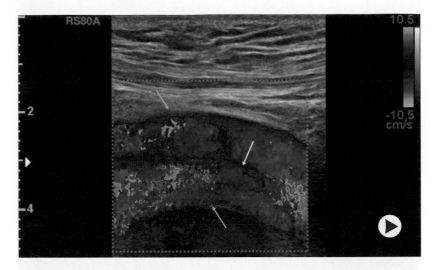

⊡ Abb. 6.33 Gleicher Patient wie in ⊡ Abb. 6.31. Hochauflösende Untersuchung mittels eines Linearschallkopfes. Aortendissektion im Farbdoppler in sagittaler Schichtführung mit Darstellung der Dissektionsmembran (weißer Pfeil) sowie der Aorta abdominalis (gelbe Pfeile). ⊡ Video 6.33 Gleicher Patient wie in Video 6.31 und 6.32. Hochauflösende Untersuchung mittels eines Linearschallkopfes. Aortendissektion im Farbdoppler in sagittaler Schichtführung mit Darstellung der Dissektionsmembran sowie der Aorta abdominalis. (► https://doi.org/10.1007/000-6k5)

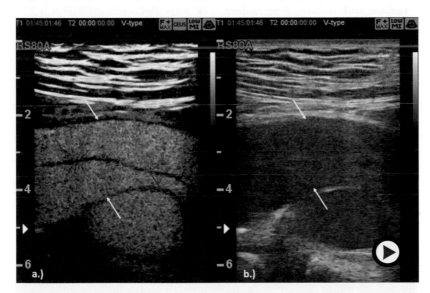

⊡ Abb. 6.34 Gleicher Patient wie in ⊡ Abb. 6.31–6.32. In Dual-Mode-Technik Darstellung der CEUS Information (**a.**) und dem B-Bild (**b.**). Hochauflösende Untersuchung mittels eines Linearschallkopfes. Aortendissektion im CEUS in sagittaler Schichtführung mit Darstellung der Dissektionsmembran (rote Pfeile) sowie der Aorta abdominalis (weiße Pfeile). Beide Lumina sind vollständig perfundiert. ⊡ Video 6.34 Gleicher Patient wie in ⊡ Video 6.31–6.33 und 6.35. In Dual-Mode-Technik Darstellung der CEUS Information und dem B-Bild. Hochauflösende Untersuchung mittels eines Linearschallkopfes. Aortendissektion im CEUS in sagittaler Schichtführung mit Darstellung der Dissektionsmembran sowie der Aorta abdominalis. Beide Lumina sind vollständig perfundiert. (► https://doi.org/10.1007/000-6k6)

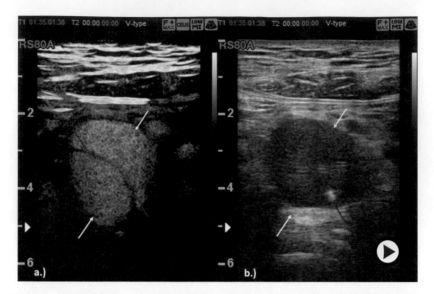

◘ Abb. 6.35 Gleicher Patient wie in ◘ Abb. 6.31–6.34. In Dual-Mode-Technik Darstellung der CEUS Information (**a.**) und dem B-Bild (**b.**). Hochauflösende Untersuchung mittels eines Linearschallkopfes. Aortendissektion im CEUS in axialer Schichtführung mit Darstellung der Dissektionsmembran (rote Pfeile) sowie der Aorta abdominalis (weiße Pfeile). Beide Lumina sind vollständig perfundiert.

◘ Video 6.35 Gleicher Patient wie in ◘ Video 6.31–6.34. In Dual-Mode-Technik Darstellung der CEUS Information und dem B-Bild. Hochauflösende Untersuchung mittels eines Linearschallkopfes. Aortendissektion im CEUS in axialer Schichtführung mit Darstellung der Dissektionsmembran sowie der Aorta abdominalis Beide Lumina sind vollständig perfundiert. (► https://doi.org/10.1007/000-6k7)

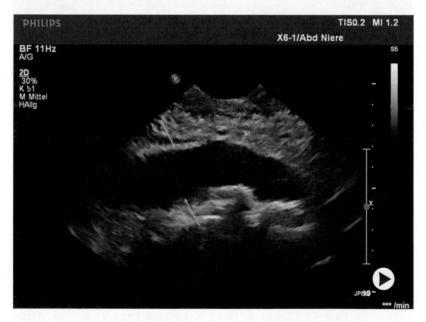

◘ Abb. 6.36 B-Bild in sagittaler Schichtführung mit Darstellung der Aorta (gelbe Pfeile) eine Dissektionsmembran ist nicht eindeutig abgrenzbar. ◘ Video 6.36

B-Bild in sagittaler Schichtführung mit Darstellung der Aorta eine Dissektionsmembran ist nicht eindeutig abgrenzbar. (► https://doi.org/10.1007/000-6k8)

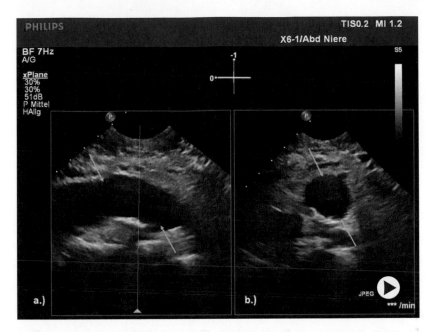

Abb. 6.37 Gleicher Patient wie in ▪ Abb. 6.36. X-Plane-Technik (**a.-b.**) mit simultaner B-Bild-Darstellung der Aorta (gelbe Pfeile) eine Dissektionsmembran ist auch in dieser Technik nicht eindeutig abgrenzbar. ▪ Video 6.37

Gleicher Patient wie in ▪ Video 6.36. X-Plane-Technik mit simultaner B-Bild-Darstellung der Aorta eine Dissektionsmembran ist auch in dieser Technik nicht eindeutig abgrenzbar. (► https://doi.org/10.1007/000-6k9)

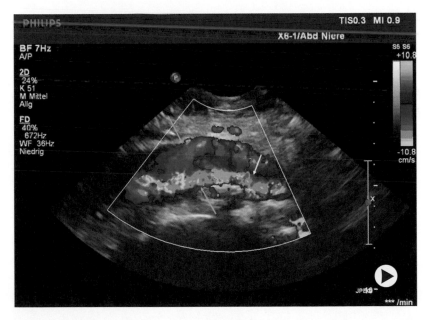

Abb. 6.38 Gleicher Patient wie in ▪ Abb. 6.36–6.37. Farbdoppler in sagittaler Schichtführung mit Darstellung der Aorta (gelbe Pfeile) sowie einer Dissektionsmembran (weißer Pfeil). ▪ Video 6.38 Gleicher Patient wie in Video

▪ Video 6.36 und 6.37. Farbdoppler in sagittaler Schichtführung mit Darstellung der Aorta sowie einer Dissektionsmembran. (► https://doi.org/10.1007/000-6ka)

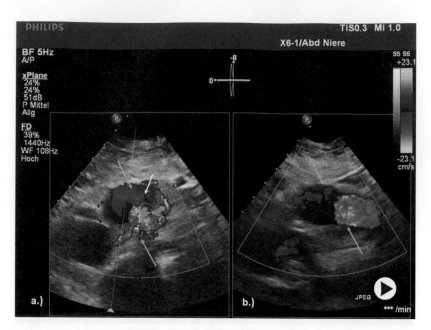

◼ **Abb. 6.39** Gleicher Patient wie in ◼ Abb. 6.36–6.38. X-Plane-Technik (**a.–b.**) mit simultaner Farbdoppler-Darstellung der Aorta (gelbe Pfeile) die Dissektionsmembran (weißer Pfeil) ist aufgrund der unterschiedlichen Farbkodierung abgrenzbar.

◼ Video 6.39 Gleicher Patient wie in ◼ Video 6.36–6.38. X-Plane-Technik mit simultaner Farbdoppler-Darstellung der Aorta die Dissektionsmembran ist aufgrund der unterschiedlichen Farbkodierung abgrenzbar. (► https://doi.org/10.1007/000-6kb)

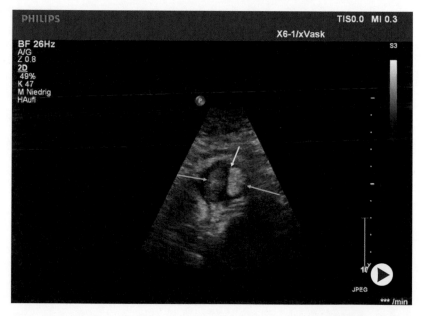

◼ **Abb. 6.40** Gleicher Patient wie in ◼ Abb. 6.36–6.39. CEUS in der axialen Schichtführung zeigt die Kontrastmittelanflutung in beiden Lumina (gelbe Pfeile) sowie die Dissektionsmembran (weißer Pfeil). ◼ Video 6.40 Glei-cher Patient wie in ◼ Video 6.36–6.39. CEUS in der axialen Schichtführung zeigt die Kontrastmittelanflutung in beiden Lumina sowie die Dissektionsmembran. (► https://doi.org/10.1007/000-6kc)

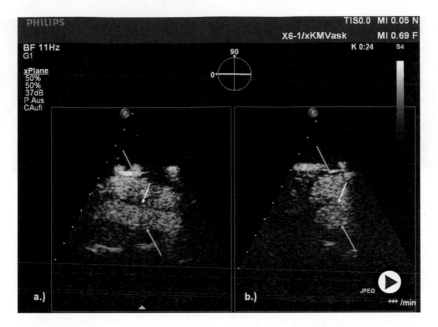

Abb. 6.41 Gleicher Patient wie in ▣ Abb. 6.36–6.40. X-Plane-Technik (a.–b.) mit simultaner CEUS Darstellung der Aorta (gelbe Pfeile) sowie der perfundierten Lumina die Dissektionsmembran (weißer Pfeil) ist aufgrund abgrenzbar.

▣ Video 6.41 Gleicher Patient wie in ▣ Video 6.36–6.40. Plane-Technik mit simultaner CEUS Darstellung der Aorta sowie der perfundierten Lumina die Dissektionsmembran ist abgrenzbar. (▶ https://doi.org/10.1007/000-6kd)

6.3.4 Endovaskuläre Aneurysmaoperation und Follow-up

Die endovaskuläre Aneurysmenreparatur („endovascular aneurysm repair", EVAR) ist ein minimalinvasives interventionelles Verfahren, bei dem ein Aortenstent in das Aortenaneurysma eingesetzt wird. EVAR wurde erstmals durch Parodi et al. (1991) im Jahre 1991 beschrieben und hat mittlerweile eine weite Verbreitung und Anwendung erfahren.

Während das EVAR-Verfahren zunächst für die Behandlung von älteren oder inoperablen Patienten angewandt wurde, ist es heutzutage der Goldstandard für Patienten, die anatomisch für die endovaskuläre Aortenreparatur geeignet sind (Chaikof et al. 2018).

Publikationen über die frühen und mittelfristigen Ergebnisse der endovaskulären Versorgung des infrarenalen Aortenaneurysmas weisen darauf hin, dass sich diese Technik bei geeigneter Aortenkonfiguration in-

zwischen als effektives und minimalinvasives Therapeverfahren etablieren konnte. In aktuell publizierten Metaanalysen lag die perioperative Letalität gegenüber dem offenen infrarenalen Aortenersatz deutlich niedriger (1,2 % nach EVAR vs. 4,8 % bei offener Operation) (Kopp et al. 2008; Schermerhorn et al. 2008).

Die mittelfristigen Verläufe bis 60 Monate nach der endovaskulären Intervention zeigen eine Annäherung der Überlebenskurven der offenen chirurgischen Verfahren und der endovaskulären Therapie. Diese Annäherung der Überlebenskurven beruht auf einer erhöhten Rate an sekundären Reinterventionen bei der EVAR, wie für neu aufgetretene Endoleckagen, die mit dem erhöhten Risiko einer späteren sekundären Ruptur einhergehen können (Franks et al. 2007; Hiatt und Rubin 2004) (▣ Abb. 6.42, 6.43, 6.44, 6.45, 6.46 und 6.47), (▣ Video 6.42, 6.43, 6.44, 6.45, 6.46 und 6.47).

Daher benötigen EVAR-Patienten eine lebenslange Nachsorge der Stentgrafts, um

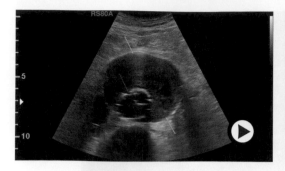

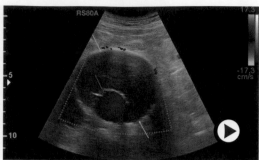

◘ Abb. 6.42 Axiale B-Bild-Darstellung eines infrarenales Aortenaneuysma (gelbe Pfeile) mit einem maximalen Durchmesser vom 6,5 cm und endovasculärer Stentversorgung (roter Pfeil). ◘ Video 6.42 Axiale B-Bild-Darstellung eines infrarenales Aortenaneuysma mit einem maximalen Durchmesser vom 6,5 cm und endovasculärer Stentversorgung. (► https://doi.org/10.1007/000-6ke)

◘ Abb. 6.44 Gleicher Patient wie in ◘ Abb. 6.42 und 6.43. Axiale Farbdoppler-Darstellung eines infrarenales Aortenaneuysma (gelbe Pfeile) und endovasculärer Stentversorgung (roter Pfeil). ◘ Video 6.44 Gleicher Patient wie in ◘ Video 6.42 und 6.43. Axiale Farbdoppler-Darstellung eines infrarenales Aortenaneuysma und endovasculärer Stentversorgung. (► https://doi.org/10.1007/000-6kg)

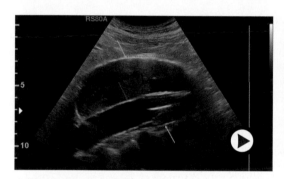

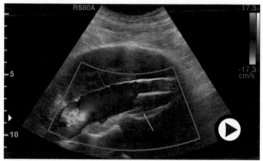

◘ Abb. 6.43 Gleicher Patient wie in ◘ Abb. 6.42. Sagittale B-Bild-Darstellung eines infrarenales Aortenaneuysma (gelbe Pfeile) und endovasculärer Stentversorgung (roter Pfeil). ◘ Video 6.43 Gleicher Patient wie in ◘ Video 6.42. Sagittale B-Bild-Darstellung eines infrarenales Aortenaneuysma und endovasculärer Stentversorgung. (► https://doi.org/10.1007/000-6kf)

◘ Abb. 6.45 Gleicher Patient wic in ◘ Abb. 6.42–6.44. Sagittale Farbdoppler-Darstellung eines infrarenales Aortenaneuysma (gelbe Pfeile) und endovasculärer Stentversorgung (roter Pfeil). ◘ Video 6.45 Gleicher Patient wie in ◘ Video 6.42–6.44. Sagittale Farbdoppler-Darstellung eines infrarenales Aortenaneuysma und endovasculärer Stentversorgung. (► https://doi.org/10.1007/000-6kh)

ungünstige Ereignisse und andere Komplikationen frühzeitig zu erkennen (Cuypers et al. 1999; White 2000). Im Vergleich zur offenen Bauchaortenaneurysma-Versorgung (BAA-Versorgung) stellt das Endoleak die häufigste Komplikation im postoperativen Verlauf nach endovaskulärer Therapie eines infrarenalen BAA dar.

Endoleckagen sind arterielle Blutflüsse zwischen Stentprothese und Aneurysmasack.

Sie stellen dabei die häufigste Komplikation im postoperativen Verlauf dar [49], (White et al. 1997). Insgesamt liegt die Komplikationsrate nach EVAR bei etwa 30 %, wobei die meisten Komplikationen frühzeitig, innerhalb der ersten 30 Tage postinterventionell auftreten (d'Audiffret et al. 2001; Kranokpiraksa und Kaufman 2008) (◘ Abb. 6.48, 6.49 und 6.50), (◘ Video 6.49 und 6.50).

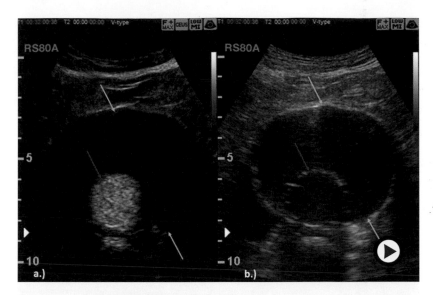

Abb. 6.46 Gleicher Patient wie in ▣ Abb. 6.42–6.45. In Dual-Mode-Technik Darstellung der CEUS Information (**a.**) und dem B-Bild (**b.**). Axiale CEUS-Darstellung eines infrarenales Aortenaneuysma (gelbe Pfeile) und endovasculärer Stentversorgung (rote Pfeile). Ein Endoleak ist nicht nachweisbar. ▣ Video 6.46 Gleicher Patient wie in ▣ Video 6.42–6.45. In Dual-Mode-Technik Darstellung der CEUS Information und dem B-Bild. Axiale CEUS-Darstellung eines infrarenales Aortenaneuysma und endovasculärer Stentversorgung. Ein Endoleak ist nicht nachweisbar. (► https://doi.org/10.1007/000-6kj)

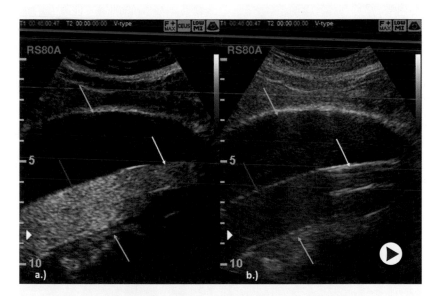

Abb. 6.47 Gleicher Patient wie in ▣ Abb. 6.42–6.46. In Dual-Mode-Technik Darstellung der CEUS Information (**a.**) und dem B-Bild (**b.**). Sagittale CEUS-Darstellung eines infrarenales Aortenaneuysma (gelbe Pfeile) und endovasculärer Stentversorgung mit Prothesenhauptkörper (rote Pfeile) und dem rechten Iliacalschenkel (weißer Pfeil). Ein Endoleak ist nicht nachweisbar. ▣ Video 6.47 Gleicher Patient wie in ▣ Video 6.42–6.46. In Dual-Mode-Technik Darstellung der CEUS Information und dem B-Bild. Sagittale CEUS-Darstellung eines infrarenales Aortenaneuysma und endovasculärer Stentversorgung mit Prothesenhauptkörper und dem rechten Iliacalschenkel. Ein Endoleak ist nicht nachweisbar. (► https://doi.org/10.1007/000-6kk)

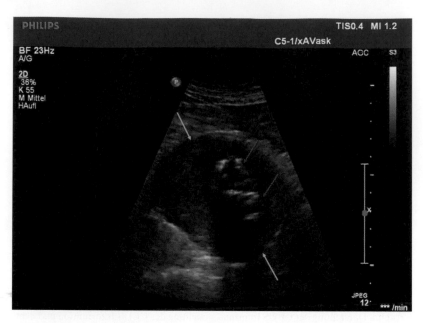

◘ Abb. 6.48   Axiale B-Bild-Darstellung eines infrarenales Aortenaneuysma (gelbe Pfeile) mit einem maximalen Durchmesser vom 7 cm und endovasculärer Stentversorgung (rote Pfeile). Ein Endoleak ist nicht nachweisbar

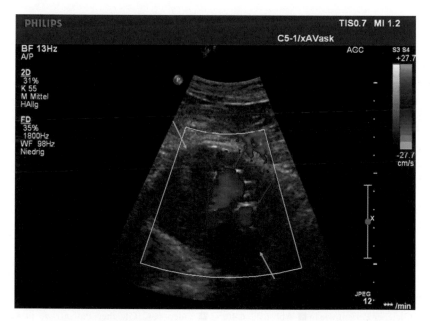

◘ Abb. 6.49   Gleicher Patient wie in ◘ Abb. 6.48. Axiale Farbdoppler-Darstellung eines infrarenales Aortenaneuysma (gelbe Pfeile) mit endovasculärer Stentversorgung (rote Pfeile). Ein Endoleak ist nicht nachweisbar

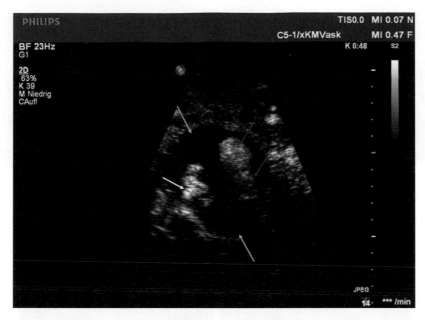

◻ Abb. 6.50 Gleicher Patient wie in **◻** Abb. 6.48 und 6.49. Axiale CEUS-Darstellung eines infrarenales Aortenaneuysma mit perfundierten Stent (rote Pfeile)

und Nachweis eines Endoleaks über eine rechtseitige Lumbalarterie (weißer Pfeil)

Derzeit wird die Nachsorge dieser Stentgrafts üblicherweise mit der CT-Angiografie (CTA) durchgeführt. Der kontrastverstärkte Ultraschall hat in mehreren Studien die klinische Aussagekraft des Ultraschalls entscheidend verbessert, sodass dieses Verfahren zunehmend als eine zeit- und kosteneffektive Alternative zum Einsatz kommt und mehrere Autoren dies als vielversprechende Indikation beschrieben (Bargellini et al. 2004; Bendick et al. 2003; Clevert et al. 2007c, 2008d, e; Kopp et al. 2008; Rubenthaler et al. 2017b).

Als Komplikation nach EVAR können bei 15–45 % aller EVAR-Patienten Endoleaks auftreten (Bendick et al. 2003) (**◻** Abb. 6.51, 6.52, 6.53 und 6.54), (**◻** Video 6.51). Diese Endoleaks werden in verschiedene Kategorien unterteilt (**◻** Tab. 6.2). In 8,7 % der Fälle ist eine sekundäre Inter-

vention innerhalb von durchschnittlich 12 ± 13 Monaten nach EVAR notwendig (Hobo et al. 2006) (**◻** Abb. 6.55, 6.56 und 6.57), (**◻** Video 6.56 und 6.57).

6.4 Fazit für die Praxis

Neben der Duplexsonografie kann der kontrastmittelverstärkte Ultraschall einen wertvollen Beitrag zum Nachweis und zur genauen Beurteilung krankhafter Veränderungen der abdominellen Aorta und von Endoleckagen nach EVAR leisten. Insbesondere bei Kontraindikationen gegen die kontrastverstärkte Multislice-Computertomografie (MSCT) und als Bedsideverfahren kann er zu einer besseren Versorgung der Patienten mit häufig lebensbedrohlichen Erkrankungen der Bauch-

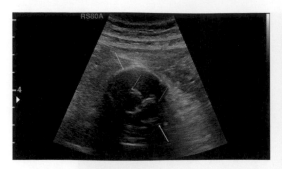

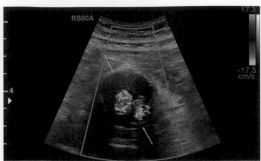

◘ Abb. 6.51   Axiale B-Bild-Darstellung eines infrarenales Aortenaneuysma (gelbe Pfeile) mit einem maximalen Durchmesser vom 4 cm und endovasculärer Stentversorgung (rote Pfeile). Ein Endoleak ist nicht nachweisbar

◘ Abb. 6.52   Gleicher Patient wie in ◘ Abb. 6.51. Axiale Farbdoppler-Darstellung eines infrarenales Aortenaneuysma (gelbe Pfeile) mit endovasculärer Stentversorgung (rote Pfeile). Ein Endoleak ist nicht nachweisbar

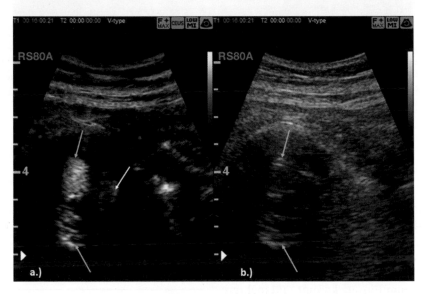

◘ Abb. 6.53   Gleicher Patient wie in ◘ Abb. 6.51 und 6.52. In Dual-Mode-Technik Darstellung der CEUS Information (**a.**) und dem B-Bild (**b.**). Axiale CEUS-Darstellung eines infrarenales Aortenaneuysma mit perfundierten Stent (gelbe Pfeile) und Nachweis eines Endoleaks über die Arteria mesenterica inferior (weißer Pfeil)

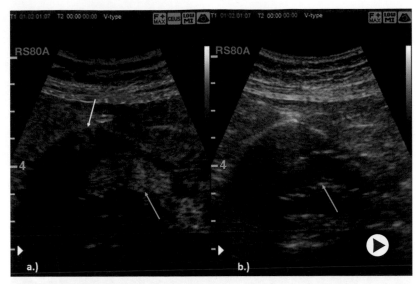

◘ Abb. 6.54 Gleicher Patient wie in **◘** Abb. 6.51–6.53. In Dual-Mode-Technik Darstellung der CEUS Information (**a.**) und dem B-Bild (**b.**). Sagittale CEUS-Darstellung eines infrarenales Aortenaneuysma mit perfundierten Stent (gelbe Pfeile) und Nachweis eines Endoleaks über die Arteria mesenterica inferior (weißer Pfeil) (► https://doi.org/10.1007/000-6km)

◘ Tab. 6.2 Endoleak typen, Ätiologie und Therapiemöglichkeiten

Endoleaktyp	Ursache	Therapie
I A	Unvollständige Abdichtung proximal	Proximale Einbringung eines Cuffs, OP oder Stentextension
I B	Unvollständige Abdichtung distal	Distale Einbringung eines Cuffs, OP oder Stentextension
II	Kollateralblutflüsse über A. mesenterica inferior oder Lumbalarterien	Abwarten, Embolisation, Ligatur, Coiling
III	Materialschäden, Stentgrafterneuerung	OP
IV	Porosität des Grafts	Abwarten
V (Endoten-sion)	Zunehmender Aneurysmadurchmesser ohne erkennbares Endoleak	Abwarten, Embolisation, OP

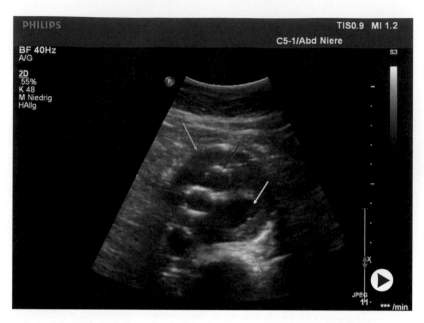

⬛ Abb. 6.55 Axiale B-Bild-Darstellung eines infrarenales Aortenaneuysma (gelbe Pfeile) mit einem maximalen Durchmesser vom 5 cm und endovasculärer Stentversorgung (rote Pfeile). Verdacht auf ein Endoleak (weißer Pfeil). ⬛ Video 6.55: Axiale B-Bild-Darstellung eines infrarenales Aortenaneuysma (gelbe Pfeile) mit einem maximalen Durchmesser vom 5 cm und endovasculärer Stentversorgung. Verdacht auf ein Endoleak (► https://doi.org/10.1007/000-6kn)

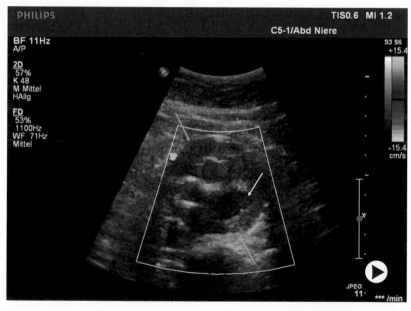

⬛Abb. 6.56 Gleicher Patient wie in ⬛ Abb. 6.55. Axiale Farbdoppler-Darstellung eines infrarenalen Aortenaneurysmas *(gelbe Pfeile)* und endovaskulärer Stentversorgung *(rote Pfeile)*. Das mögliche Endoleak *(weißer Pfeil)* lässt sich nicht nachweisen. ⬛ Video 6.56 Gleicher Patient wie in ⬛ Video 6.55 Axiale Farbdoppler-Darstellung eines infrarenales Aortenaneuysma und endovasculärer Stentversorgung. Das mögliche Endoleak lässt sich nicht nachweisen. (► https://doi.org/10.1007/000-6jj)

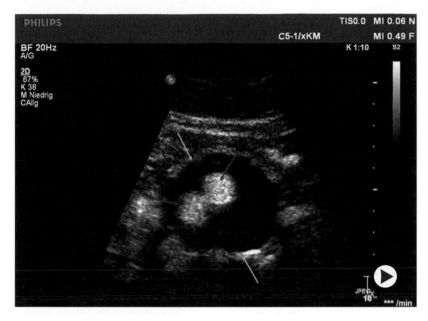

Abb. 6.57 Gleicher Patient wie in **Abb.** 6.55 und 6.56. Axiale CEUS-Darstellung eines infrarenales Aortenaneuysma (gelbe Pfeile) mit perfundierten Stent (rote Pfeile) kein Nachweis eines Endoleaks. **Video 6.57** Gleicher Patient wie in **Video 6.55** und 6.56. Axiale CEUS-Darstellung eines infrarenales Aortenaneuysma mit perfundierten Stent kein Nachweis eines Endoleaks in der späteren Phase. (► https://doi.org/10.1007/000-6kq)

aorta beitragen. Insbesondere bei Kontraindikationen gegen die kontrastverstärkte MSCT stellt dieses Verfahren eine geeignete Alternative zur Angio-CT, bei vergleichbarer diagnostischer Sicherheit, dar.

Literatur

Ashton HA, Buxton MJ, Day NE et al (2002) The Multicentre Aneurysm Screening Study (MASS) into the effect of abdominal aortic aneurysm screening on mortality in men: a randomised controlled trial. Lancet 360:1531–1539

Bargellini I, Napoli V, Petruzzi P et al (2004) Type II lumbar endoleaks: hemodynamic differentiation by contrast-enhanced ultrasound scanning and influence on aneurysm enlargement after endovascular aneurysm repair. J Vasc Surg 41:10–13

Bendick PJ, Bove BG, Long GW et al (2003) Efficacy of ultrasound scan contrast agents in the noninvasive follow-up of aortic stent grafts. J Vasc Surg 37: 381–385

Catalano O, Lobianco R, Cusati B, Siani A (2005a) Contrast-enhanced sonography for diagnosis of ruptured abdominal aortic aneurysm. AJR 184: 423–427

Catalano O, Lobianco R, Cusati B, Siani A (2005b) Contrast-enhanced sonography for diagnosis of ruptured abdominal aortic aneurysm. AJR Am J Roentgenol 184(2):423–427

Chaikof EL, Dalman RL, Eskandar MK et al (2018) The Society for Vascular Surgery practice guidelines on the care of patients with an abdominal aortic aneurysm. J Vasc Surg 67:2–77

Clevert D-A, Rupp N, Reiser M, Jung EM (2005) Improved diagnosis of vascular dissection by ultrasound B-flow: a comparison with color-coded Doppler and power Doppler sonography. Eur Radiol 15:342–347

Clevert DA, Stickel M, Flach P, Strautz T, Horng A, Jauch KW, Reiser M (2007a) Contrast-enhanced ultrasound in detection and follow-up of an infrarenal abdominal aortic aneurysm with aorto-caval fistula and endovascular treatment. Cardiovasc Intervent Radiol 30(3):480–484

Clevert DA, Stickel M, Johnson T, Glaser C, Clevert DA, Steitz HO et al (2007b) Imaging of aortic abnormalities with contrast-enhanced ultrasound. A pictorial comparison with CT. Eur Radiol 17(11):2991–3000

Clevert D-A, Stickel M, Strautz TI et al (2007c) Contrast enhanced ultrasound in detection and follow-up of an infrarenal abdominal aortic aneurysm with aorto-caval fistula and endovascular treatment. Cardiovasc Intervent Radiol 30(3):480–484

Clevert D-A, Minaifar N, Weckbach S et al (2008a) Color duplex ultrasound and contrast-enhanced ultrasound in comparison to MS-CT in the detection of endoleak following endovascular aneurysm repair. Clin Hemorheol Microcirc 39(1–4):121–132

Clevert D-A, Stickel M, Kopp R et al (2008b) Contrast-enhanced ultrasound versus CT and operative findings in evaluation of renal vein aneurysm with AV fistula. Clin Hemorheol Microcirc 39:147–154

Clevert D-A, Weckbach S, Kopp R et al (2008c) Imaging of aortic lesions with color coded duplex sonography and contrast-enhanced ultrasound versus multislice computed tomography (MS-CT) angiography. Clin Hemorheol Microcirc 40(4):267–279

Clevert DA, Horng A, Reiser MF (2009a) Ultrasound imaging of the abdominal aorta. Radiologe 49(11):1024–1032

Clevert DA, Horng A, Kopp R, Schick K, Meimarakis G, Sommer WH et al (2009b) Imaging of endoleaks after endovascular aneurysm repair (EVAR) with contrast-enhanced ultrasound (CEUS). Radiologe 49(11):1033–1039

Cuypers P, Buth J, Harris PL et al (1999) Realistic expectations for patients with stent-graft treatment of abdominal aortic aneurysms: results of a European multicenter registry. Eur J Vasc Endovasc Surg 17:507–516

d'Audiffret A, Desgranges P, Kobeiter DH et al (2001) Follow-up evaluation of endoluminally treated abdominal aortic aneurysms with duplex ultrasonography: validation with computed tomography. J Vasc Surg 33:42–50

DeMartino R, Se I, Huang Y, Bower T, Oderich G, Pochettino A, Greason K et al (2018) Population-based assessment of the incidence of aortic dissection, intramural hematoma, and penetrating ulcer, and its associated mortality from 1995 to 2015. Circ Cardiovasc Qual Outcomes 11:e004689

EVAR Trial Participants (2005) Endovascular aneurysm repair and outcome in patients unfit for open repair of abdominal aortic aneurysm (EVAR trial 2): randomised controlled trial. Lancet 365:2187–2192

Farber A, Wagner WH, Cossman DV et al (2002) Isolated dissection of the abdominal aorta: clinical presentation and therapeutic options. J Vasc Surg 36:205–210

Franks SC, Sutton AJ, Bown MJ, Sayers RD (2007) Systematic review and meta-analysis of 12 years of endovascular abdominal aortic aneurysm repair. Eur J Endovasc Surg 33:154–171

Gallagher PJ (1999) Blood vessels. In: Sternber SS (Hrsg) Diagnostic surgical pathology. Lippincott Williams & Wilkins, Philadelphia, S 1256–1258

Goldstone J, Malone JM, Moore WS (1978) Inflammatory aneurysms of the abdominal aorta. Surgery 83:425–430

Greis C (2014) Technical aspects of contrast-enhanced ultrasound (CEUS) examinations: tips and tricks. Clin Hemorheol Microcirc 58(1):89–95

Hiatt MD, Rubin GD (2004) Surveillance for endoleaks: how to detect all of them. Semin Vasc Surg 17(4):268–278

Hobo R, Buth J, EUROSTAR Collaborators (2006) Secondary interventions following endovascular abdominal aortic aneurysm repair using current endografts. A EUROSTAR report. J Vasc Surg 43:896–902

Kent KC (2014) Clinical practice. Abdominal aortic aneurysms. N Engl J Med 371(22):2101–2108

Kent KC, Zwolak RM, Egorova NN et al (2010) Analysis of risk factors for abdominal aortic aneurysm in a cohort of more than 3 million individuals. J Vasc Surg 52:539–548

Khan IA, Nair CN (2002) Clinical, diagnostic and management perspectives of aortic dissection. Chest 122:311–328

Kopp R, Weckbach S, Minaifar N et al (2008) Verlaufskontrolle nach endovaskulärer Therapie des infrarenalen Aortenaneurysmas. Gefässchirurgie 13:410–416

Kranokpiraksa P, Kaufman JA (2008) Follow-up of endovascular aneurysm repair: plain radiography, ultrasound, CT/CT angiography, MR imaging/MR angiography, or what? J Vasc Interv Radiol 19:S27–S36

Kubale R, Stiegler H, Weskott H-P (2015) Farbkodierte Duplexsonographie. Thieme, Stuttgart, S 207–231

Kuijpers JM, Koolbergen DR, Groenink M, Boekholdt SM, Meijboom FJ, Jongbloed MRM, Hoendermis ES, Duijnhouwer AL, Mulder BJM, Bouma BJ (2019) Aortic dissection and prophylactic surgery in congenital heart disease. Int J Cardiol 274:113–116

Lederle FA, Wilson SE, Johnson GR et al (2002a) Immediate repair compared with surveillance of small abdominal aortic aneurysms. N Engl J Med 346:1437–1444

Lederle FA, Johnson GR, Wilson SE et al (2002b) Rupture rate of large abdominal aortic aneurysms in patients refusing or unfit for elective repair. JAMA 287:2968–2972

Lindholt JS, Juul S, Fasting H, Henneberg EW (2005) Screening for abdominal aortic aneurysms: single centre randomised controlled trial. BMJ 750([Erratum, BMJ 2005;331:876.]):330

Maeda H, Umezawa H, Hattori T et al (2013) Early and late outcomes of inflammatory abdominal aortic aneurysms: comparison with the outcomes after open surgical and endovascular aneurysm repair in literature reviews. Int Angiol 32:67–73

Negrão de Figueiredo G, Müller-Peltzer K, Schwarze V, Rübenthaler J, Clevert DA (2019) Ultrasound and contrast enhanced ultrasound imaging in the diagnosis of acute aortic pathologies. Vasa 48(1):17–22

Norman PE, Jamrozik K, Lawrence- Brown MM et al (2004) Population based randomised controlled trial on impact of screening on mortality from abdominal aortic aneurysm. BMJ 1259([Erratum, BMJ 2005;330:596.]):329

Orta Kilickesmez K, Kilickesmez O (2009) Clear depiction of inflammatory abdominal aortic aneurysm with diffusion-weighted magnetic resonance imaging. Cardiovasc Intervent Radiol 33(2):379–382

Parodi JC, Palmaz JC, Barone HD (1991) Transfemoral intraluminal graft implantation for abdominal aortic aneurysms. Ann Vasc Surg 5:491–499

Pennell RC, Hollier LH, Lie JT et al (1985) Inflammatory abdominal aortic aneurysms: a thirty-year review. J Vasc Surg 2:859–869

Piscaglia F, Nolsoe C, Dietrich CF, Cosgrove DO, Gilja OH, Bachmann Nielsen M et al (2012) The EF-SUMB Guidelines and Recommendations on the Clinical Practice of Contrast Enhanced Ultrasound (CEUS): update 2011 on non-hepatic applications. Ultraschall Med 33(1):33–59

Rand T, Uberoi R, Cil B et al (2013) Quality improvement guidelines for imaging detection and treatment of endoleaks following endovascular aneurysm repair (EVAR). Cardiovasc Intervent Radiol 36:35–45

Rubenthaler J, Reiser M, Clevert DA (2016) Diagnostic vascular ultrasonography with the help of color Doppler and contrast enhanced ultrasonography. Ultrasonography 35(4):289–301

Rubenthaler J, Reiser M, Cantisani V, Rjosk-Dendorfer D, Clevert DA (2017a) The value of contrast-enhanced ultrasound (CEUS) using a high-end ultrasound system in the characterization of endoleaks after endovascular aortic repair (EVAR). Clin Hemorheol Microcirc 66(4):283–292

Rubenthaler J, Zimmermann H, Armbruster M, Muller-Peltzer K, Bogner F, Reiser et al (2017b) Contrast-enhanced ultrasound in the follow-up of endoleaks after endovascular aortic repair (EVAR). Ultraschall Med 38(3):244–264

Schermerhorn ML, O'Malley AJ, Jhaveri A et al (2008) Endovascular vs. open repair of abdominal aortic aneurysms in the medicare population. N Engl J Med 358:464–474

Schmidt HG et al (2008) Kursbuch Ultraschall. Thieme, Stuttgart, S 310–318

Shuman WP, Hastrup W Jr, Kohler TR, Nyberg DA, Wang KY, Vincent L et al (1988) Suspected leaking abdominal aortic aneurysm: use of sonography in the emergency room. Radiology 168(1):117–119

Svensjö S, Björck M, Gürtelschmid M (2011) Low prevalence of abdominal aortic aneurysm among 65-year-old Swedish men indicates a change in the epidemiology of the disease. Circulation 124:1118–1123

Tang T, Boyle JR, Dixon AK, Varty K (2005) Inflammatory abdominal aortic aneurysms. Eur J Vasc Endovasc Surg 29:353–362

Taylor KJ, Hilland S (1990) Doppler US. Part 1. Basic principles, instrumentation and pitfalls. Radiology 174:297–307

Walker DI, Bloor K, Williams G et al (1972) Inflammatory aneurysms of the abdominal aorta. Br J Surg 59:609–614

White RA (2000) Endograft surveillance: a priority for long-term device performance. J Endovasc Ther 7:522

White GH, Yu W, May J et al (1997) Endoleak as a complication of endoluminal grafting of abdominal aortic aneurysms: classification, incidence, diagnosis, and management. J Endovasc Surg 4:152–168

Zaheer A (2015) Inflammatory aortic aneurysm. Pearls and pitfalls in cardiovascular imaging: pseudolesions, artifacts, and other difficult diagnoses. Cambridge University Press, Cambridge, S 206–209

Zimmermann H, Rubenthaler J, Paprottka P, Paprottka KJ, Reiser M, Clevert DA (2016) Feasability of contrast-enhanced ultrasound with image fusion of CEUS and MS-CT for endovascular grafting in infrarenal abdominal aortic aneurysm in a single patient. Clin Hemorheol Microcirc 64(4):711–719

Kontrastmittelsonografie bei Patienten mit abdominellem Trauma

Tilmann Gräter

Inhaltsverzeichnis

7.1   Einleitung – 158

7.2   Welche Organschäden sind bei einem stumpfen Bauchtrauma zu erwarten? – 158

7.3   Schweregrade eines Unfalltraumas – 159

7.4   Bildgebung beim schweren Polytrauma (Hochenergietrauma) – 159

7.5   Bildgebung beim Niedrigenergietrauma – 160

7.6   Einsatz von CEUS beim abdominellen Trauma – 161

7.6.1   Untersuchungsablauf – 161

7.6.2   Typische Befunde der Traumadiagnostik mit CEUS – 162

7.7   Fazit für die Praxis – 164

Literatur – 164

Ergänzende Information Die elektronische Version dieses Kapitels enthält Zusatzmaterial, auf das über folgenden Link zugegriffen werden kann https://doi.org/10.1007/978-3-662-61686-4_7. Die Videos lassen sich durch Anklicken des DOI Links in der Legende einer entsprechenden Abbildung abspielen, oder indem Sie diesen Link mit der SN More Media App scannen.

7.1 Einleitung

In der Notfallmedizin gehören Patienten mit einem abdominellen Trauma zur täglichen Routine. Dabei wird neben dem Hochenergietrauma, für welches zumindest initial nach vorgeschaltetem FAST-Ultraschall (Focused Assessment with Sonography for Trauma, FAST) die CT-Diagnostik unerlässlich ist, das Niedrigenergietrauma definiert, für welches nach rationaler Abwägung alternative Diagnostiken, wie die ausführliche B-Bild-Sonografie und der kontrastverstärkte Ultraschall (CEUS) primär zum Einsatz kommen sollten.

Das Schicksal dieser kritisch kranken Unfallpatienten hängt maßgeblich von der Diagnostik ab, welche mit großer Zuverlässigkeit intraabdominelle Verletzungen ausschließen oder nachweisen muss. Der klinische Befund alleine hilft insbesondere beim stumpfen Bauchtrauma nicht immer weiter. Auch wenn dieser weniger auffällig erscheint, kann trotzdem ein relevanter innerer Organschaden vorliegen. Selbst ein vermeintliches Bagatelltrauma kann eine bedrohliche innere Blutung auslösen.

7.2 Welche Organschäden sind bei einem stumpfen Bauchtrauma zu erwarten?

Ein abdominelles Trauma verursacht je nach Heftigkeit in ca. 40 % eine Organverletzung. Am häufigsten ist die Milz betroffen (ca. 40 %). Es folgen Verletzungen der Leber (20–30 %) und der Nieren (18–50 %), seltener ist mit einer Verletzung von Hohlorganen oder mit einem Mesenterialeinriss zu rechnen (Ambacher et al. 2000; Kollig und Muhr 2001).

Prellmarken am Integument oder Rippenbrüche in den Flanken können Hinweise auf eine mögliche Verletzung dahinterliegender Organe geben, aber auch ohne sichtbare äußere Zeichen kann in der Tiefe ein Schaden entstanden sein.

Die Einteilung des Schweregrades einer traumatischen Organverletzung geht auf Moore et al. (1989) zurück.

Ein umschriebenes subkapsuläres Hämatom der Milz oder eine kleine kapselnahe Parenchymlazeration entsprechen einer geringgradigen Verletzung mit allenfalls leichter Sickerblutung in den Peritonealraum, wenn die Milzkapsel eingerissen ist. Ist das Parenchym tiefer lazeriert oder sind gar Segmentarterien verletzt, kann es zu stärkeren Blutungen in die Bauchhöhle kommen. Schwere Blutungen sind bei Verletzung von hilusnahen Gefäßen zu erwarten. Heimtückisch ist die seltene zweizeitige Milzruptur, die auch erst nach Tagen zur manifesten Blutung führen kann (◘ Tab. 7.1).

Die Leber ist bei einem stumpfen Bauchtrauma etwas seltener betroffen (◘ Abb. 7.1). Eine Leberkontusion führt je nach deren Intensität durch Gewebslazeration zu einem mehr oder weniger ausgeprägten subkapsulären oder/und intraparenchymalen Leberhämatom, welches in aller Regel spontan innerhalb weniger Wochen resorbiert wird. Beim Leberkapseleinriss kommt es zur Blutung in den Peritonealraum (◘ Tab. 7.2).

Eine leichte Nierenkontusion führt allenfalls zu einem subkapsulären Hämatom oder einem oberflächlichen Gewebsschaden. Bei einem Parenchymeinriss mit Kapselläsion kann sich ein retroperitoneales Hämatom ausbilden. Ausgedehnte Lazerationen, welche die hilusnahen Gefäße, das Nierenbecken und die ableiten-

◘ **Tab. 7.1**   Klassifikation der Milzverletzung nach Moore et al. (1989)

Grad	Verletzungsausmaß
I	Hämatom subkapsulär < 10 % Oberfläche oder Lazeration < 1 cm Tiefe
II	Hämatom subkapsulär 10–50 % Oberfläche oder Hämatom intraparenchymal < 5 cm oder Lazeration 1–3 cm Tiefe
III	Hämatom subkapsulär > 50 % Oberfläche oder Hämatom intraparenchymal > 5 cm oder Lazeration > 3 cm Tiefe
IV	Lazeration unter Beteiligung segmentaler Hilusgefäße mit Devaskularisation > 25 % der Milz
V	Komplexe Ruptur oder Devaskularisation der Milz

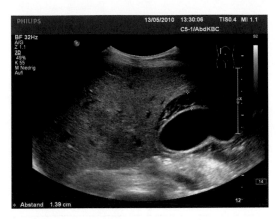

◘ Abb. 7.1 Leberkontusion und Einblutung in die Gallenblasenwand nach Trauma

◘ Tab. 7.2 Klassifikation der Leberverletzung nach Moore et al. (1989)

Grad	Verletzungsausmaß
I	Hämatom subkapsulär < 10 % Oberfläche oder Lazeration < 1 cm Tiefe
II	Hämatom subkapsulär 10–50 % Oberfläche oder Hämatom intraparenchymal < 10 cm oder Lazeration 1–3 cm Tiefe bzw. < 10 cm Länge
III	Hämatom subkapsulär > 50 % Oberfläche oder Hämatom intraparenchymal > 10 cm oder Lazeration > 3 cm Tiefe
IV	Parenchymdestruktion 25–75 % eines Leberlappens oder 1–3 Lebersegmente
V	Parenchymdestruktion > 75 % eines Leberlappens oder > 3 Lebersegmente oder Verletzung der juxtahepatischen Gefäße
VI	Avulsion der Leber

◘ Tab. 7.3 Klassifikation der Nierenverletzung nach Moore et al. (1989)

Grad	Verletzungsausmaß
I	Nierenkontusion, subkapsuläres Hämatom bei intakter Kapsel
II	Parenchymeinriss < 1 cm tief ohne Beteiligung des Nierenbeckenkelchsystems oder tiefer Markschichten
III	Parenchymeinriss > 1 cm tief ohne Extravasation
IV	Parenchymeinriss bis ins Nierenkelchsystem ohne segmentale Gefäßverletzung, Extravasation, segmentaler Funktionsausfall
V	Nierenzerreißung ohne Gefäßstielverletzung, komplett fragmentierte Niere, Hiluszerreißung, Devaskularisation

7.3 Schweregrade eines Unfalltraumas

Im Notfallsetting ist die Einteilung nach der Schwere des Traumas von Bedeutung. Ein Hochenergietrauma, bei welchem eine hohe kinetische Energie auf den Körper einwirkt, führt oft zu polytraumatischen Organschäden und instabilem Kreislauf. Hierzu zählen der schwere Verkehrs- oder Sportunfall oder ein Sturz aus großer Höhe. Häufiger sind Niedrigenergietraumata nach moderater Energieeinwirkung. Hierbei sind Organschäden zwar seltener, aber auch heimtückischer, da sie eher übersehen werden. Insbesondere Patienten mit Gerinnungsstörungen (z. B. unter Antikoagulanzien und Thrombozytenaggregationshemmern) müssen gewissenhaft untersucht und kontrolliert werden.

7.4 Bildgebung beim schweren Polytrauma (Hochenergietrauma)

Vor der Ära effektiver Bildgebung mittels Computertomografie und Sonografie hat man bei einem abdominellen Trauma eine diagnostische Peritoneallavage durchgeführt und hiermit über-

den Harnwege tangieren können, verursachen eine kräftige Blutung und durch Extravasation kann sich ein Urinom bilden (◘ Tab. 7.3).

Sehr viel seltener und nur bei schweren Traumata zu erwarten, sind Verletzungen des Pankreas, der Mesenterialwurzel und der Hohlorgane des Bauchraumes.

prüft, ob sich im Peritonealraum Blut befindet. Bei positivem Befund war die Indikation für ein operatives Vorgehen gegeben. Heute ist der Ultraschall wesentlicher Bestandteil der primären Diagnostik bei Unfallopfern. Die FAST-Untersuchung kann die Frage nach freier Flüssigkeit im Abdomen innerhalb weniger Minuten beantworten und ist somit gerade auch bei Patienten mit schwerem Trauma und instabilem Kreislauf ohne relevanten Zeitverlust im Schockraum durchführbar (Rozycki 1996).

Hierbei werden im sonografischen B-Bild die Regionen des Peritonealraumes dargestellt, in welchen sich in Rückenlage am ehesten freie Flüssigkeit, nach traumatischer Organverletzung also Blut, ansammelt. Diese Regionen sind der Koller-Pouch zwischen Milz und linker Niere, der Douglasraum bzw. der Retrovesikalraum im Unterbauch und der Morison-Pouch zwischen Leber und rechter Niere (◘ Abb. 7.2).

Es kostet nur wenig Zeit, wenn man die Untersuchung auf den Thoraxraum ausdehnt (E-FAST) (Kirkpatrick 2004). Aufschlussreich ist der Blick auf die Pleurawinkel und den Herzbeutel. Relevante Einblutungen, welche einer Entlastung durch die Einlage einer Drainage bedürfen, können hierbei schnell erkannt werden. Der geübte Untersucher kann leicht auch einen Pneumothorax nachweisen.

Der polytraumatisierte Patient wird nach der FAST-Prozedur leitliniengerecht mit einem kontrastmittelunterstützten Spiral-Computertomogramm untersucht (S3 Leitlinie Polytrauma 2016), welches Organschäden in Abdomen und Thorax zuverlässig darstellen und so auch die Ursache für eine bei der

FAST-Untersuchung dokumentierte Blutung nachweisen kann. Des Weiteren bietet die Computertomografie eine verlässliche Darstellung von Knochen- und Weichteilschäden. Nur wenn eine Computertomografie nicht verfügbar ist, wird in der weiteren Diagnostik auf die Sonografie zurückgegriffen, um Verletzungen abdomineller Organe zu erkennen und zu beurteilen.

7.5 Bildgebung beim Niedrigenergietrauma

Hufschlag, der Sturz auf den Fahrradlenker oder auf einen Skistock sind typische Unfälle dieser Kategorie, welche zu einem stumpfen Bauchtrauma mit Organschäden führen. Die Gefährdung eines Unfallopfers durch eine solche innere Verletzung ist nicht leicht einzuschätzen.

Bei Unfallpatienten mit weniger schwerem Trauma und stabilen Kreislaufverhältnissen steht der Diagnostiker nicht unter so hohem Zeitdruck wie beim schweren instabilen Polytrauma. Deshalb kann hier oft zugunsten des Ultraschalls auf eine Spiral-Computertomografie verzichtet werden. Dem Patienten werden so eine hohe Strahlenexposition und mögliche Kontrastmittelnebenwirkungen erspart. Bei diesen Patienten stehen also sonografische Modalitäten ganz im Vordergrund, um abdominelle Traumafolgen zu detektieren.

Zuerst wird auch hier die FAST-Diagnostik durchgeführt, damit eine Notfallsituation, welche rasches Handeln erfordert, schnell erkannt wird. Dann werden im B-Bild die Milz, die Leber und die Nieren durchmustert, um mögliche Organschäden aufzufinden. Diese stellen sich als Texturunregelmäßigkeiten des Parenchyms dar, welche durch eine Kontusion eines Organs mit Einblutung und Ödembildung oder durch eine Lazeration von Gewebe entstanden sind. Kapselhämatome sind im B-Bild meist sicher darstellbar, ebenso Traumafolgen an den Bauchdecken und bei guten Untersuchungsbedingungen auch Schäden an Pankreas, Mesenterialwurzel und den großen Gefäßen.

Wenn im B-Bild ein verdächtiger Befund erhoben wird, ist die Frage der Relevanz der Verletzung oft noch nicht beantwortet. Die Beurteilung der eigentlichen Ausdehnung

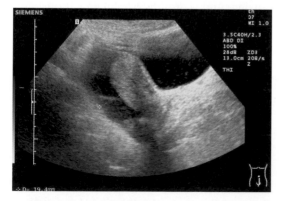

◘ **Abb. 7.2** Freie Flüssigkeit im Douglasraum, junges Mädchen, Zustand nach Pferdesturz

einer Lazeration ist im B-Bild insbesondere initial oft unzureichend möglich und die Frage nach einer noch aktiven Blutung gelingt auch durch den Einsatz der farbkodierten Duplexsonografie meist nicht, da Blutungen aus verletzten Organen in der Regel sehr langsame Blutflüsse aufweisen. In diesen Fällen hilft die Diagnostik mittels kontrastverstärktem Ultraschall (Contrast-Enhanced Ultrasound, CEUS) weiter.

7.6 Einsatz von CEUS beim abdominellen Trauma

Die Leitlinien der EFSUMB (European Federation of Societies for Ultrasound in Medicine and Biology) widmen sich dem Einsatz von CEUS beim abdominellen Trauma (The EFSUMB 2017).

Neben dem Einsatz zur Diagnostik von Organschäden beim Niedrigenergietrauma und wenn kein CT verfügbar ist auch bei kreislaufstabilen Patienten mit Polytrauma, hat CEUS seinen Stellenwert bei der weiterführenden Abklärung unsicherer CT-Befunde. Zudem ist CEUS neben dem B-Bild zur Verlaufsbeobachtung die optimale Technik, weil hiermit wiederholte CT-Untersuchungen eingespart werden können.

7.6.1 Untersuchungsablauf

Um bei einem vermuteten Bagatelltrauma mit unauffälliger B-Bild-Sonografie sicherzugehen, dass tatsächlich keine abdominellen Organe verletzt sind, kann folgendes Vorgehen empfohlen werden: Dem Patienten wird eine Dosis SonoVue® (0,8–1,5 ml) als Bolus appliziert. Das Kontrastmittel wird zuerst die Nieren erreichen (◘ Abb. 7.3 und Video 7.3), dann die Leber, welche am besten in der portalvenösen Phase zu beurtei-

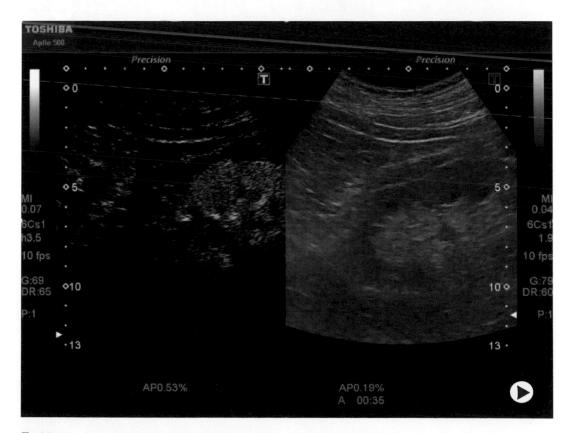

◘ **Abb. 7.3**   Ausgedehnte Lazeration des Obergeschosses der rechten Niere mit angrenzendem pararenalem Hämatom nach Trauma (▸ https://doi.org/10.1007/000-6ks)

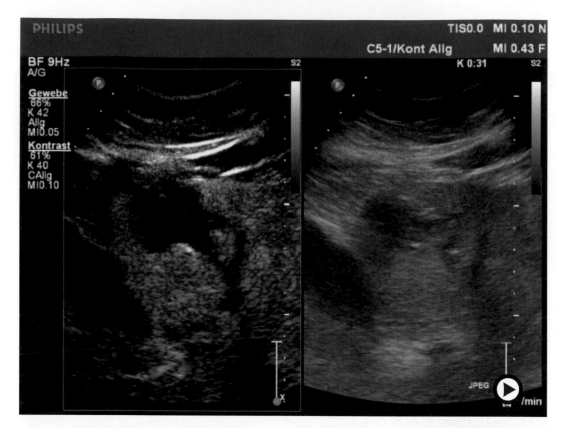

⬛ Abb. 7.4   Weitverzweigte Lazeration der Leber mit intraparenchymalen Hämatomen (► https://doi.org/10.1007/000-6kr)

len ist (⬛ Abb. 7.4 und Video 7.4), und erst im Verlauf stellt sich das Parenchym der Milz optimal kontrastiert dar (⬛ Abb. 7.5 und Video 7.5). In dieser Reihenfolge können in einem Untersuchungsgang diese drei wichtigen parenchymatösen Organe auf Strukturunregelmäßigkeiten hin überprüft werden.

Sollte sich bei dieser kursorischen Untersuchung ein auffälliger Befund zeigen, wird das betreffende Organ in einem zweiten Schritt gezielt untersucht, um hierbei ggf. auch gezielt aktive Blutungen darzustellen. CEUS ist die ideale Methode, um die diagnostische und prognostische Beurteilung traumatischer Organschäden auf sicherere Beine zu stellen.

7.6.2 Typische Befunde der Traumadiagnostik mit CEUS

7.6.2.1 Parenchymkontusion

Ein Kontusionsareal mit leichter Einblutung oder Ödembildung ist unscharf abgegrenzt und zeigt eine etwas verminderte Kontrastmittelaufnahme. Diese leichtgradige Parenchymschädigung neigt bei einer Kontrolluntersuchung meist nicht zum Größenprogress.

7.6.2.2 Hämatom

Ein subkapsuläres Hämatom stellt sich als echoarmer, parallel zur Organoberfläche verlaufender Randsaum dar, welcher kein Kontrastmittel aufnimmt. Die Abgrenzung zum Parenchym ist unscharf.

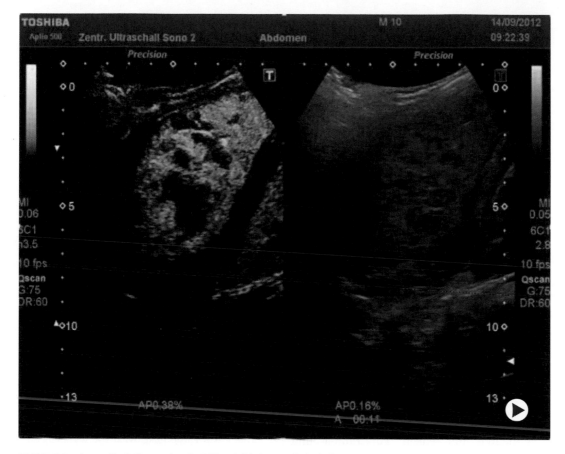

◘ Abb. 7.5 Ausgreifende Lazeration der Milz mit frischem perisplenischem Hämatom (▶ https://doi.org/10.1007/000-6kt)

Intraparenchymale Hämatome zeigen sich als echoarme Areale, welche sich unscharf gegen das unverletzte, normal perfundierte Parenchym abgrenzen und selbst keine Perfusion zeigen. Große Einblutungen können das Organ platzgreifend verformen.

Wenn ein Hämatom im Verlauf an Ausdehnung zunimmt, muss eine anhaltende Einblutung angenommen werden.

7.6.2.3 Gewebslazeration

Gewebszerstörende Parenchymverletzungen nehmen in der venösen Phase kaum oder kein Kontrastmittel auf. In der Milz ist eine Gewebslazeration meist bandförmig senkrecht zur Milzoberfläche angeordnet. Wenn ein solcher Befund bei einer Kontrolluntersuchung stabil bleibt, ist auch hier ein konservativ abwartendes Vorgehen möglich.

Eine klaffende Stufenbildung an der Oberfläche eines Organs ist Zeichen eines Einrisses, hier ist eine anhaltende Blutung zu befürchten, die gelegentlich in Echtzeit als Kontrastmittelaustritt beobachtet werden kann. Bei heftiger Blutung tritt das Kontrastmittel im Strahl aus dem verletzten Gefäß.

Der Nachweis einer aktiven Blutung hilft, die Indikation für einen operativen Eingriff oder eine Angioembolisation zügig zu stellen.

7.6.2.4 Retroperitoneale Verletzung

Stellt sich im kontrastmittelverstärkten Ultraschall eine Verlagerung von retroperitonealen oder mesenterialen Blutgefäßen dar, ist dies ein indirekter Hinweis auf einen raumfordernden Flüssigkeitsverhalt. So kann nach schwererem Trauma ein folgenreicher Einriss der Mesenterialwurzel rechtzeitig erkannt werden.

7.7 Fazit für die Praxis

Unfallpatienten mit einem stumpfen Bauchtrauma werden im Notfallsetting grundsätzlich einer FAST-Untersuchung unterzogen, um freie Flüssigkeit als Hinweis auf eine Blutung in den Bauchraum zu erkennen.

Ohne wesentlichen Zeitverlust können auch die Pleura und das Perikard mit beurteilt werden (E-FAST), um zu sehen, ob eine Punktion oder Drainage von voluminösen Einblutungen erforderlich ist.

Die Sensitivität der B-Bild-Sonografie hinsichtlich des Erkennens und Beurteilens von Organverletzungen ist durch den Einsatz von CEUS deutlich zu steigern.

Patienten mit einem Polytrauma und instabilen Kreislaufverhältnissen sind auf eine zügige Diagnostik mittels Mehrschicht-Spiral-CT angewiesen.

CEUS ist gut geeignet, bei kreislaufstabilem Niedrigenergietrauma das CT bei der Diagnostik von Organverletzungen zu ersetzten.

Auch in der Verlaufsbeobachtung von traumatischen Organschäden hat CEUS einen hohen Stellenwert.

Literatur

Ambacher, T., Riesener, K.P., Truong, S. et al (2000) Systematische sonographische Diagnostik des Abdomens beim Traumapatienten. Trauma Berufskrankh 2, 174–181. https://doi.org/10.1007/PL00010933

Kirkpatrick, A W. MD, FACS; Sirois, M MD; Laupland, K B. MD; Liu, D MD; Rowan, K MD; Ball, C G. MD, MSc; Hameed, S M. MD; Brown, R MD, FACS; Simons, R MD, FACS; Dulchavsky, S A. MD, FACS; Hamiilton, D R. MD, PhD; Nicolaou, S MD Hand-Held Thoracic Sonography for Detecting Post-Traumatic Pneumothoraces: The Extended Focused Assessment With Sonography For Trauma (EFAST), The Journal of Trauma: Injury, Infection, and Critical Care: August 2004 - Volume 57 - Issue 2 - p 288–295 https://doi.org/10.1097/01.TA.0000133565.88871.E4

Kollig, E., Muhr, G. (2001) Abdominale und thorakale Organverletzungen. Trauma Berufskrankh 3, S388–S395. https://doi.org/10.1007/PL00014752

Moore EE, Shackford SR, Pachter HL, et al (1989) Organ injury scaling: spleen, liver, and kidney. The Journal of Trauma. 1989 Dec;29(12):1664–1666

Rozycki, Grace S. MD, FACS; Shackford, Steven R. MD, FACS Ultrasound, What Every Trauma Surgeon Should Know, The Journal of Trauma: Injury, Infection, and Critical Care: January 1996 - Volume 40 - Issue 1 - p 1–4

S3 Leitlinie Polytrauma Stand 07/2016

The EFSUMB Guidelines and Recommendations for the Clinical Practice of Contrast – Enhanced Ultrasound (CEUS) in Non-Hepatic – Applications: Update 2017

CEUS-gestützte Interventionen

Timm Kleffel

Inhaltsverzeichnis

8.1   Einführung – 166

8.2   Technische Grundlagen – 166
8.2.1   Intravenöse Gabe – 166
8.2.2   Endokavitäre Gabe – 166
8.2.3   Anwendungszulassung und Nebenwirkungen – 167

8.3   Einsatzgebiete – 167
8.3.1   Intravenöse Kontrastmittelgabe – 167
8.3.2   Endokavitäre Kontrastmittelgabe – 170

8.4   Vergleich mit anderen bildgebenden
           Methoden – 183
8.4.1   Computertomografie – 183
8.4.2   Durchleuchtung – 183

8.5   „Verschiedenes" – 184
8.5.1   Fusion mit Needle Tracking – 184
8.5.2   Nur Luft verwenden – 184

8.6   Pitfalls und Limitationen – 186

8.7   Zusammenfassung – 186

           Literatur – 187

Ergänzende Information Die elektronische Version dieses Kapitels enthält Zusatzmaterial, auf das über folgenden Link zugegriffen werden kann https://doi.org/10.1007/978-3-662-61686-4_8. Die Videos lassen sich durch Anklicken des DOI Links in der Legende einer entsprechenden Abbildung abspielen, oder indem Sie diesen Link mit der SN More Media App scannen.

© Springer-Verlag GmbH Deutschland, ein Teil von Springer Nature 2022
U. Teichgräber et al. (Hrsg.), *Praxisbuch Kontrastmittelsonografie*,
https://doi.org/10.1007/978-3-662-61686-4_8

8.1 Einführung

Der Einsatz von Ultraschallkontrastmitteln ist mittlerweile in der Routinediagnostik etabliert. Es besteht ein breites Spektrum bei hepatischen und nicht hepatischen Fragestellungen. Dazu werden von der EFSUMB (European Federation of Societies for Ultrasound in Medicine and Biology) regelmäßig Guidelines veröffentlicht. Die letzte Aktualisierung der nicht hepatischen Anwendung erfolgte 2018, in welcher der endokavitäre bzw. extravasale Einsatz dargestellt wird (The EFSUMB Guidelines and Recommendations for the Clinical Practice of Contrast-Enhanced Ultrasound [CEUS] 2017). Es liegen etliche Publikationen vor, welche den Nutzen der extravasalen Anwendung beschreiben und empfehlen (siehe The EFSUMB Guidelines and Recommendations for the Clinical Practice of Contrast-Enhanced Ultrasound [CEUS] 2017). Mit diesem Buchkapitel soll das Einsatzgebiet von Ultraschallkontrastmitteln bei Interventionen von der Diagnostik und Planung über die Durchführung bis zum Follow-up beleuchtet werden.

Häufig erfolgt die Planung und Durchführung von Interventionen CT-gesteuert. Die damit eventuell notwendige physiologische bzw. nicht physiologische Höhlendarstellung wird mit einem Röntgenkontrastmittel unter Durchleuchtung oder mit verdünntem jodhaltigem Kontrastmittel (KM) in der Computertomografie durchgeführt. Jedes der kontrastmittelunterstützten bildgebenden Verfahren hat Vor- und Nachteile, und es bedarf einer individuellen Entscheidung, angepasst an die Untersuchungsabläufe der jeweiligen Klinik, welches Verfahren für den Patienten sinnvoll ist.

8.2 Technische Grundlagen

8.2.1 Intravenöse Gabe

Bei der intravenösen Gabe werden in der Regel 0,6–5 Milliliter SonoVue® als Einmalbolus appliziert, in Abhängigkeit der zu untersuchenden Region, der vom Gerätehersteller empfohlenen spezifischen Menge und des verwendeten Schallkopfs. Das Kontrastmittel wird unverdünnt verabreicht, der venöse Zugang wird mit 5–10 Milliliter NaCl freigespült. Konvexe Schallköpfe benötigen eine deutlich geringere Menge Kontrastmittel als lineare Schallköpfe.

8.2.2 Endokavitäre Gabe

Das Spezifische an der extravasalen Kontrastmittelgabe ist die üblicherweise zwingend notwendige Verdünnung, da sonst das Kontrastmittel zu einer Überstrahlung führt und keine Bildbetrachtung mehr möglich ist. Das Ausmaß der Verdünnung ist an das jeweilige Ultraschallgerät anzupassen. In der Regel sind 0,1 ml SonoVue® verdünnt mit 20 ml NaCl vollkommen ausreichend. Hierbei kann die Verwendung einer 1-ml-Spritze hilfreich sein, um die exakte Menge Kontrastmittel aus dem Spender zu entnehmen. Gerne wird eine Wolke oder ein Tropfen KM verwendet, welcher aufgrund des milchigen SonoVue® in der aufgesetzten NaCl-Spritze sichtbar wird. Dabei sollte jedoch etwas Erfahrung vorliegen, um die Qualität der Untersuchung aufgrund eines falschen Mischungsverhältnisses nicht zu beeinträchtigen. Die so gewonnene Lösung ist nach kurzem vorsichten Schwenken zum Einsatz bereit. Eventuell ist es bei Verwendung eines linearen Scanners notwendig, die Konzentration zu erhöhen. Gegebenenfalls ist die Konzentration zugunsten des Kontrastmittels auch weiter zu erhöhen, falls große Flüssigkeitsmengen untersucht werden sollen und so die Verdünnung mit der vorhandenen Flüssigkeit für eine adäquate Detektion nicht mehr ausreichend ist.

Bei der Zubereitung und der Applikation sind sterile Kautelen zu beachten. Das Kontrastmittel soll unter Ultraschallsicht appliziert werden. Entweder mithilfe der schallkopffreien Hand oder man bittet eine angelernte Assistenz, das Kontrastmittel vorsichtig und nach Kommando zu verabreichen. Eine fraktionierte Gabe ist sehr wichtig. Somit können der Fluss entlang des Zugangsweges, die ersten im Zielgebiet ankommenden Bläschen und die anschließende Verteilung gesehen werden. Eine zu schnelle Gabe führt zu einer

Überstrahlung und zu einer Maskierung der zu beurteilenden Strukturen. Sollte versehentlich eine zu rasche und/oder eine zu große KM-Gabe erfolgt sein oder möchte man die Anflutung erneut betrachten, kann durch die Burst-Funktion oder unter Zuhilfenahme der farbkodierten Duplexsonografie (FKDS) das applizierte Kontrastmittel „zerstört" werden und eine erneute KM-Gabe erfolgen. Eventuell ist die zuvor verabreichte Flüssigkeit vorab zu aspirieren, da eine zu große Flüssigkeitsmenge gegebenenfalls zu einer Ruptur der zu untersuchenden Höhle führen kann.

Eine weitere Möglichkeit der endokavitären Anwendung ist die orale Applikation. Hierbei werden etwa 100 Milliliter Wasser mit maximal 0,5 ml SonoVue® gemischt. Bei der oralen Gabe sollte eine schluckweise Verabreichung erfolgen. Das Kontrastmittel wird in den dem Ultraschall zugänglichen oberen Magen-Darm-Abschnitten detektiert. Zu beachten ist, dass die enterale Luft zu Schwierigkeiten führen kann, da eine Verwechslungsgefahr mit dem Kontrastmittel besteht. Grundsätzlich besteht die Möglichkeit, Mineralwasser zu verwenden. Die Gabe von verdünntem Kontrastmittel erlaubt jedoch eine sensitivere Untersuchung.

8.2.3 Anwendungszulassung und Nebenwirkungen

Das weltweit am häufigsten verwendete Kontrastmittel ist SonoVue® (Bracco, Mailand, Italien). SonoVue® ist zur Beurteilung von Leber, Brust und Blutgefäßen zugelassen. Bei allen anderen Anwendungen liegt ein Off-Label-Gebrauch vor. Dies muss beim Einsatz bedacht werden und der Patient entsprechend aufgeklärt werden.

Die im Vergleich zu anderen Kontrastmitteln niedrige Quote an Nebenwirkungen und der nicht notwendige Einsatz von ionisierenden Strahlen machen die Anwendung sicher Huang et al. (2017). Anzumerken ist, dass in einem Milliliter SonoVue® gerade mal acht Mikroliter Wirkstoff vorhanden sind, welche bei der extravasalen Anwendung weiter verdünnt werden. Die bereits niedrige Rate an unerwünschten Nebenwirkungen bei dem intravenösen Einsatz wird durch die Verdünnung und den extravasalen Einsatz nochmals reduziert.

8.3 Einsatzgebiete

8.3.1 Intravenöse Kontrastmittelgabe

Warum kann eine intravenöse Kontrastmittelgabe hilfreich sein? Zunächst muss die Diagnose einer interventionspflichtigen Veränderung gesichert sein. In der Regel gelingt es, die zu intervenierende Läsion mittels kontrastverstärktem Ultraschalls (CEUS) besser abgrenzen zu können. Somit kann der Eingriff mit dem erforderlichen Zugangsweg gezielter geplant werden.

Als mögliches Beispiel hierfür sei eine echoarme bis echofreie Leberraumforderung bei einem Tumorpatienten genannt, welche zusätzlich im B-Bild nur eingeschränkt vom umgebenden Parenchym abgrenzbar ist. Die Differenzierung zwischen einem hypovaskularisierten Herd und einem Abszess kann Schwierigkeiten bereiten. Zu sehen, ob die eventuell vorhandenen Septen einer Läsion eine beachtenswerte Perfusion aufweisen, kann für die Interventionsplanung hilfreich sein. Im Kontrastmittelmodus kann die Vaskularisierung des Umfelds der Läsion beurteilt werden und in die Planung des Zugangsweges einfließen. Durch die intravenöse Gabe von SonoVue® demarkiert sich die Berandung der Läsion vom angrenzenden Parenchym, unabhängig vom Organ (◻ Abb. und Video 8.1 und 8.2). Ähnlich verhält es sich zum Beispiel bei einem Nierenabszess, welcher nicht immer an einer eindeutig liquiden und echofreien Formation auszumachen ist und somit die Interventionsplanung im B-Bild allein unmöglich machen kann.

Sollte aufgrund der Intervention der Verdacht auf Komplikationen bestehen, kann eine intravenöse KM-Gabe zur Beurteilung erfolgen. Es gelingt leicht, eine aktive Blutung nach z. B. erfolgter Stanzbiopsie der Niere auszuschließen oder zu beweisen (◻ Abb. und Video 8.3 und 8.4).

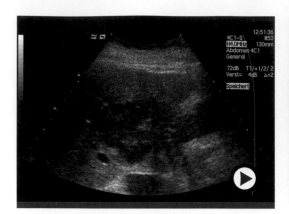

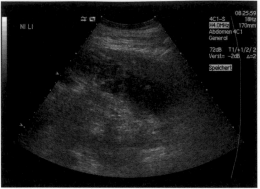

⬛ Abb. 8.1 und Video Leberabszess vor ⬛ Abb. 8.1 und nach ⬛ Abb. 8.2 intravenöser Kontrastmittelgabe: Im B-Bild zeigt sich eine eingeschränkt abgrenzbare und beurteilbare Leberläsion. Die Diagnose Abszess ist nicht sicher zu stellen. Nach kontrastverstärktem Ultraschall (CEUS) i. v. lässt sich die Veränderung als Abszess erkennen und der Interventionszugang kann geplant werden (► https://doi.org/10.1007/000-6mm)

⬛ Abb. 8.3 und Video Aktive Blutung nach Stanzbiopsie der linken Niere: Im B-Bild ⬛ Abb. 8.3 sind Niere und Hämatom kaum zu differenzieren. Erst nach Gabe von SonoVue® ⬛ Abb. 8.4 ist die aktive Blutung als fahnenartige Anreicherung pararenal abzugrenzen. Der größte Anteil des Hämatoms demarkiert sich ohne Kontrastmittelaufnahme

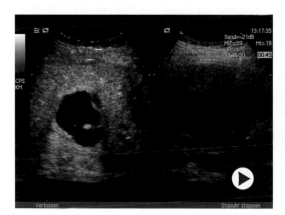

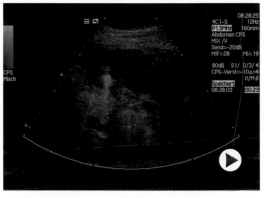

⬛ Abb. 8.4 und Video Aktive Blutung nach Stanzbiopsie der linken Niere: Im B-Bild ⬛ Abb. 8.3 sind Niere und Hämatom kaum zu differenzieren. Erst nach Gabe von SonoVue® ⬛ Abb. 8.4 ist die aktive Blutung als fahnenartige Anreicherung pararenal abzugrenzen. Der größte Anteil des Hämatoms demarkiert sich ohne Kontrastmittelaufnahme (► https://doi.org/10.1007/000-6kx)

⬛ Abb. 8.2 und Video Leberabszess vor ⬛ Abb. 8.1 und nach ⬛ Abb. 8.2 intravenöser Kontrastmittelgabe: Im B-Bild zeigt sich eine eingeschränkt abgrenzbare und beurteilbare Leberläsion. Die Diagnose Abszess ist nicht sicher zu stellen. Nach kontrastverstärktem Ultraschall (CEUS) i. v. lässt sich die Veränderung als Abszess erkennen und der Interventionszugang kann geplant werden (► https://doi.org/10.1007/000-6kw)

Die intravenöse KM-Gabe unterstützt den Einsatz von lokal ablativen Verfahren im Rahmen einer Tumorbehandlung, wie z. B. die Radiofrequenz-, Mikrowellen- oder Kryoablation. Die präinterventionelle Diagnostik kann rein sonografisch erfolgen. Die im B-Bild eventuell schwer abzugrenzende Läsion lässt sich nach intravenöser KM-Gabe deutlich besser abgrenzen und hilft in der

Platzierung der Interventionsnadel. Somit ist es möglich, den Therapieerfolg unmittelbar postinterventionell und im Verlauf zu beurteilen (⬛ Abb. und Video 8.5). Nämlich, ob noch ein vitaler Tumorrest vorhanden ist und um eine interventionelle Komplikation auszuschließen.

Wie im ► Kap. 7 Trauma und zur Beurteilung postinterventioneller Komplikationen bereits gezeigt, kann CEUS zur Beurteilung einer eventuell aktiven Blutung eingesetzt wer-

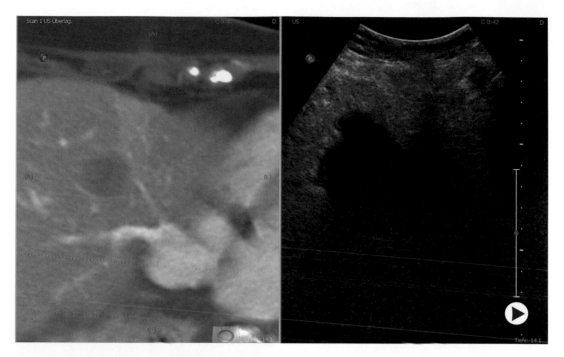

◘ **Abb. 8.5** und Video Kontrastverstärkter Ultraschall (CEUS) nach Ablation einer Leberfilia: Unter Zuhilfenahme der Fusionsbildgebung gelingt eine gute Übereinstimmung der verschiedenen Modalitäten. Der post-interventionelle Erfolg kann beurteilt werden. In der Ablationszone ist keine Kontrastmittelanreicherung sichtbar (► https://doi.org/10.1007/000-6ky)

den. Gerade im Rahmen einer verstärkt notwendigen Strahlenhygiene, z. B. bei Kindern oder bei eingeschränkter Nierenfunktion, ist die kontrastmittelunterstützte Sonografie ein sehr hilfreiches Tool. CEUS kann zur Blutungsdiagnostik, zur Therapieplanung und zur Überprüfung des Therapieerfolgs durchgeführt werden. In der ◘ Abb. und im Video 8.6, 8.7, 8.8, 8.9, 8.10 und 8.11 wird eine niereninsuffiziente Patientin demonstriert, welche aufgrund einer Gerinnungsentgleisung ein raumforderndes Bauchdeckenhämatom im linken Unterbauch entwickelt hat. Trotz Optimierung der Gerinnungssituation existiert weiterhin ein geringer Hämoglobinabfall. Der CEUS zeigt eine noch vorhandene Blutung über einen Seitenast der A. epigastica inferior. Mittels CEUS gelingt es, das zuführende Gefäß selektiv darzustellen. Zusammen mit dem B-Bild und der FKDS wird das Zielgebiet eingestellt und punktiert. Als alternativer Heilversuch wird bei entsprechend aufgeklärter Patientin Thrombin (10.000 IE

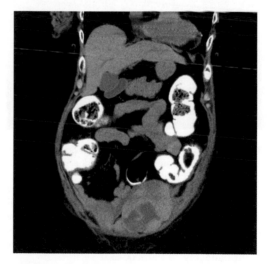

◘ **Abb. 8.6** und Video Aktive Bauchdeckenblutung: Native Computertomografie ◘ Abb. 8.6 und 8.7, welche das Ausmaß der Blutung zeigt, jedoch nicht die Aktivität beurteilen kann. In Video und ◘ Abb. 8.8, 8.9 und 8.10 ist die Kontrastmittelaufnahme im Hämatom sichtbar. Nun kann auch in der farbkodierten Duplexsonografie (FKDS) das zuführende Gefäß abgegrenzt ◘ Abb. 8.11 und gezielt punktiert werden

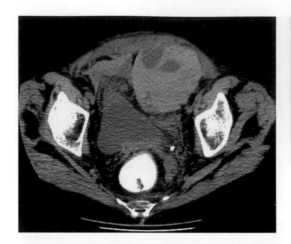

Abb. 8.7 und Video Aktive Bauchdeckenblutung: Native Computertomografie ◘ Abb. 8.6 und 8.7, welche das Ausmaß der Blutung zeigt, jedoch nicht die Aktivität beurteilen kann. In Video und ◘ Abb. 8.8, 8.9 und 8.10 ist die Kontrastmittelaufnahme im Hämatom sichtbar. Nun kann auch in der farbkodierten Duplexsonografie (FKDS) das zuführende Gefäß abgegrenzt ◘ Abb. 8.11 und gezielt punktiert werden

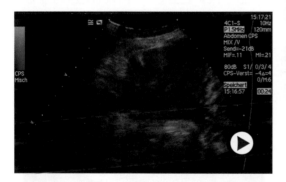

Abb. 8.8 und Video Aktive Bauchdeckenblutung: Native Computertomografie ◘ Abb. 8.6 und 8.7, welche das Ausmaß der Blutung zeigt, jedoch nicht die Aktivität beurteilen kann. In Video und ◘ Abb. 8.8, 8.9 und 8.10 ist die Kontrastmittelaufnahme im Hämatom sichtbar. Nun kann auch in der farbkodierten Duplexsonografie (FKDS) das zuführende Gefäß abgegrenzt ◘ Abb. 8.11 und gezielt punktiert werden (▶ https://doi.org/10.1007/000-6kz)

pro Milliliter) fraktioniert appliziert. Nach Gesamtgabe von 0,8 ml Thrombin wird weder in der FKDS noch im CEUS unmittelbar post punctionem sowie am Folgetag eine persistierende Blutung gesehen.

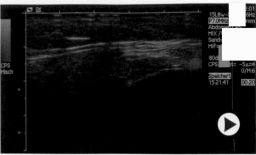

Abb. 8.9 und Video Aktive Bauchdeckenblutung: Native Computertomografie ◘ Abb. 8.6 und 8.7, welche das Ausmaß der Blutung zeigt, jedoch nicht die Aktivität beurteilen kann. In Video und ◘ Abb. 8.8, 8.9 und 8.10 ist die Kontrastmittelaufnahme im Hämatom sichtbar. Nun kann auch in der farbkodierten Duplexsonografie (FKDS) das zuführende Gefäß abgegrenzt ◘ Abb. 8.11 und gezielt punktiert werden (▶ https://doi.org/10.1007/000-6m0)

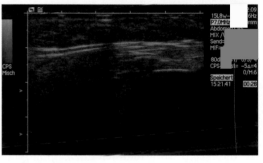

Abb. 8.10 und Video Aktive Bauchdeckenblutung: Native Computertomografie ◘ Abb. 8.6 und 8.7, welche das Ausmaß der Blutung zeigt, jedoch nicht die Aktivität beurteilen kann. In Video und ◘ Abb. 8.8, 8.9 und 8.10 ist die Kontrastmittelaufnahme im Hämatom sichtbar. Nun kann auch in der farbkodierten Duplexsonografie (FKDS) das zuführende Gefäß abgegrenzt ◘ Abb. 8.11 und gezielt punktiert werden

8.3.2 Endokavitäre Kontrastmittelgabe

8.3.2.1 Orale Kontrastmittelgabe

Die orale Applikation spielt für den Einsatz im Rahmen einer Intervention sicherlich eine untergeordnete, jedoch nicht zu vernachlässigende Rolle. Sie dient u. a. der Differenzierung des Magen-Darm-Trakts von nicht physiologischen Flüssigkeitsansammlungen, welche

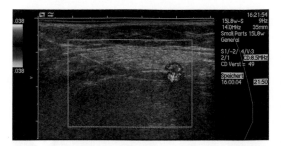

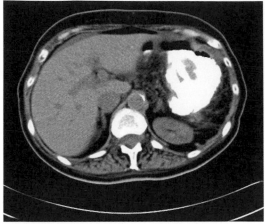

▣ Abb. 8.11 und Video Aktive Bauchdeckenblutung: Native Computertomografie ▣ Abb. 8.6 und 8.7, welche das Ausmaß der Blutung zeigt, jedoch nicht die Aktivität beurteilen kann. In Video und ▣ Abb. 8.8, 8.9 und 8.10 ist die Kontrastmittelaufnahme im Hämatom sichtbar. Nun kann auch in der farbkodierten Duplexsonografie (FKDS) das zuführende Gefäß abgegrenzt ▣ Abb. 8.11 und gezielt punktiert werden

eventuell eine diagnostische oder therapeutische Punktion benötigen. Eine Wandstörung bzw. Fistelbildung kann leicht anhand eines Kontrastmittelextraluminats detektiert werden. Aufgrund der echogenen Luft im Magen-Darm-Trakt kann die Differenzierung von Kontrastmittel zu Verwechslungen führen. Abhilfe schafft die sogenannte Burst-Funktion, mit deren Hilfe die Mikrobubbles des KM zerstört werden, bei der die Luft jedoch unverändert echogen bleibt. Alternativ kann auch die FKDS-Funktion eingeschaltet werden, um mithilfe der erhöhten Schallenergie Kontrastmittelbläschen zu zerstören. In ▣ Abb. und im Video 8.12, 8.13, 8.14, 8.15, 8.16, und 8.17 ist ein Verhalt im linken Oberbauch nach Splenektomie zu sehen. Die notwendige Drainage soll sonografisch gesteuert eingelegt werden. In der Sonografie lässt sich aber nicht sicher zwischen Magen und der angrenzenden Flüssigkeitsansammlung unterscheiden.

8.3.2.2 Punktionen und Drainagen
Planung der Intervention
Die am häufigsten durchgeführte Intervention besteht sicherlich in der Punktion und Entlastung von Flüssigkeitsansammlungen, welche in physiologischen bzw. nicht phy-

▣ Abb. 8.12 und Video Kontrastverstärkter Ultraschall (CEUS) oral bei einem Verhalt im linken Oberbauch: Die native Computertomografie (CT) mit oraler Kontrastierung demonstriert den Verhalt paragastral ▣ Abb. 8.12, 8.13, 8.14 und 8.15. Der in der CT leicht abzugrenzende Verhalt ist im B-Bild nicht sicher vom mittlerweile entleerten Magen zu differenzieren. CEUS ▣ Abb. 8.16 und 8.17 oral grenzt den Magen gut ab und ein sicherer Zugangsweg ist sichtbar

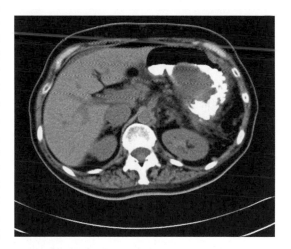

▣ Abb. 8.13 und Video Kontrastverstärkter Ultraschall (CEUS) oral bei einem Verhalt im linken Oberbauch: Die native Computertomografie (CT) mit oraler Kontrastierung demonstriert den Verhalt paragastral ▣ Abb. 8.12, 8.13, 8.14 und 8.15. Der in der CT leicht abzugrenzende Verhalt ist im B-Bild nicht sicher vom mittlerweile entleerten Magen zu differenzieren. CEUS ▣ Abb. 8.16 und 8.17 oral grenzt den Magen gut ab und ein sicherer Zugangsweg ist sichtbar

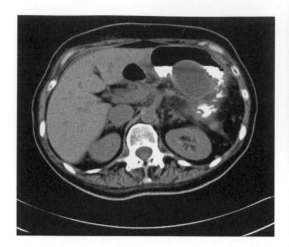

▫ Abb. 8.14 und Video Kontrastverstärkter Ultraschall (CEUS) oral bei einem Verhalt im linken Oberbauch: Die native Computertomografie (CT) mit oraler Kontrastierung demonstriert den Verhalt paragastral ▫ Abb. 8.12, 8.13, 8.14 und 8.15. Der in der CT leicht abzugrenzende Verhalt ist im B-Bild nicht sicher vom mittlerweile entleerten Magen zu differenzieren. CEUS ▫ Abb. 8.16 und 8.17 oral grenzt den Magen gut ab und ein sicherer Zugangsweg ist sichtbar

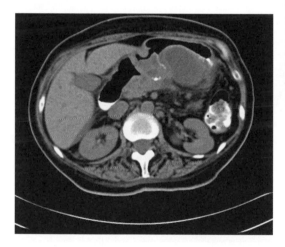

▫ Abb. 8.15 und Video Kontrastverstärkter Ultraschall (CEUS) oral bei einem Verhalt im linken Oberbauch: Die native Computertomografie (CT) mit oraler Kontrastierung demonstriert den Verhalt paragastral ▫ Abb. 8.12, 8.13, 8.14 und 8.15. Der in der CT leicht abzugrenzende Verhalt ist im B-Bild nicht sicher vom mittlerweile entleerten Magen zu differenzieren. CEUS ▫ Abb. 8.16 und 8.17 oral grenzt den Magen gut ab und ein sicherer Zugangsweg ist sichtbar

siologischen Strukturen auftreten können. Vermutlich macht die Abszessdrainage das Gros der Eingriffe aus. In der Regel reicht das B-Bild mit der FKDS aus, um eine punktionswürdige und punktionsfähige Veränderung

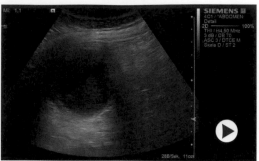

▫ Abb. 8.16 und Video Kontrastverstärkter Ultraschall (CEUS) oral bei einem Verhalt im linken Oberbauch: Die native Computertomografie (CT) mit oraler Kontrastierung demonstriert den Verhalt paragastral ▫ Abb. 8.12, 8.13, 8.14 und 8.15. Der in der CT leicht abzugrenzende Verhalt ist im B-Bild nicht sicher vom mittlerweile entleerten Magen zu differenzieren. CEUS ▫ Abb. 8.16 und 8.17 oral grenzt den Magen gut ab und ein sicherer Zugangsweg ist sichtbar (▸ https://doi.org/10.1007/000-6m1)

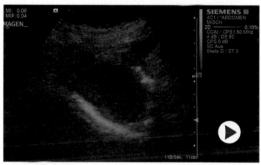

▫ Abb. 8.17 und Video Kontrastverstärkter Ultraschall (CEUS) oral bei einem Verhalt im linken Oberbauch: Die native Computertomografie (CT) mit oraler Kontrastierung demonstriert den Verhalt paragastral ▫ Abb. 8.12, 8.13, 8.14 und 8.15. Der in der CT leicht abzugrenzende Verhalt ist im B-Bild nicht sicher vom mittlerweile entleerten Magen zu differenzieren. CEUS ▫ Abb. 8.16 und 8.17 oral grenzt den Magen gut ab und ein sicherer Zugangsweg ist sichtbar (▸ https://doi.org/10.1007/000-6m2)

zu detektieren. Vereinzelt ist aber eine intravenöse Kontrastmittelgabe notwendig. Siehe hierzu auch ▸ Abschn. 8.3.1.

Neben der Behandlung von Flüssigkeitsansammlungen bestehen weitere breite Einsatzgebiete. Im Folgenden sind einige beispielhaft aufgeführt:

- Nephrostomie: Sollte nach Anlage der Drainage keine ausreichende Menge Urin abfließen, kann über die endokavitäre KM-Gabe die Lage der Sondenspitze und die Ausbreitung des Kontrastmittels im Nieren-Becken-Kelchsystem detektiert werden.

— Pleurale und abdominelle Flüssigkeiten: Die intrakavitäre Gabe über Drainagen zeigt, wie insbesondere septierte und gekammerte Flüssigkeiten in Verbindung stehen.

— Perkutane transhepatische Cholangiodrainage (PTCD): Das intra- und extrahepatische Gallengangsystem kann visualisiert und das Ausmaß und die Lokalisation von Stenosen können erkannt werden.

Durchführung der Intervention

Eine gut einsehbare, abgekapselte Flüssigkeitsansammlung bedarf in der Hand eines Geübten keinen ergänzenden Einsatz von Kontrastmitteln.

Worin liegt der Vorteil beim Einsatz des CEUS? Dies soll anhand einzelner Situationen durchgespielt werden.

■ Schlechte Schallbedingungen

Mitunter besteht die Schwierigkeit, die Nadel bzw. die Drainage im geplanten Zugangsweg ausreichend gut abzugrenzen. Hier kann entweder direkt über die Punktionsnadel oder nach Entfernung des inneren Mandrins der Drainage, bei Anlage in Trochar-Technik, verdünntes Kontrastmittel appliziert werden. Nun gelingt es, die Lage der Nadelspitze eindeutig zu erkennen. Die Intervention kann nach Wiedereinsetzen des Mandrins fortgesetzt werden.

■ Ausdehnung des Verhalts

Wird Kontrastmittel über die bereits eingelegte Drainage bzw. Punktionsnadel gegeben, kann die Verteilung im Verhalt beurteilt werden. Eventuell sieht man so einen nicht kontrastmittelaufnehmenden Bereich, welcher mit einer zusätzlichen Drainage entlastet werden muss. Es lässt sich einfach sehen, ob zwei aneinander angrenzende Flüssigkeitshöhlen in Verbindung stehen (◘ Abb. und Video 8.18, 8.19, und 8.20). Ein womöglicher Anschluss an andere Strukturen, z. B. an den Darm oder in die freie Bauchhöhle, lässt sich erkennen. Bei dem in ◘ Abb. und Video 8.21 , 8.22, 8.23, 8.24, 8.25, 8.26, 8.27, und 8.28 zu

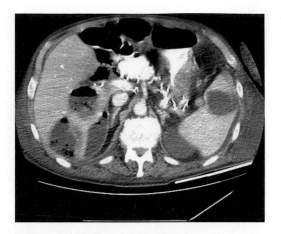

◘ **Abb. 8.18** und Video Zwei Leberabszesse, welche nicht in Verbindung stehen: Kontrastverstärkte Computertomografie ◘ Abb. 8.18 mit korrespondierender Sonografie ◘ Abb. 8.19 mit zwei Flüssigkeits-/Lufthöhlen in der Leber. Über die eingelegte Drainage wird Kontrastmittel appliziert. Das endokavitär gegebene Kontrastmittel verteilt sich nur in einem Verhalt ◘ Abb. 8.20

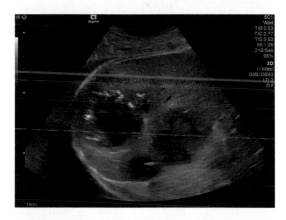

◘ **Abb. 8.19** und Video Zwei Leberabszesse, welche nicht in Verbindung stehen: Kontrastverstärkte Computertomografie ◘ Abb. 8.18 mit korrespondierender Sonografie ◘ Abb. 8.19 mit zwei Flüssigkeits-/Lufthöhlen in der Leber. Über die eingelegte Drainage wird Kontrastmittel appliziert. Das endokavitär gegebene Kontrastmittel verteilt sich nur in einem Verhalt ◘ Abb. 8.20

sehenden Patienten kam es zu einer perityphlitischen Abszedierung im rechten Unterbauch. Die Drainage konnte ultraschallgesteuert eingebracht werden. Das endokavitär injizierte KM gelangt in den Dünndarm, womit die Fistel bewiesen ist.

In der Regel wird ein Abszess mit maximal der Hälfte der aspirierten Menge in der Folge mit NaCl gespült. Durch die endokavi-

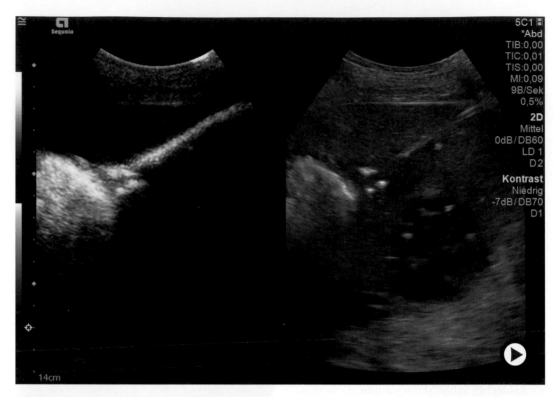

Abb. 8.20 und Video Zwei Leberabszesse, welche nicht in Verbindung stehen: Kontrastverstärkte Computertomografie ◘ Abb. 8.18 mit korrespondierender Sonografie ◘ Abb. 8.19 mit zwei Flüssigkeits-/Lufthöhlen in der Leber. Über die eingelegte Drainage wird Kontrastmittel appliziert. Das endokavitär gegebene Kontrastmittel verteilt sich nur in einem Verhalt ◘ Abb. 8.20 (▶ https://doi.org/10.1007/000-6m3)

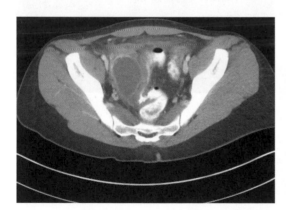

Abb. 8.21 und Video Perityphlitischer Abszess: Kontrastverstärkte Computertomografie ◘ Abb. 8.21. Kontrastverstärkter Ultraschall (CEUS) endokavitär nach Drainagenanlage (◘ Abb. 8.22, 8.23, 8.24, 8.25 und 8.26, und ◘ Video 8.27 und 8.28). Es befindet sich reichlich Kontrastmittel enteral, die Fistel zwischen Verhalt und Ileum ist abgrenzbar

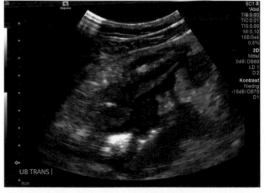

Abb. 8.22 und Video Perityphlitischer Abszess: Kontrastverstärkte Computertomografie ◘ Abb. 8.21. Kontrastverstärkter Ultraschall (CEUS) endokavitär nach Drainagenanlage (◘ Abb. 8.22, 8.23, 8.24, 8.25 und 8.26, und ◘ Video 8.27 und 8.28). Es befindet sich reichlich Kontrastmittel enteral, die Fistel zwischen Verhalt und Ileum ist abgrenzbar

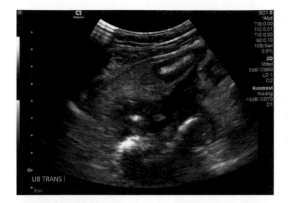

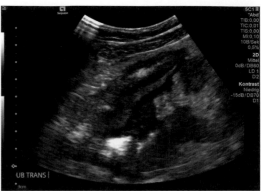

■ **Abb. 8.23** und Video Perityphlitischer Abszess: Kontrastverstärkte Computertomografie ■ Abb. 8.21. Kontrastverstärkter Ultraschall (CEUS) endokavitär nach Drainagenanlage (■ Abb. 8.22, 8.23, 8.24, 8.25 und 8.26, und ■ Video 8.27 und 8.28). Es befindet sich reichlich Kontrastmittel enteral, die Fistel zwischen Verhalt und Ileum ist abgrenzbar

■ **Abb. 8.25** und Video Perityphlitischer Abszess: Kontrastverstärkte Computertomografie ■ Abb. 8.21. Kontrastverstärkter Ultraschall (CEUS) endokavitär nach Drainagenanlage (■ Abb. 8.22, 8.23, 8.24, 8.25 und 8.26, und ■ Video 8.27 und 8.28). Es befindet sich reichlich Kontrastmittel enteral, die Fistel zwischen Verhalt und Ileum ist abgrenzbar

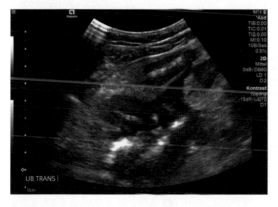

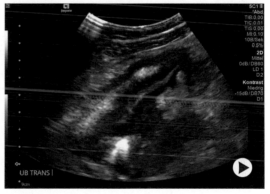

■ **Abb. 8.24** und Video Perityphlitischer Abszess: Kontrastverstärkte Computertomografie ■ Abb. 8.21. Kontrastverstärkter Ultraschall (CEUS) endokavitär nach Drainagenanlage (■ Abb. 8.22, 8.23, 8.24, 8.25 und 8.26, und ■ Video 8.27 und 8.28). Es befindet sich reichlich Kontrastmittel enteral, die Fistel zwischen Verhalt und Ileum ist abgrenzbar

■ **Abb. 8.26** und Video Perityphlitischer Abszess: Kontrastverstärkte Computertomografie ■ Abb. 8.21. Kontrastverstärkter Ultraschall (CEUS) endokavitär nach Drainagenanlage (■ Abb. 8.22, 8.23, 8.24, 8.25 und 8.26, und ■ Video 8.27 und 8.28). Es befindet sich reichlich Kontrastmittel enteral, die Fistel zwischen Verhalt und Ileum ist abgrenzbar (▶ https://doi.org/10.1007/000-6m4)

täre Gabe kann die Menge der Spülflüssigkeit individuell angepasst werden. Verteilt sich das Kontrastmittel zwar korrekt intraläsional, sind jedoch umspülte Anteile vorhanden, ist von einem zähen, organisierten Inhalt auszugehen, welcher sich durch die Spültherapie zunehmend verflüssigt. Gerade die noch nicht „reifen" Abszesse können Schwierigkeiten bereiten, da anfangs keine Flüssigkeit aspiriert werden kann und eine Drainagenfehllage imitiert wird.

Nachsorge nach erfolgter Intervention

Nach erfolgter Intervention ist es notwendig, den Verlauf zu beobachten, um den Erfolg der Intervention zu überprüfen und den geeigneten Zeitpunkt der Drainagenentfernung zu finden. Ein Abszess bedarf einer mehrmals täglichen Spültherapie. Kommt es zu keiner adäquaten Befundverbesserung, muss der Therapieversuch überdacht werden. Dazu muss die Flüssigkeitsansammlung neu untersucht werden.

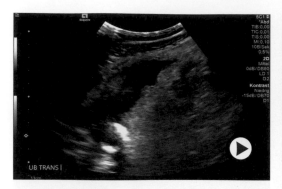

Abb. 8.27 und Video Perityphlitischer Abszess: Kontrastverstärkte Computertomografie ◘ Abb. 8.21. Kontrastverstärkter Ultraschall (CEUS) endokavitär nach Drainagenanlage (◘ Abb. 8.22, 8.23, 8.24, 8.25 und 8.26, und ◘ Video 8.27 und 8.28). Es befindet sich reichlich Kontrastmittel enteral, die Fistel zwischen Verhalt und Ileum ist abgrenzbar (▶ https://doi.org/10.1007/000-6m5)

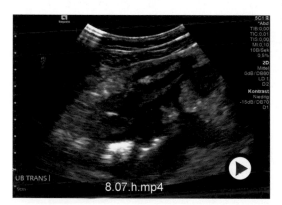

Abb. 8.28 und Video Perityphlitischer Abszess: Kontrastverstärkte Computertomografie ◘ Abb. 8.21. Kontrastverstärkter Ultraschall (CEUS) endokavitär nach Drainagenanlage (◘ Abb. 8.22, 8.23, 8.24, 8.25 und 8.26, und ◘ Video 8.27 und 8.28). Es befindet sich reichlich Kontrastmittel enteral, die Fistel zwischen Verhalt und Ileum ist abgrenzbar (▶ https://doi.org/10.1007/000-6m6)

Es kann beurteilt werden:
- Ausdehnung der noch vorhandenen Höhle und der Anschluss an angrenzende Strukturen wie Darm, Bauchhöhle, Bauchdecke, Gefäße oder Organe (◘ Abb. und Video 8.29, 8.30 und 8.31),

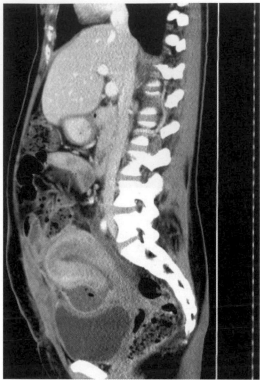

Abb. 8.29 und Video Drainageneinlage in einen Abszess in der Excavatio vesicouterina nach Sectio: Die sagittale Computertomografie ◘ Abb. 8.29 demonstriert den beschriebenen Verhalt. Das über die Drainage verabreichte Kontrastmittel ist zunächst nur im Verhalt zu sehen ◘ Abb. 8.30 und im Verlauf auch über eine Nahtinsuffizienz im Cavum uteri ◘ Abb. 8.31

- Dislokation (◘ Abb. und Video 8.32, 8.33, 8.34, 8.35 und 8.36),
- Knickbildung der Drainage (◘ Abb. und Video 8.37 und 8.38),
- Verstopfung der Drainage, welche als eine Art Ventilmechanismus eine Applikation zwar mit erhöhtem Druck erlaubt, aber keine ausreichende Aspiration ermöglicht.

Von den echten Komplikationen muss der Anschluss an physiologische Abflüsse abgegrenzt werden. Bei einem Leberabszess, bei welchem die Spülflüssigkeit nicht mehr ausreichend aspiriert werden kann, liegt eventuell ein Anschluss an das Gallengangssystem

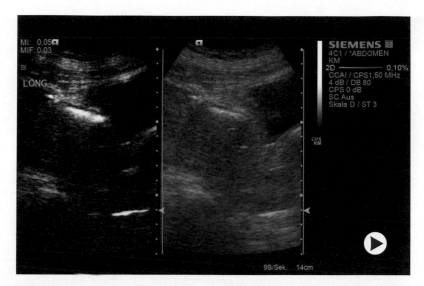

▣ Abb. 8.30 und Video Drainageneinlage in einen Abszess in der Excavatio vesicouterina nach Sectio: Die sagittale Computertomografie ▣ Abb. 8.29 demonstriert den beschriebenen Verhalt. Das über die Drainage verabreichte Kontrastmittel ist zunächst nur im Verhalt zu sehen ▣ Abb. 8.30 und im Verlauf auch über eine Nahtinsuffizienz im Cavum uteri ▣ Abb. 8.31 (► https://doi.org/10.1007/000-6m7)

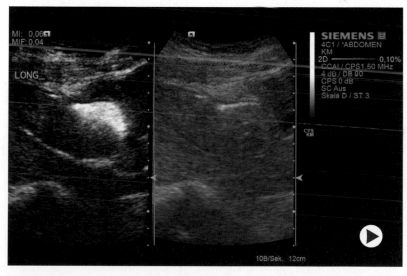

▣ Abb. 8.31 und Video Drainageneinlage in einen Abszess in der Excavatio vesicouterina nach Sectio: Die sagittale Computertomografie ▣ Abb. 8.29 demonstriert den beschriebenen Verhalt. Das über die Drainage verabreichte Kontrastmittel ist zunächst nur im Verhalt zu sehen ▣ Abb. 8.30 und im Verlauf auch über eine Nahtinsuffizienz im Cavum uteri ▣ Abb. 8.31 (► https://doi.org/10.1007/000-6m8)

vor (▣ Abb. und Video 8.39, 8.40, 8.41, 8.42, und 8.43). Wurde eine Gallenblasendrainage bei Zystitis und Inoperabilität eingelegt, kann CEUS endokavitär zeigen, ob noch ein Gallenabfluss via naturalis vorhanden oder wann wieder vorhanden ist und wann eine Drainage gezogen werden kann.

Mit kleiner werdendem Abszess muss auch die Spülmenge reduziert werden. Dies kann über die verabreichte Menge des verdünnten

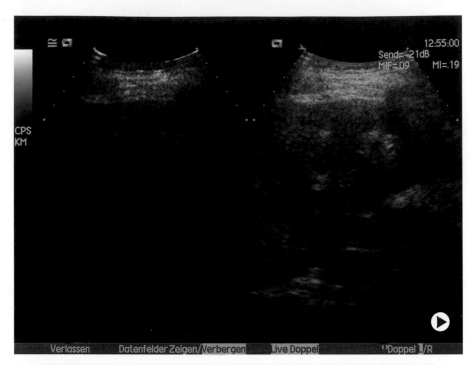

■ Abb. 8.32 und Video Dysfunktion der Drainage aufgrund einer Dislokation: Die ehemals in der Leber liegende Drainage befindet sich nun in der Bauchdecke. Das Kontrastmittel verteilt sich dort. Vor Kontrastmittelapplikation ■ Abb. 8.32 und danach ■ Abb. 8.33 (► https://doi.org/10.1007/000-6m9)

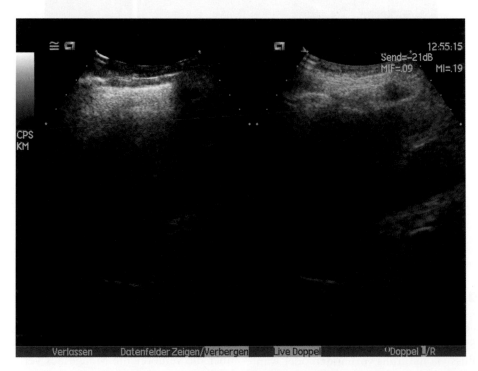

■ Abb. 8.33 und Video Dysfunktion der Drainage aufgrund einer Dislokation: Die ehemals in der Leber liegende Drainage befindet sich nun in der Bauchdecke. Das Kontrastmittel verteilt sich dort. Vor Kontrastmittelapplikation ■ Abb. 8.32 und danach ■ Abb. 8.33

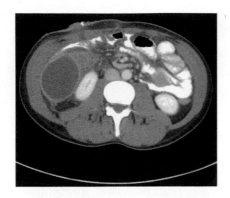

◘ **Abb. 8.34** und Video Drainage in einem subhepatischen Abszess: Unter anderem aufgrund des kleiner werdenden Verhalts liegt zum Teil eine Dislokation nach extraperitoneal vor. Präinterventionelle Computertomografie ◘ Abb. 8.34. Das B-Bild lässt die Dislokation vermuten ◘ Abb. 8.35. Nach Verabreichung von SonoVue® ist diese sowohl im Verhalt als auch extraperitoneal sichtbar ◘ Abb. 8.36

KM bestimmt werden, da die Größe der Resthöhle beurteilt werden kann.

Gerade bei intraperitonealen Flüssigkeitsansammlungen ist die kleiner werdende Höhle im B-Bild oft schwer zu erkennen. Die KM-Gabe hilft, die Höhle zu demarkieren.

8.3.2.3 Fisteldarstellung

Zur gegebenenfalls prätherapeutischen Beurteilung von Fisteln sind das Gangsystem und die in Verbindung stehenden Strukturen darzustellen. Grundsätzlich ist es möglich, jede erreichbare Fistelöffnung zu sondieren und Ultraschallkontrastmittel zu injizieren. In der Regel bedarf es bei Fisteln des inneren Genitale bzw. des Rektums der entsprechenden Schallköpfe (Ignee et al. 2013). Leicht zu beurteilen sind Fisteln, welche eine Austrittsstelle nach kutan besitzen. Die Öffnung

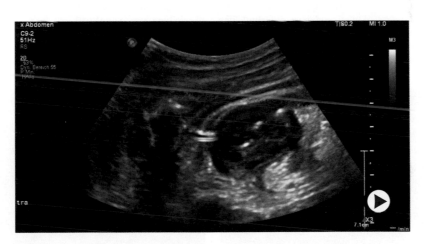

◘ **Abb. 8.35** und Video Drainage in einem subhepatischen Abszess: Unter anderem aufgrund des kleiner werdenden Verhalts liegt zum Teil eine Dislokation nach extraperitoneal vor. Präinterventionelle Computertomografie ◘ Abb. 8.34. Das B-Bild lässt die Dislokation vermuten ◘ Abb. 8.35. Nach Verabreichung von SonoVue® ist diese sowohl im Verhalt als auch extraperitoneal sichtbar ◘ Abb. 8.36b (► https://doi.org/10.1007/000-6ma)

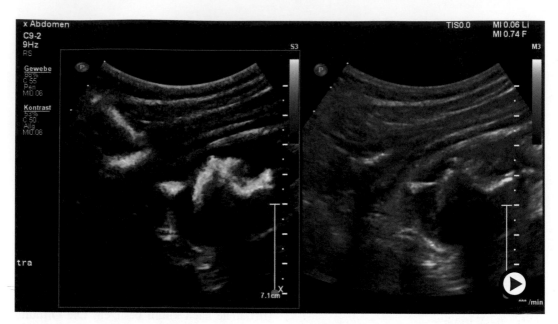

☐ Abb. 8.36 und Video Drainage in einem subhepatischen Abszess: Unter anderem aufgrund des kleiner werdenden Verhalts liegt zum Teil eine Dislokation nach extraperitoneal vor. Präinterventionelle Computertomografie ☐ Abb. 8.34. Das B-Bild lässt die Dislokation vermuten ☐ Abb. 8.35. Nach Verabreichung von SonoVue® ist diese sowohl im Verhalt als auch extraperitoneal sichtbar ☐ Abb. 8.36 (► https://doi.org/10.1007/000-6mb)

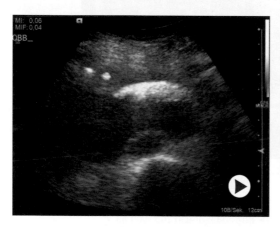

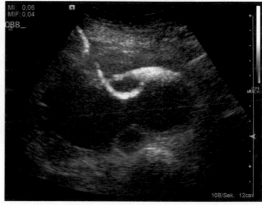

☐ Abb. 8.37 und Video Drainage in einer septierten Lymphozele in der linken Leiste: Die Drainage liegt zwar korrekt, entlastet jedoch aufgrund einer Knickbildung insuffizient. Die Abbildungen und das Video zeigen den dem Kinking ähnlichen Verlauf (► https://doi.org/10.1007/000-6mc)

☐ Abb. 8.38 und Video Drainage in einer septierten Lymphozele in der linken Leiste: Die Drainage liegt zwar korrekt, entlastet jedoch aufgrund einer Knickbildung insuffizient. Die Abbildungen und das Video zeigen den dem Kinking ähnlichen Verlauf

8

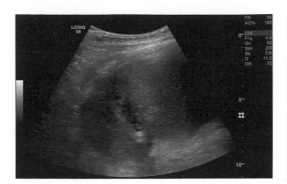

■ **Abb. 8.39** und Video Drainage in einem Leberabszess: Präinterventionelle B-Bild-Sonografie ■ Abb. 8.39 und 8.40. Nach Gabe von verdünntem Kontrastmittel läuft dieses entlang der intra- und extrahepatischen Gallengänge in das Duodenum und die Gallenblase (Abb. und ■ Videos 8.41, 8.42, und 8.43)

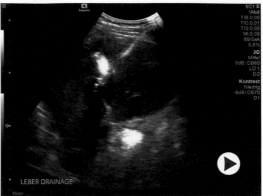

■ **Abb. 8.41** und Video Drainage in einem Leberabszess: Präinterventionelle B-Bild-Sonografie ■ Abb. 8.39 und 8.40. Nach Gabe von verdünntem Kontrastmittel läuft dieses entlang der intra- und extrahepatischen Gallengänge in das Duodenum und die Gallenblase (Abb. und ■ Videos 8.41, 8.42, und 8.43) (▶ https://doi.org/10.1007/000-6md)

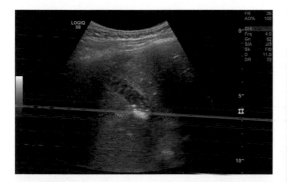

■ **Abb. 8.40** und Video Drainage in einem Leberabszess: Präinterventionelle B-Bild-Sonografie ■ Abb. 8.39 und 8.40. Nach Gabe von verdünntem Kontrastmittel läuft dieses entlang der intra- und extrahepatischen Gallengänge in das Duodenum und die Gallenblase (Abb. und ■ Videos 8.41, 8.42, und 8.43)

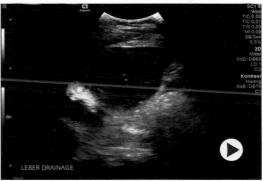

■ **Abb. 8.42** und Video Drainage in einem Leberabszess: Präinterventionelle B-Bild-Sonografie ■ Abb. 8.39 und 8.40. Nach Gabe von verdünntem Kontrastmittel läuft dieses entlang der intra- und extrahepatischen Gallengänge in das Duodenum und die Gallenblase (Abb. und ■ Videos 8.41, 8.42, und 8.43) (▶ https://doi.org/10.1007/000-6me)

kann sondiert und verdünntes Kontrastmittel appliziert werden. Dabei kann das Fistelsystem in der Regel sehr gut beurteilt werden. Zum Beispiel bei chronischen, sezernierenden Wundheilungsstörungen der Bauchdecke kann es vor operativer Sanierung hilfreich sein zu wissen, wie ausgedehnt das Fistelsys-

tem ist und ob eine Verbindung nach intraperitoneal mit einer eventuellen enteralen Fistel vorliegt (■ Abb. und Video 8.44, 8.45, 8.46, und 8.47).

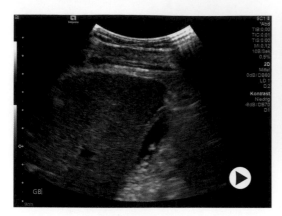

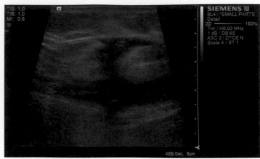

■ **Abb. 8.43** und Video Drainage in einem Leberabszess: Präinterventionelle B-Bild-Sonografie
■ Abb. 8.39 und 8.40. Nach Gabe von verdünntem
Kontrastmittel läuft dieses entlang der intra- und extrahepatischen Gallengänge in das Duodenum und die
Gallenblase (Abb. Und ■ Videos 8.41, 8.42, und 8.43)
(► https://doi.org/10.1007/000-6mf)

■ **Abb. 8.45** und Video Es besteht eine nässende
Bauchdeckenfistel mit einer kutanen Öffnung: Ein
möglicher Anschluss nach intraperitoneal soll beurteilt
werden. In ■ Abb. 8.44 und 8.45 ist echoarm das Fistelsystem in der Bauchdecke zu erahnen. Im kontrastverstärkten Ultraschall (CEUS) demarkiert sich das
Fistelsystem eindeutig, eine zarte Verbindung nach intraperitoneal ist sichtbar. Es liegt keine enterokutane
Fistel vor

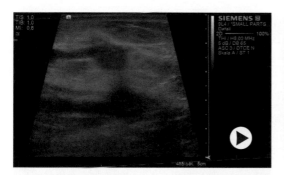

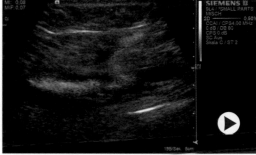

■ **Abb. 8.44** und Video Es besteht eine nässende
Bauchdeckenfistel mit einer kutanen Öffnung: Ein
möglicher Anschluss nach intraperitoneal soll beurteilt
werden. In ■ Abb. 8.44 und 8.45 ist echoarm das Fistelsystem in der Bauchdecke zu erahnen. Im kontrastverstärkten Ultraschall (CEUS) demarkiert sich das
Fistelsystem eindeutig, eine zarte Verbindung nach intraperitoneal ist sichtbar. Es liegt keine enterokutane
Fistel vor (► https://doi.org/10.1007/000-6mg)

■ **Abb. 8.46** und Video Es besteht eine nässende
Bauchdeckenfistel mit einer kutanen Öffnung: Ein
möglicher Anschluss nach intraperitoneal soll beurteilt
werden. In ■ Abb. 8.44 und 8.45 ist echoarm das Fistelsystem in der Bauchdecke zu erahnen. Im kontrastverstärkten Ultraschall (CEUS) demarkiert sich das
Fistelsystem eindeutig, eine zarte Verbindung nach intraperitoneal ist sichtbar. Es liegt keine enterokutane
Fistel vor (► https://doi.org/10.1007/000-6mh)

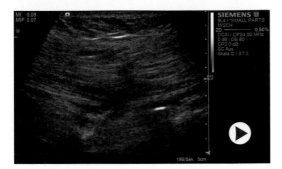

Abb. 8.47 und Video Es besteht eine nässende Bauchdeckenfistel mit einer kutanen Öffnung: Ein möglicher Anschluss nach intraperitoneal soll beurteilt werden. In Abb. 8.44 und 8.45 ist echoarm das Fistelsystem in der Bauchdecke zu erahnen. Im kontrastverstärkten Ultraschall (CEUS) demarkiert sich das Fistelsystem eindeutig, eine zarte Verbindung nach intraperitoneal ist sichtbar. Es liegt keine enterokutane Fistel vor (▶ https://doi.org/10.1007/000-6mj)

8.4 Vergleich mit anderen bildgebenden Methoden

8.4.1 Computertomografie

CT-gesteuerte Interventionen sind eine sehr gut etablierte und robuste Methode, welche ihren festen Platz in der Versorgung der Patienten hat. Die Vorteile der Computertomografie liegen ganz klar bei nicht ausreichend guten Schallbedingungen bzw. bei Interventionen, welche der sonografischen Einsicht entgehen. Bei komplexen Krankheitsbildern mit unübersichtlicher Anatomie und Ausbreitung der Veränderungen kann die Sonografie unmöglich sein. Die CT und die Sonografie

können sich sehr gut ergänzen. So kann z. B. eine Intervention in der CT beginnen, das Follow-up jedoch im Ultraschall erfolgen.

Als Nachteile der Computertomografie sind aufzulisten:

- Strahlenbelastung, seitens des Patienten und Untersuchers.
- Nierenbelastung durch das Kontrastmittel.
- Einschränkung bei Schilddrüsenfehlfunktion.
- Bei der endokavitären Gabe muss die Menge an applizierter Flüssigkeit vor der Untersuchung festgelegt werden. Es besteht die Gefahr, die drainierte Höhle nicht ausreichend beurteilen zu können, da bei zu geringer Menge eventuelle Fisteln nicht zu sehen sind oder eine fehlende Kommunikation innerhalb der Höhle vorgetäuscht wird.
- Die Bedside-Untersuchung ist nicht möglich.

8.4.2 Durchleuchtung

Viele der bereits bei der Computertomografie erwähnten Einschränkungen treffen auch bei der Durchleuchtung zu. Die Durchführung einer Intervention allein unter Durchleuchtung ist mit Sicherheit eine Ausnahme. Bei der Follow-up-Untersuchung besteht ein großer Vorteil. Es kann bei ausgedehnten Befunden unter dynamischer Untersuchung eine gute Übersicht erreicht werden. Eine mögliche Fistelbildung ist leicht zu erkennen, gerade in sonografisch nicht oder kaum einsehbaren Bereichen.

8.5 „Verschiedenes"

8.5.1 Fusion mit Needle Tracking

Bei sehr komplexen Fragestellungen kann die Sonografie eventuell nicht ausreichend sein und es muss auf die Computertomografie zurückgegriffen werden. Seit einiger Zeit ist die Fusionsbildgebung verfügbar. Hier kann eine andere Schnittbildgebung (CT oder MRT) in das Ultraschallgerät eingelesen werden und mit der aktuellen Sonografie fusioniert werden. Die beiden diagnostischen Verfahren ergänzen sich. Die bereits beschriebenen Anwendungen von dem intravenösen CEUS zur Interventionsplanung bis zur intrakavitären Kontrastmittelapplikation sind identisch durchführbar. Mithilfe der weiteren Schnittbildgebung kann auch bei schlechten Schallbedingungen oder sehr komplexen

Läsionen eine Orientierung und Diagnosefindung erreicht werden (◻ Abb. und Video 8.48 und 8.49).

8.5.2 Nur Luft verwenden

Liegt eine sehr umschriebene und gut abgrenzbare Flüssigkeitsansammlung vor, in welche eine Drainage eingelegt wurde, und soll die Lage der Drainage besser visualisiert werden, kann auch ein Gemisch aus NaCl mit Luft einen groben Eindruck vermitteln. Dazu nimmt man z. B. 20 Milliliter NaCl mit 1–2 Milliliter Luft und appliziert dieses Gemisch, indem man die Spritze so hält, dass zunächst die Luft in den Verhalt gelangt mit dem anschließend gegebenen NaCl. Das Luft-/NaCl-Gemisch lässt sich im B-Bild gut erkennen (◻ Abb. und Video 8.50 und 8.51).

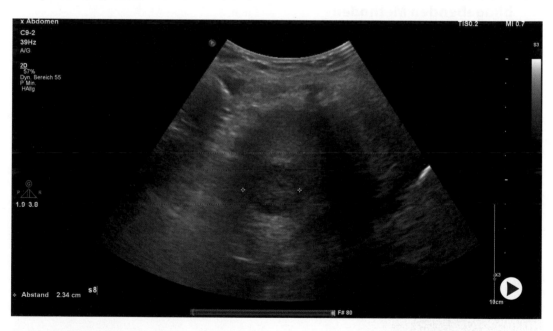

◻ **Abb. 8.48** und Video Singuläre Leberfilia im Rahmen einer Mikrowellenablation: Im B-Bild und bei guter Atemcompliance ist die Filia gut zu erkennen ◻ Abb. 8.48. Bei intubiertem Patienten mit fehlender Atemcompliance jedoch deutlich schwerer einstellbar. CT-gesteuert ist die Läsion lediglich mittels weit nach kaudal angulierter Nadelführung erreichbar. Die Fusion der Computertomografie mit der Sonografie ermöglicht einen sicheren, sonografisch geführten Zugangsweg (◻ Video 8.48 und Bildmaterial ◻ 8.49) (► https://doi.org/10.1007/000-6mk)

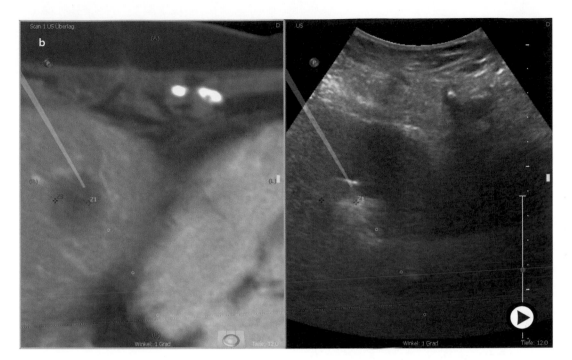

⬛ Abb. 8.49 und Video Singuläre Leberfilia im Rahmen einer Mikrowellenablation: Im B-Bild und bei guter Atemcompliance ist die Filia gut zu erkennen ⬛ Abb. 8.48. Bei intubiertem Patienten mit fehlender Atemcompliance jedoch deutlich schwerer einstellbar. CT-gesteuert ist die Läsion lediglich mittels weit nach kaudal angulierter Nadelführung erreichbar. Die Fusion der Computertomografie mit der Sonografie ermöglicht einen sicheren, sonografisch geführten Zugangsweg (⬛ Video 8.48 und Bildmaterial ⬛ 8.49) (▶ https://doi.org/10.1007/000-6kv)

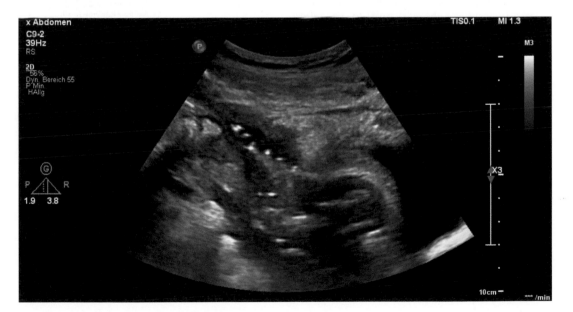

⬛ Abb. 8.50 und Video Verhalt in der Excavatio vesicouterina: Ein Luft-/NaCl-Gemisch wird in den Abszess in der Excavatio vesicouterina appliziert ⬛ Abb. 8.50 und 8.51

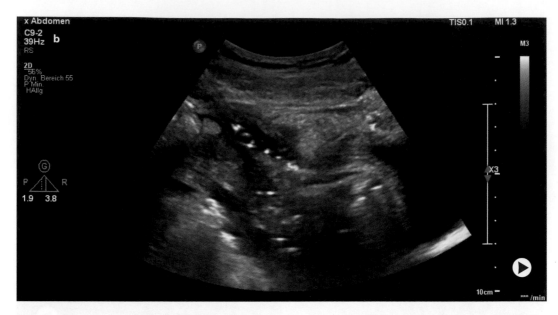

◘ Abb. 8.51   und Video Verhalt in der Excavatio vesicouterina: Ein Luft-/NaCl-Gemisch wird in den Abszess in der Excavatio vesicouterina appliziert ◘ Abb. 8.50 und 8.51 (► https://doi.org/10.1007/000-6mn)

8.6 Pitfalls und Limitationen

Im Folgenden soll auf einzelne häufig vorhandene Schwierigkeiten eingegangen werden:

- Magen-/Darmluft wurde mit KM verwechselt. Beides ist im Kontrastmittelmodus sehr echogen und kann leicht durch die Zerstörung der Mikrobläschen mittels der Burst-Funktion differenziert werden.
- Falsches Mischungsverhältnis zwischen Kontrastmittel und Kochsalzlösung bei der endokavitären Anwendung. Dadurch ist entweder eine nicht ausreichende Detektion des Kontrastmittels vorhanden, oder es liegt eine Überstrahlung mit einer nicht mehr möglichen Abgrenzbarkeit einzelner Strukturen vor.
- Zu schnelle Applikation. Der Weg des Kontrastmittels entlang des Zugangs ist nicht sicher beurteilbar. Dysfunktionen aufgrund fehlerhafter oder dislozierter Drainagenlagen sind nicht zu erkennen.
- CEUS unterliegt identischen Limitationen bzw. Einschränkungen wie das B-Bild. Eine gute B-Bild-Sonografie ermöglicht eine gute Kontrastmittelsonografie.

8.7 Zusammenfassung

CEUS hat das Einsatzgebiet von sonografisch gesteuerten Interventionen entscheidend beeinflusst. Von der Diagnostik über die Intervention selbst bis hin zum Follow-up ist nun ein rein sonografisch geführtes Vorgehen möglich. Die anderen radiologischen bildgebenden Methoden haben weiterhin ihren Stellenwert und führen gerade im Zusammenspiel zu einer Verbesserung der Patientenversorgung. Es soll allen Mut gemacht werden, CEUS häufig einzusetzen. Er ist einfach, schnell und sicher.

Nur wenn auch bei weitgehend offensichtlichen Fällen CEUS eingesetzt wird, bekommt man ausreichend Übung für die schwierigen Fälle. Man ist aber immer wieder überrascht, was auch bei anscheinend klaren Fällen an neuen Erkenntnissen mittels CEUS gewonnen werden kann, welche die Patientenversorgung positiv beeinflussen können. Darüber soll dieses Buchkapitel berichtet haben.

Literatur

Huang D et al (2017) Contrast-enhanced US-guided Interventions. RadioGraphics 37:652–664

Ignee A et al (2013) Der endokavitäre Kontrastmittelultraschall…. Ultraschall Med 34:504–528

The EFSUMB guidelines and recommendations for the clinical practice of contrast-enhanced ultrasound (CEUS) in non-hepatic applications: update 2017 (long version). https://doi.org/10.1055/a-0586-1107

Kontrastverstärkter Ultraschall (CEUS) der Brust

Markus Lerchbaumer und Thomas Fischer

Inhaltsverzeichnis

9.1   Hintergrund – 190

9.2   Untersuchungstechnik – 190

9.3   Benigne Läsionen – 190
9.3.1   Sklerosierende Adenose – 190
9.3.2   Intraduktales Papillom – 190
9.3.3   Zystische Läsionen – 191
9.3.4   Fibroadenom – 191
9.3.5   Carcinoma in situ – 192

9.4   Maligne Läsionen – 192

9.5   Praxistipp – 192

9.6   Neoadjuvante Therapie – 195

9.7   Sentinel-Lymphknoten, Metastasen – 195

9.8   Limitationen – 195

        Literatur – 196

Ergänzende Information Die elektronische Version dieses Kapitels enthält Zusatzmaterial, auf das über folgenden Link zugegriffen werden kann https://doi.org/10.1007/978-3-662-61686-4_9. Die Videos lassen sich durch Anklicken des DOI Links in der Legende einer entsprechenden Abbildung abspielen, oder indem Sie diesen Link mit der SN More Media App scannen.

9.1 Hintergrund

In der Differenzialdiagnose von Brustläsionen wurde der kontrastverstärkte Ultraschall (CEUS) in der Mamma früh angewandt und hat erste vielversprechende Ergebnisse erreicht, welche nach jahrelanger Forschung jedoch nicht bestätigt werden konnten. Obgleich eine mögliche Korrelation von qualitativen und quantitativen Vaskularisierungsmustern in der CEUS, in der Magnestresonanztomografie und von prognostischen Faktoren beschrieben wurde (Cao et al. 2014), konnten in der Identifikation von kleinen BIRADS-3-Läsionen oder BIRADS-4-Läsionen keine spezifischen Kontrastmittelmuster von malignen Läsionen detektiert werden (Zhang et al. 2014).

CEUS kann jedoch in der Ausbreitungsdiagnostik bzw. Evaluation der Tumorgröße von duktalen Karzinomen genutzt werden oder zur Prädiktion von potenziell malignen Papillomen. Ein weiteres Anwendungsgebiet der Methode ist in der Kontrolle des Therapieansprechens bei neoadjuvanter Therapie zu sehen. Gemäß den Leitlinien der European Federation of Societies for Ultrasound in Medicine and Biology (EFSUMB) ist die Kontrastmittelsonografie somit ein wichtiges Feld in der Wissenschaft, jedoch in der klinischen Routinediagnostik nicht empfohlen (Konsens 100 %) (Sidhu et al. 2018).

9.2 Untersuchungstechnik

Die Untersuchung wird auf dem Rücken liegend mit Händen über dem Kopf im Nacken verschränkt durchgeführt, was eine verstärkte Anspannung der Pektoralismuskulatur, Abflachung der Brust und somit bessere Schallpenetration erlaubt. Zudem wird die Patientin auch während der Operation ähnlich gelagert, wodurch eine systematische Befundung sowie eine verbesserte Reproduktion und intraoperative Lokalisation ermöglich werden. Unter der Verwendung einer Linearsonde (Kontrast-Mode 5 MHz) wird eine Bolusinjektion von 2,4–4,8 ml Ultraschallkontrastmittel empfohlen (gefolgt von 5–10 ml Kochsalz als Bolus). Um keine tief liegenden Läsionen zu übersehen, soll die Eindringtiefe zuerst so gewählt werden, dass alle Schichten der Thoraxwand erkennbar sind, danach fokussiert auf die zu charakterisierende Läsion. Während der Unterarm leicht auf der Patientin aufliegt, soll der Schallkopf tief an der Basis gefasst und der Ankopplungsdruck so gering wie möglich gehalten werden. Vorlaufstrecken können die Bildqualität bei oberflächlich liegenden Befunden verbessern, wenn dadurch die Fokuszone optimal ausgenutzt wird, was jedoch bei neuen hochfrequenten Multifrequenzsonden (> 18 MHz im B-Mode) nicht mehr nötig ist.

9.3 Benigne Läsionen

9.3.1 Sklerosierende Adenose

Fehlendes, klar abgrenzbares Kontrastmittelenhancement (KM-Enhancement) wird mit fortgeschrittener Fibrose und Fehlbildung der Brustdrüsen assoziiert. Heterogenes KM-Enhancenment wird durch fehlende Proliferation von Azini und Tubuli erklärt. Ein Hyperenhancement könnte durch Hyperzellularität erklärt werden, hierbei gibt es jedoch nur wenige Fallberichte.

9.3.2 Intraduktales Papillom

Fälle mit regionalem oder insgesamt homogenem KM-Enhancement zeigten verzweigte Papillenstämme mit fibrovaskulären Kernen. Die Unterscheidung wird durch zystisch erweiterte Milchdrüsengänge erklärt, welche den nicht kontrastierten Anteil darstellen.

Hierbei ist die bildmorphologische Unterscheidung wichtig, ob eine Anbindung an das Milchgangsystem vorliegt (DD intraduktales Papillom). Ein Konglomerat von traubenförmigen, kleinzystischen Formationen ist häufig mit proliferierenden Mastopathien assoziiert. Nativsonografisch ist man jedoch oft nicht in der Lage, intraduktale Papillome von hypervaskulären gutartigen Brustveränderungen zu unterscheiden, es sei denn, es gibt eindeutige Hinweise auf den intraduktalen Ursprung im Sonogramm. Die häufigsten kontrastmittelsonografischen Zeichen bei papillären Läsionen sind ein umliegendes dukta-les KM-Enhancement, heterogene Kontrast-mittelaufnahme und Perfusionsdefekte (Xia et al. 2014). Die bildmorphologischen Krite-rien von atypischen oder malignen Papillomen sind nicht konfluierendes KM-Enhancement, spätes Wash-out, das Vorhandensein regiona-ler Perfusionsdefekte sowie peripher invasive Gefäße (Sensitivität 91,7 %, Spezifität 82,6 %).

9.3.3 Zystische Läsionen

Vergleichbar mit anderen Organsystemen wie Leber und Niere stellen sich zystische Läsio-nen im B-Bild echoleer dar, selten zeigen sich im Rahmen einer fibrösen Mastopathie mul-tiple eingeblutete Zysten. Intraluminal stel-len diese sich in der Kontrastmittelsonografie ohne Kontrastmittelaufnahme dar.

9.3.4 Fibroadenom

Das Fibroadenom (◘ Abb. 9.1 9.2 und 9.3, Vi-deo 1 a/b) zeigt meist eine heterogene, aber ver-zögerte Kontrastmittelaufnahme im Vergleich zu malignen Raumforderungen, wodurch diese mit sklerosierendem Stroma und niedriger bis moderater Zellularität bzw. Hyalinisation ein-hergeht. In seltenen Fällen kann sich das Fi-broadenom bei generalisierter stromaler und epithelialer Hyperplasie mit einer homogenen Kontrastmittelaufnahme darstellen.

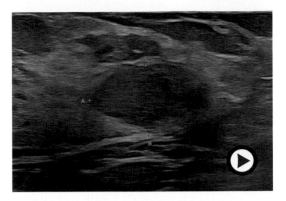

◘ **Abb. 9.1   Video 1. Fibroadenom der Mamma a** B-Bild mit scharf berandeter, ovaler Läsion und homogenem Parenchym (► https://doi.org/10.1007/000-6ms)

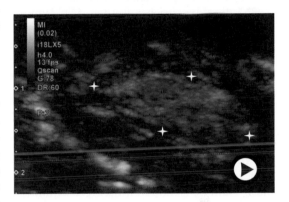

◘ **Abb. 9.2   Fibroadenom der Mamma b** Der kontrast-verstärkte Ultraschall (CEUS) zeigt eine homogene Kontrastmittelaufname der Läsion (Läsion markiert durch Sterne) (► https://doi.org/10.1007/000-6mq)

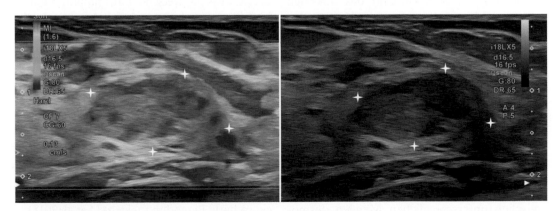

◘ **Abb. 9.3   Fibroadenom der Mamma c** Strainelastografie mit Nachweis einer härteren Läsion (blau farbkodiert) im Vergleich zum umgebenden Brustparenchym

9.3.5 Carcinoma in situ

Mehrere Studien zeigten, dass die Entwicklung der Neovaskularisation ein entscheidender Faktor für einen raschen Tumorprogress ist. Durch die Zunahme von Mikrogefäßen zeigen DCIS-Tumoren (duktale Carcinoma in situ) im Vergleich zum Fibroadenom eine schnellere Wash-in-Zeit und eine höhere Peak-Intensität. In den meisten malignen Tumoren ist die höchste Kontrastmittelaufnahme (bedingt durch die mikrovaskuläre Dichte) im Randbereich des Tumors nachweisbar, während im zentralen Teil ischämische Nekrosen zu einer geringeren Kontrastmittelaufnahme führen. Ebenso konnten mehrfach verzweigte und kaliberunregelmäßige Gefäße in malignen Tumoren häufiger beschrieben werden. Die Tumorgröße kann durch die unscharfe Abgrenzung im B-Bild und hohe Gefäßdichte in der Peripherie im CEUS größer als im B-Bild vermutet dargestellt werden.

Tablelle 1: Gegenüberstellung von malignen und benignen Läsionen hinsichtlich der Kontrastmittelaufnahme

Kontrastmittelaufnahme	Gegenüberstellung von malignen und benignen Veränderungen hinsichtlich der Kontrastmittelaufnahm
Intraduktales Karzinom	Desmoplastisches Stroma
Invasives Karzinom	Dilatierte Milchgänge
Intraduktales Papillom	Degeneration
Fibroadenom mit epithelialer Hyperplasie	Fibrose
Adenose mit vielen azinären und tubulären Anteilen	Nekrose
Infiltrat von Entzündungszellen	

9.4 Maligne Läsionen

Im Vergleich zur rein quantitativen Evaluation von CEUS-Parametern geht vor allem die Zusammenschau von mehreren qualitativen Parametern mit einer diagnostischen Verbesserung in der Unterscheidung von gut- und bösartigen Brustläsionen einher (Wang et al. 2016).

Die Charakteristika der verschiedenen Tumorareale können anhand des duktalen invasiven Mammakarzinoms erklärt werden (Liu et al. 2009): Eine starke Kontrastmittelaufnahme konnte nach histopathologischer Aufarbeitung mit einem höheren Grad an Tumorzellproliferation korreliert werden. Peripheres Enhancement spricht demnach für eine höhere Tumorzellproliferation im Vergleich zu den zentral lokalisierten Anteilen; demgegenüber wurde niedrige Zellularität, Degeneration, Fibrose und Nekrose mit geringem KM-Enhancement beschrieben. Heterogenes Enhancement beschreibt Tumorzellnester zwischen unterschiedlichen Mengen desmoplastischen Stromas, wogegen bei homogen kontrastmittelaufnehmenden Läsionen nur wenig Stroma vorhanden ist (Tabelle 1).

9.5 Praxistipp

Wenn auch mit geringer Spezifität sind einige Zeichen hinweisend für maligne Befunde: Im Vergleich zu benignen Befunden zeigen sie eine höhere Kontrastintensität und schnellere Anflutzeit (in der Time-Intensity-Curve-Analyse höhere Peak-Intensity, kürzere Wash-in-Zeit bzw. „time to peak"). Stärkeres KM-Enhancement suggeriert hohe Gefäßdichte, was hinweisend auf maligne Gefäßinvasion ist, jedoch auch fokal in entzündlichen Veränderungen oder benignen Läsionen (Adenome) als Zeichen einer Zellhyperplasie beschrieben wurde (◘ Abb. 9.4).

In Zusammenhang mit einer unscharfen Begrenzung im B-Bild und dazu größerem Areal mit Kontrastmittelaufnahme im CEUS (um die Läsion herum) kann dies als ein weiterer Indikator für maligne Läsionen gelten (◘ Abb. 9.5, Video 3). Das Phänomen ist durch die periphere Gefäßinvasion und die damit hohe Gefäßdichte zu erklären, während benigne Läsionen zumeist eine scharfe Berandung zeigen (Li et al. 2018).

Das periphere KM-Enhancement durch Gefäßinvasion wird in den meisten Studien fingerförmig oder krallenförmig als Zeichen

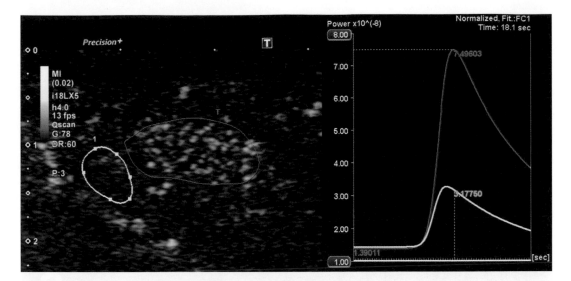

■ **Abb. 9.4   Zeit-Intensitäts-Kurve eines Fibroadenoms.** Fibroadenom (violett markiert) mit höherer Peak-Intensität im Vergleich zum umgebenden Brustparenchym (gelb markiert)

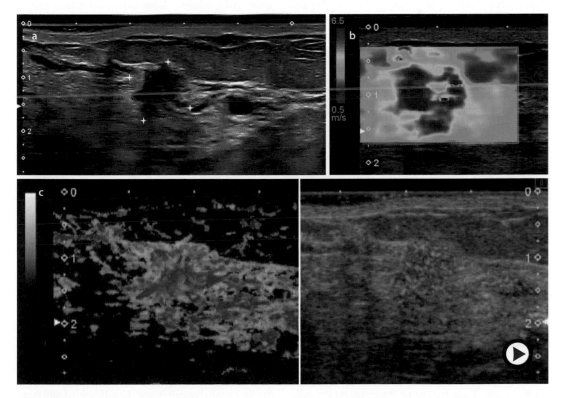

■ **Abb. 9.5   und Video 3. Mammakarzinom. a** Unscharf begrenzte inhomogene Läsion (markiert durch Sterne) mit echoarmem Zentrum. **b** 2D-Scherwellenelastografie mit Darstellung einer härteren Läsion im Vergleich zum umgebenden Brustparenchym. Die rote Farbkodierung zeigt Elastografiewerte der Läsion von bis zu 6 m/s. **c** Kontrastmittelsonografisch (rechts) zeigt sich eine kräftige Kontrastmittelaufnahme der gesamten Läsion ohne Nachweis von nekrotischen Arealen. In der farbkodierten Darstellung der Anflutungszeit (links; engl. Arrival Time Parametric Imaging, ATPI) zeigt die gesamte Läsion eine rasche Kontrastmittelaufnahme (< 3 s nach Anflutung der ersten Mikrobläschen) (▶ https://doi.org/10.1007/000-6mr)

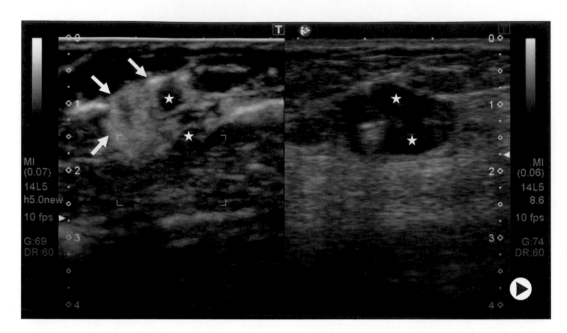

9

■ **Abb. 9.6 und Video 4. Mammakarzinom. a** Mammakarzinom mit randständigen Feeder-Arterien (Pfeile) und inhomogener, randständig starker Kontrastmittelaufnahme sowie Nachweis von nekrotischen Arealen ohne Kontrastmittelaufnahme (Stern) (▶ https://doi.org/10.1007/000-6mp)

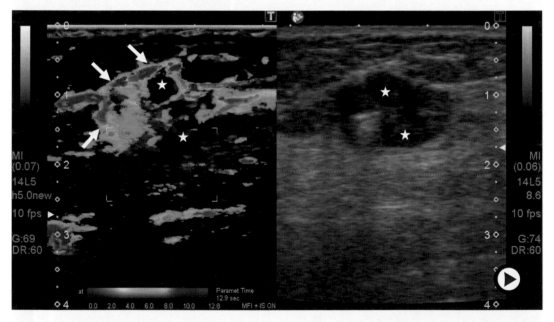

■ **Abb. 9.7 Mammakarzinom. b** Die farblich-kodierte Darstellung der Kontrastmittelanflutungszeit (engl. Arrival Time Parametric Imaging, ATPI) zeigt die randständigen Feeder-Arterien mit rascher Kontrastmittelanflutung (rot) und inhomogener Kontrastierung der übrigen Läsion. Die nekrotischen Areale (Stern) zeigen keine Kontrastmittelaufnahme (▶ https://doi.org/10.1007/000-6mt)

kaliberunregelmäßiger, invasiver Gefäße bezeichnet, während benigne Befunde oft mit einem randständigen, ringförmigen KM-Enhancement als Zeichen einer regulären und kräftigen Kapseldurchblutung einhergehen (u. a. Epidermoidzysten, fibrozystische Mastopathie). Fokale Perfusionsdefekte als Zeichen für Nekrosen sind ebenfalls hinweisend für maligne Läsionen (■ Abb. 9.6 und 9.7, Video 4) und führend zentral lokalisiert.

> **Merke**
> Hinweisend für Malignität können sein:
> — peripheres Enhancement mit zentraler Nekrose inklusive einer unscharfen Berandung,
> — Areal der Kontrastmittelaufnahme größer als der korrespondierende B-Bild-Befund,
> — kurze Anflutzeit und hohe Kontrastmittelintensität,
> — minderkontrastierte Areale als Zeichen der Nekrose, bevorzugt zentral.

9.6 Neoadjuvante Therapie

Die neoadjuvante Chemotherapie ist die Standardbehandlung für lokal fortgeschrittene Mammakarzinome und das inflammatorische Mammakarzinom. Die Chemotherapie reduziert nicht nur die Tumorgröße, um ein operatives Verfahren zu ermöglichen, sondern kann auch eine brusterhaltende Operation bei Frauen ermöglichen, die ansonsten einer Mastektomie unterzogen werden müssten.

Die Tumorangiogenese findet auf Kapillarebene statt, weshalb CEUS eines der sensitivsten bildgebenden Verfahren zur Visualisierung von Perfusionsveränderungen im Tumor ist. CEUS kann die Vaskularisation und Tumorperfusion sowohl qualitativ als auch quantitativ darstellen. In einer Metaanalyse von 424 Patientinnen konnten (Jia et al. 2019) die Aussagekraft des Tumoransprechens im CEUS mit einer Sensitivität von 87 % (95 % KI: 0,81–0,92) und einer Spezifität von 84 % (95 % KI: 0,74–0,91) beschreiben. Die quantitative Analyse der Tumorperfusion mittels Zeit-Intensitäts-Kurven („time intensity curve", TIC) zeigte eine signifikante Verminderung der Kontrastintenstität und Anflutzeit („time to peak") in Tumorläsionen, welche eine bessere diagnostische Aussage-

kraft als die reine Messung der Tumorgröße im B-Bild aufweisen konnten (Area Under the Curve [AUC]: 0,93 vs. 0,79). Dies ist als Zeichen der verminderten Vaskularisation des Tumors aufgrund der systemischen Therapie zu erklären. Da CEUS die Darstellung der Perfusion auf Mikrovaskularisationsebene erlaubt, ist eine bessere Darstellung der Tumorvaskularisation als mittels farbkodierter Duplexsonografie (FKDS) möglich.

9.7 Sentinel-Lymphknoten, Metastasen

Aufgrund weniger Studien mit geringen Fallzahlen kann der Stellenwert der CEUS-gezielten Identifizierung/Lokalisation und Markierung von Sentinel-Lymphknoten im Vergleich zur Isotopenmarkierung nicht abschließend hinsichtlich der diagnostischen Genauigkeit eingeschätzt werden. In Ländern, in denen der Zugang zu nuklearmedizinischen Einrichtungen eingeschränkt ist, kann CEUS als Alternative zur Markierung mittels Isotopenmethode genutzt werden. Sowohl bei Verdacht auf eine Lymphknotenmetastasierung als auch zur Evaluation eines lokalen Rezidivs oder Thoraxwandrezidivs kann CEUS eine sinnvolle Ergänzung bei unklaren B-Bild-Befunden sein, um die Vaskularisation darzustellen (■ Abb. 9.8, Video 5).

9.8 Limitationen

Selbst die Verwendung von Zeit-Intensitäts-Kurven erlaubt zum heutigen Zeitpunkt keine klare Abgrenzung von malignen und benignen Befunden. Neben der klinisch etablierten Ultraschallelastografie können neue sensitive Doppler-Verfahren im Zweifelsfall nach einer Kontrastmittelapplikation als sensitive Methode selbst kleinste invasive oder zuführende Gefäße darstellen und somit bei der Charakterisierung helfen.

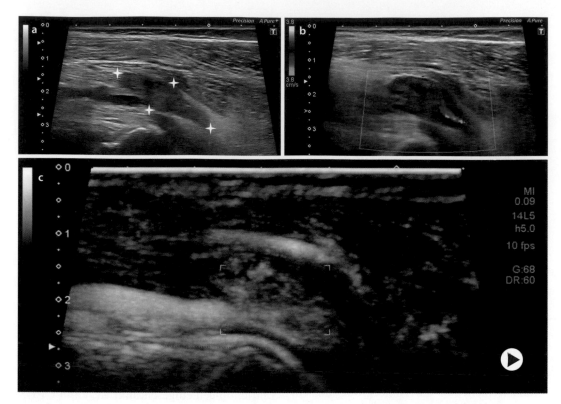

◘ Abb. 9.8 und Video 5. Thoraxwandrezidiv bei einer Patientin mit Zustand nach Mammakarzinom. a Im B-Bild zeigt sich eine länglich umschriebene, inhomogene Läsion (Läsion markiert durch Sterne) im ventrolateralen Bereich einer Rippe. **b** In der farbkodierten Dopplersonografie Nachweis eines von kaudal einsprießenden Gefäßes (blau) sowie fokal randständiger Vaskularisation (rot). **c** Kontrastmittelsonografisch stellt sich eine kräftige, inhomogene Kontrastmittelaufnahme der Läsion dar, direkt angrenzend an ein kräftiges Gefäß in der Tiefe (A. thoracica lateralis) (▶ https://doi.org/10.1007/000-6mv)

Literatur

Cao XL, Bao W, Zhu SG, Wang LH, Sun MH, Wang L et al (2014) Contrast-enhanced ultrasound characteristics of breast cancer: Correlation with prognostic factors. Ultrasound Med Biol 40:11–7. Elsevier, USA

Jia K, Li L, Wu XJ, Hao MJ, Xue HY (2019) Contrast-enhanced ultrasound for evaluating the pathologic response of breast cancer to neoadjuvant chemotherapy: A meta-analysis. Medicine (Baltimore). NLM (Medline) 98:e14258

Li X, Li Y, Zhu Y, Fu L, Liu P (2018) Association between enhancement patterns and parameters of contrast-enhanced ultrasound and microvessel distribution in breast cancer. Oncol Lett 15:5643–5649. Spandidos Publications

Liu H, Jiang YX, Liu J-B Zhu QL, Sun Q, Chang XY (2009) Contrast-enhanced breast ultrasonography: Imaging features with histopathologic correlation. J Ultrasound Med 28:911–920. Wiley

Sidhu PS, Cantisani V, Dietrich CF, Gilja OH, Saftoiu A, Bartels E et al (2018) The EFSUMB guidelines and recommendations for the clinical practice of contrast-enhanced ultrasound (CEUS) in Non-Hepatic Applications: Update 2017 (Long Version). Ultraschall Med 39:e2–44. Georg Thieme Verlag

Wang Y, Fan W, Zhao S, Zhang K, Zhang L, Zhang P et al (2016) Qualitative, quantitative and combination score systems in differential diagnosis of breast lesions by contrast-enhanced ultrasound. Eur J Radiol 85:48–54. Elsevier Ireland Ltd

Xia HS, Wang X, Ding H, Wen JX, Fan PL, Wang WP (2014) Papillary breast lesions on contrast-enhanced ultrasound: morphological enhancement patterns and diagnostic strategy. Eur Radiol 24:3178–90. Springer Verlag

Zhang JX, Cai LS, Chen L, Dai JL, Song GH (2014) CEUS helps to rerate small breast tumors of BI-RADS category 3 and category 4. Biomed Res Int 2014:572532. Hindawi Publishing Corporation

9

Pädiatrische CEUS-Anwendungen

Hans-Joachim von Mentzel und Jörg Detlev Moritz

Inhaltsverzeichnis

10.1   Einsatz von Kontrastmitteln in der pädiatrischen Sonografie – 198

10.2   Historie – 198

10.3   Safety – 199

10.4   Off-Label-Use – 200

10.5   Intrakavitäre Kontrastmittelapplikation – 200
10.5.1   Durchführung der Miktionsurosonografie – 201
10.5.2   Dokumentation und Befunde der MUS – 203

10.6   Intravenöse Kontrastmittelapplikation – 205
10.6.1   Dokumentation und Befunde – 208
10.6.2   Trauma – 208
10.6.3   Tumoren – 210
10.6.4   Entzündung – 213
10.6.5   Weitere Anwendungen – 216

10.7   Zusammenfassung – 216

         Literatur – 227

© Springer-Verlag GmbH Deutschland, ein Teil von Springer Nature 2022
U. Teichgräber et al. (Hrsg.), *Praxisbuch Kontrastmittelsonografie*,
https://doi.org/10.1007/978-3-662-61686-4_10

10.1 Einsatz von Kontrastmitteln in der pädiatrischen Sonografie

Die Sonografie ist im Kindesalter aufgrund ihrer Vorteile – keine Sedierung oder Narkose notwendig, hoher Patientenkomfort, Untersuchung im Inkubator oder am Patientenbett, keine Strahlenexposition, geringer Energieeintrag, gute Schallbedingungen – die bevorzugte initiale Methode in der bildgebenden Diagnostik. Sie stellt häufig auch die einzig erforderliche Modalität auf dem Weg zur Diagnose dar. Aussagen zur Morphologie können mit anatomisch hoher räumlicher Auflösung unter Verwendung hochfrequenter Schallköpfe im Brightness-Mode (B-Bild) getroffen werden. Informationen zur Perfusion und Flusskodierung gestattet der Einsatz der farbkodierten Dopplersonografie (FKDS) oder die richtungsunabhängige Power-Doppler-Sonografie. Aufgrund der im Kindesalter häufig reduzierten Compliance und der hohen Flussrate kann eine exakte Gefäßzuordnung auch bei Anwendung neuester Gefäßtechniken mitunter nur eingeschränkt vorgenommen werden. Die Ultraschallelastografie ermöglicht die qualitative und quantitative Beurteilung der Gewebesteifigkeit, die sich bei Entzündungen, Tumoren und Alterung verändert. Während für die Computertomografie (CT) und die Magnetresonanztomografie (MRT) die Anwendung von Kontrastmitteln auch im Kindesalter üblich ist, werden Ultraschallkontrastmittel bislang nur selten angewandt.

10.2 Historie

Das „Aufschäumen" von physiologischer Kochsalzlösung zur Erzeugung von Reflexionsflächen innerhalb der Flüssigkeit ist schon seit den Anfängen der Sonografie in den Siebzigerjahren geübte Praxis, um die Reflexivität und somit den Kontrast zu erhöhen. Bei Kindern wurde in der Sonografie der Harnblase und ableitenden Harnwege beispielsweise Luft in die Harnblase gegeben und geprüft, ob diese Blasen in das Nierenbecken aufstei-

gen (Alzen et al. 1994). Ein vesikoureterorenaler Reflux ließ sich so einfach nachweisen, allerdings führte die intravesikal applizierte Luft auch zur Artefakt- und Schallschattenbildung – ein Ausschluss des Refluxes war somit nicht möglich. Ein weiteres Problem war die „Dosierung". Während für die Computertomografie und die sich auch im Kindesalter etablierende Magnetresonanztomografie intravenös zu applizierende und für Kinder zugelassene Kontrastmittel verfügbar wurden, gab es in der Ultraschalldiagnostik über viele Jahre keine entsprechenden Bemühungen zur Entwicklung. Mit der Etablierung von Echosignalverstärkern in der Mitte der 1980er-Jahre für die Echokardiografie und Angiologie gab es die ersten kommerziellen Ultraschallkontrastmittel. Während das Präparat Echovist® (SHU 454, Schering, Deutschland) noch von sehr geringer Stabilität geprägt war und sich deswegen nur eingeschränkt für die Refluxdiagnostik eignete, wiesen Ultraschallkontrastmittel wie Levovist® (SHU 508A, Schering, Deutschland) schon eine deutlich längere Untersuchungszeit auf, bevor die Mikrobläschen instabil wurden (Darge et al. 1998). Somit war eine sichere Diagnostik des vesikoureterorenalen Refluxes möglich (◘ Abb. 10.1). Da Levovist® seit einigen Jahren nicht mehr verfügbar ist, kommt in Europa bei der kontrastverstärkten Miktionsurosonografie (MUS) das aus Schwefelhexafluorid-Mikrobläschen bestehende Ultraschallkontrastmittel der zweiten Generation SonoVue® (Bracco, Italien) zum Einsatz. Die intravenöse Gabe von Ultraschallkontrastmitteln (Contrast-Enhanced Ultrasound, CEUS) fand im Kindesalter initial Anwendung in der Kardiologie zur Beurteilung des Foramen ovale. Später wurden die üblichen Applikationen wie Entzündung, Trauma und Tumor auch bei Kindern etabliert. Geräte- und softwaretechnische Anpassungen bzw. Entwicklungen führten auch in der Pädiatrie zur zunehmenden Anerkennung der kontrastmittelverstärkten Sonografie. Während in den USA die intravenöse und intravesikale Gabe von Ultraschallkontrastmitteln (Lumason®, Bracco, Italien) durch die Federal and Drug Administration (FDA) geprüft und für alle Altersgruppen einschließ-

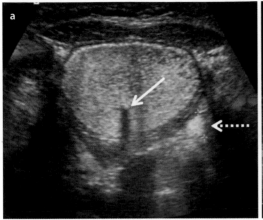

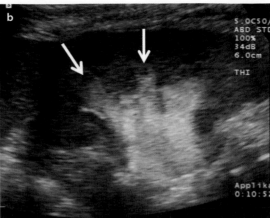

◘ Abb. 10.1 a Kontrastmittelgefüllte Harnblase mit einliegendem transurethral geführtem Katheter (durchgezogener Pfeil). Homogene Kontrastierung durch Levovist®. Retrovesikal links reflexreiche Bubbles im Hydroureter (gestrichelter Pfeil) als Zeichen eines ve-sikoureteralen Refluxes. Suprapubischer Querschnitt. **b** Reflexreiche Bubbles im Nierenbeckenkelchsystem als Ausdruck eines vesikoureterorenalen Refluxes. Die Kelche sind erhalten (Pfeile)

lich der Neugeborenen 2016 zugelassen wurde (intravenös zur Diagnostik von Lebertumoren, intravesikal zur Refluxdiagnostik), gibt es in Europa durch die European Medicines Agency (EMEA) seit 2017 lediglich eine Zulassung für die Refluxdiagnostik als kontrastverstärkte Miktionsurosonografie. Bei der intravenösen Applikation ist laut EMEA die Sicherheit und Unbedenklichkeit bei Patienten unter 18 Jahren bisher nicht belegt worden.

10.3 Safety

Umfragen zur Interessenverteilung bei der Auswahl und Anwendung von Medikamenten – zu denen auch Kontrastmittel zählen – zeigen, dass deren Sicherheit die oberste Priorität in der Entscheidung hat, gefolgt von deren Effektivität. Interessanterweise spielen die Kosten die niedrigste Rolle. Die Ultraschallkontrastmittel sind als sichere Medikamente einzustufen. Ihr substanzabhängiges Potenzial an zu erwartenden Nebenwirkungen ist gering, eine Dosisabhängigkeit besteht nicht. Ultraschallkontrastmittel sind nicht nephro- oder hepatotoxisch. Es bestehen keine Interaktionen mit dem Stoffwechsel der Schilddrüse und anderen endokrinen Organen. Sie werden nicht abgelagert, sondern abgeatmet –

eine entsprechend ausreichende Lungenfunktion ist daher notwendig, die Anwendung bei extrem Frühgeborenen daher kritisch zu prüfen. Für Erwachsene gibt es umfangreiche Studiendaten zur Sicherheit von SonoVue® (schwere Nebenwirkungen bei 0,0086 % von 23.000 Anwendungen) (Piscaglia und Bolondi 2006; Tang et al. 2017). Bei intravenöser Gabe sind bei Kindern selten Nebenwirkungen zu beobachten, zumeist mild wie Übelkeit, Lokalreaktionen, Geschmackssensationen. In Einzelfällen wurden aber schwere Kreislaufreaktionen berichtet, sodass ein Notfallmanagement bei jeder Kontrastmittelanwendung verfügbar sein muss. In einem Literaturüberblick zur intravenösen Gabe bei Kindern wurden 38 wissenschaftliche Publikationen erfasst, bei denen in zumindest einem Fall von einer schweren, lebensbedrohlichen anaphylaktischen Reaktion berichtet wurde (Rosado und Riccabona 2016); eine Übersichtsarbeit zu 2500 intravenösen CEUS-Anwendungen bei Kindern dokumentiert immerhin drei Fälle mit lebensgefährlichem Schock. Die anderen Nebenwirkungen (Hypertension, Tachykardie, Hautreaktion, Geschmackssensation, Hyperventilation, Juckreiz, Tinnitus, Lichtempfindlichkeit, Übelkeit) waren mild und vorübergehend. Auch im Kindesalter sind verzögerte Kontrastmittelreaktionen in Einzelfällen beschrieben worden, die ohne Therapie

10

selbstlimitierend waren und auch keine erweiterte Diagnostik nach sich zogen (transiente Tachypnoe, transiente Hypertension) (Yusuf et al. 2017). Bei der intravesikalen Gabe sind durch die Mikrobubbles keine nachteiligen Auswirkungen zu erwarten, Komplikationen sind durch den Katheterismus verursacht und reichen von der lokalen Rötung, Harnverhalt, Pollakisurie und Dysurie über Blut- und Schleimabgang bis zum Harnwegsinfekt mit Zystitis bzw. Pyelonephritis. Über 1000 kontrastverstärkte Miktionsurosonografien (MUS) wurden analysiert und letztlich nur leichte Beeinträchtigungen registriert (Papadopoulou et al. 2014). Entsprechend lautet die Empfehlung im Konsensus-Statement der European Federation of Societies for Ultrasound in Medicine and Biology (EFSUMB) 2017 auch: Intravenöse CEUS-Anwendung ist (auch) im Kindesalter sicher und effektiv – 100 % Konsens (Sidhu et al. 2018).

10.4 Off-Label-Use

Für die verfügbaren Ultraschallkontrastmittel gibt es in Europa für die Anwendung im Kindesalter nur eine eingeschränkte Zulassung für die intravesikale Applikation zur Refluxprüfung (Miktionsurosonografie, MUS). Die intravenöse Gabe (Contrast-Enhanced Ultrasound, CEUS) erfolgt somit bei Kindern als Off-Label-Use (Verordnung eines zugelassenen Fertigarzneimittels außerhalb des in der Zulassung beantragten und von den nationalen oder europäischen Zulassungsbehörden genehmigten Gebrauchs, zulassungsüberschreitende Anwendung). Der Off-Label-Use hat haftungsrechtliche Aspekte (Verordnungs-, Straf-, Zivilrecht); der Vorbehalt gegenüber einer entsprechenden Anwendung außerhalb der Zulassung kann aber durchaus auch gefordert sein. Diese Form der Anwendung ist im Kindesalter durchaus typisch; so sind bis zu 80 % des Arzneimitteleinsatzes in der Neonatologie Off-Label-Use, mitunter sogar „unlicenced use". Bei der European Society of Pediatric Radiology (ESPR) existiert eine Taskforce zur wissenschaftlichen Begleitung der Anwendung von Ultraschallkontrastmitteln im Kindesalter. Eine Umfrage unter 45 pädiatrischen Ultraschallzentren in Europa ergab, dass zumindest 30 dieser Einrichtungen das Ultraschallkontrastmittel trotz Off-Label-Use regelmäßig einsetzen (Riccabona 2012). Die Leitlinien der European Federation of Ultrasound in Medicine and Biology (EFSUMB) und der World Federation of Ultrasound in Medicine and Biology (WFUMB) empfehlen in ihren 2008 und 2011 aktualisierten Versionen den Einsatz auch bei Kindern unter Verweis auf den Off-Label-Use. Das bedeutet, dass die Eltern bzw. Sorgeberechtigten entsprechend der gängigen Praxis über den Off-Label-Use intensiv aufzuklären sind und das schriftliche Einverständnis für die Untersuchung einzuholen ist. Über die Risiken der Anwendung ist zu informieren und Alternativen sind aufzuzeigen. Günstig ist es, wenn man mit der lokalen Ethikkommission dieses Vorgehen abspricht. Für den Einsatz von Ultraschallkontrastmitteln sprechen bei der Argumentation das Fehlen von ionisierender Strahlung, zudem die minimale Invasivität und ein möglicher bettseitiger Einsatz sowie die geringe Belastung durch die Untersuchung selbst. Der Verweis auf einen möglichen Einsatz von Ultraschallkontrastmitteln im Rahmen von Leitlinien ist in der Begründung hilfreich (siehe Leitlinien der Gesellschaft für Pädiatrische Radiologie [GPR] bzw. der European Society of Pediatric Radiology [ESPR]).

10.5 Intrakavitäre Kontrastmittelapplikation

Die hauptsächliche intrakavitäre Anwendung von Ultraschallkontrastmitteln ist die Applikation in die Harnblase (intravesikal). Bereits Ende der 90er-Jahre wurde die kontrastverstärkte Miktionsurosonografie (MUS) (engl. „contrast enhanced voiding urosonography", ceVUS) als Alternative zur Röntgen-Miktionszysturethrografie (MCU) zur Diagnostik des vesikoureterorenalen Refluxes (VUR) eingesetzt. Die direkte Untersuchung beinhaltet eine Füllung der Harnblase mit verschiedenen Substanzen – angewandt wurden aufgeschäumte Kochsalzlösung (Hofmann 1981), Luft (Alzen et al. 1994), Albumin (Atala et al. 1993), Levovist® (Darge et al. 1998; Mentzel et al. 1999) und SonoVue® (Ascenti ct al. 2004). Indikationen für die MUS ergeben sich bei fieberhaften Harnwegsinfekten bei Säuglingen bzw. wenn sich aus dem Ergebnis der Untersuchung auch Konsequenzen (Prophylaxe, Unterspritzen, Operation) ergeben, bei komplexen Fehlbildungen des Urogenitaltrakts und bei Verdacht auf subvesikale Obstruktion durch Harnröhrenklappen bzw. eine Meatusstenose (pränatal hochgradige Dilatation, Blasenpathologie). Ein in der Vergangenheit üblicher Einsatz der MCU vor Nierentransplantation, bei Blasendysfunktion, positiver Familienanamnese für einen VUR bzw. bei nicht fieberhaften Harnwegsinfektionen ist aktuell nicht mehr indiziert (Stenzel und Mentzel 2014).

10.5.1 Durchführung der Miktionsurosonografie

Nach orientierender B-Bild-Sonografie der Harnblase, der Nieren und der ableitenden Harnwege erfolgt die Katheterisierung unter standardisierten Bedingungen unter Beachtung der Hygienestandards. Zur Katheterisierung werden bei Neugeborenen und Säuglingen sowie Kleinkindern die Säuglingsernährungssonden verwendet, bei größeren Kinder transurethrale Standardkatheter, die aber nicht geblockt werden sollen (Zerstörung der Bubbles an der Ballonwand). Eine Antibiotikaprophylaxe (z. B. Cefuroxim/Cefaclor 20 mg/kg/die bei Neugeborenen und Säuglingen bzw. Trimethoprim-Sulfamethoxazol 2 mg/kg/die [2 Dosen] für 3 Tage) wird empfohlen. Anschließend wird Urin für die Laboruntersuchung gewonnen und die Harnblase entleert. An den 4- bis 8-F-Katheter wird ein Dreiwegehahn angeschlossen. Das Kontrastmittel wird in einer Menge von < 0,1 ml über den

direkten Weg appliziert und kann je nach Bedarf mehrfach nachgegeben werden. Das angewärmte 0,9 %ige NaCl wird als Tropfinfusion in einer Höhe von 110 cm über den anderen Schenkel während der gesamten Prozedur gegeben; die Tropfgeschwindigkeit wird individuell angepasst. Als Alternative wurde die Applikation des Ultraschallkontrastmittels in die Infusionsflasche publiziert, was ein gutes Durchmischungsverhältnis bei Füllung der Harnblase liefert. Anschließend werden permanent und in stetigem Wechsel abwechselnd die Nieren und der Retrovesikalraum bis zur Miktion sonografiert. Insbesondere zu Beginn der Füllung der Harnblase ergeben sich hinter dem Kontrastmittel bei zu hoher Konzentration mitunter deutliche Schattenbildungen, die eine Analyse des Retrovesikalraums und den Nachweis eines niedergradigen Refluxes in den Ureter beeinträchtigen; ein Lagewechsel des Kindes mit Durchmischung des Kontrastmittels reduziert diesen Effekt (◘ Abb. 10.2). Bei der Miktion sollte von perineal die Urethra dargestellt werden (◘ Abb. 10.3). Nach Miktion können die Nieren in Bauchlage von dorsal im Quer- und Längsschnitt untersucht werden. Eine mehrfache Füllung der Harnblase nach Miktion erhöht die Detektionsrate; empfohlen werden bei primär negativem Befund zumindest die Beurteilung von drei Miktions- und Füllungsphasen. Die kontinuierliche Sonografie der Nieren und ableitenden Harnwege gestattet eine sensitive Reflux-beurteilung. Während bei der Röntgen-MCU entsprechend des ALARA-Prinzips („as low as reasonably achievable") die Durchleuchtungsdauer und die Anzahl von Röntgenaufnahmen möglichst gering gehalten wird, ist bei der Miktionsurosonografie (MUS) eine kontinuierliche Beschallung der Nieren und Harnwege möglich. Das Kontrastmittel bleibt über ca. 15 min nach Gabe in die Blase stabil und kann mehrfach appliziert werden.

Wurde die Beurteilbarkeit der Urethra und der Harnblase initial als Einschränkung für die MUS diskutiert, existieren mittlerweile umfangreiche Erfahrungen zur perinealen

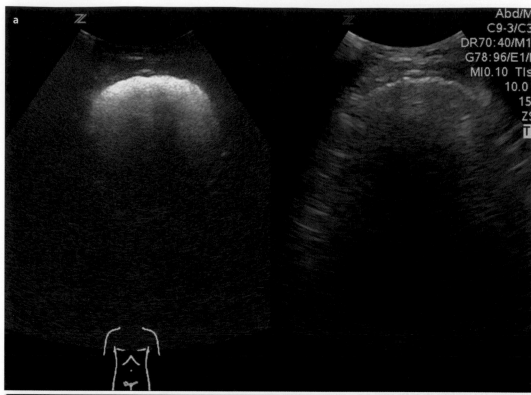

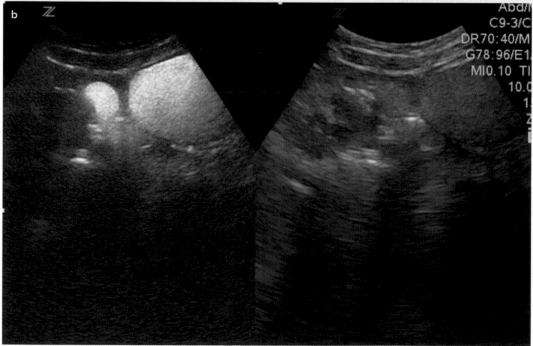

10

☐ **Abb. 10.2** **a** Kontrastmittelgefüllte Harnblase mit erheblichen Schattenbildungen, die eine Beurteilung des Retrovesikalraumes nicht gestatten. **b** Nach Drehen des Kleinkindes gute Durchmischung des Kontrastmittels, sodass der vesikoureterale Reflux sicher diagnostiziert werden kann (Pfeil)

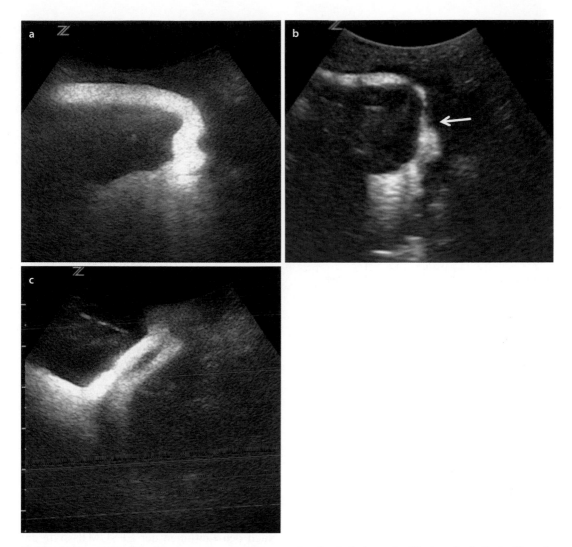

□ **Abb. 10.3   a** Männliche Urethra mit unauffälliger Aufweitung und Kontrastierung unter der Miktion. Urethradarstellung von perineal. **b** Männliche Urethra mit Kalibersprung bei Urethralklappen mit entspre-

chender Aufweitung der Urethra oberhalb der Engstellung und nachgeschaltet irregulär schmalem Kaliber. **c** Weibliche Urethra unter Miktion mit vaginalem Reflux von echoreichen Bubbles

Darstellung der Urethra. Relevante Engen der Urethra mit entsprechender Aufweitung der prästenotischen Abschnitte der Urethra können mittlerweile sicher verifiziert werden. Da bei älteren Kindern die Miktion im Liegen nicht immer möglich ist, können zumindest die Nieren von dorsal im Sitzen auf dem Töpfchen oder im Stehen untersucht werden. Nach erfolgreicher Miktion ist in Rückenlagerung der Retrovesikalraum erneut zu beurteilen, um auch niedergradige Hochdruckrefluxe zu detektieren.

10.5.2 Dokumentation und Befunde der MUS

Zur Dokumentation werden sowohl Einzelbilder von Nieren, Harnblase und Urethra als auch Videosequenzen gespeichert. Um eine Verwechslung mit reflexreicher Darmluft zu vermeiden, ist es wichtig, im Doppelbildmodus zu arbeiten, bei dem neben dem Kontrastmittelbild auch die anatomische Maske angezeigt wird. Die Miktionsphase ist dynamisch zu erfassen. Ein positiver Refluxnachweis liegt

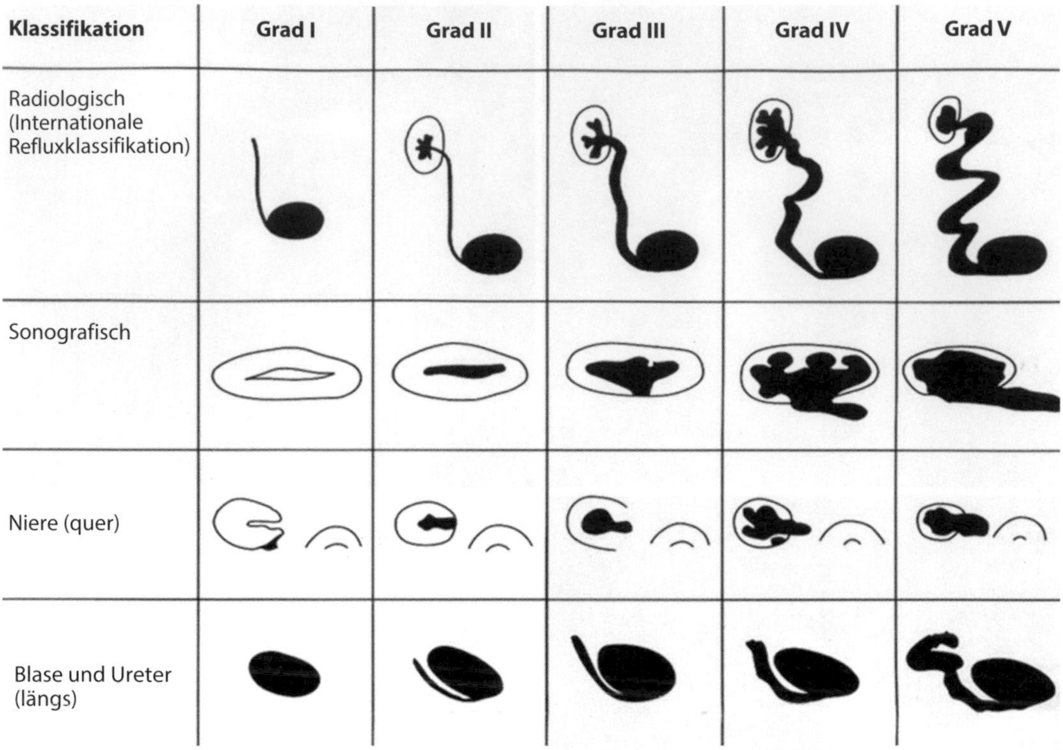

Klassifikation	Grad I	Grad II	Grad III	Grad IV	Grad V
Radiologisch (Internationale Refluxklassifikation)					
Sonografisch					
Niere (quer)					
Blase und Ureter (längs)					

10

◘ **Abb. 10.4**   Refluxklassifikation nach Lebowitz

vor, wenn die reflexreichen Bubbles im Ureter bzw. im Nierenbeckenkelchsystem detektiert werden können. Unterschieden werden Niederdruckrefluxe, bei denen die Bubbles bereits während der Füllung aufsteigen, von Hochdruckrefluxen, bei denen Bubbles erst unter Prallfüllung der Harnblase bzw. unter Miktion zu detektieren sind. Die Graduierung des VUR wird entsprechend der Internationalen Refluxklassifikation von Lebowitz für die Röntgen-MCU vorgenommen (◘ Abb. 10.4). Der bereits bei einem Reflux III° zu beobachtende intrarenale Reflux, charakterisiert durch retrograd in den Sammelrohren der Markpyramiden aufsteigende Mikrobubbles, kann sonografisch exzellent dargestellt werden (◘ Abb. 10.5). Der Nachweis des intrarenalen Refluxes ist wichtig, da eine Schädigung der Nieren bei dieser Konstellation deutlich wahrscheinlich ist. Die Dokumentation der Ureterweite und des Ureterverlaufes ist für die Einschätzung höhergradiger Refluxe (III–V°) essenziell (◘ Abb. 10.6 und 10.7). Ent-

sprechend der Metaanalysen zur MUS liegt die Sensitivität der MUS im Vergleich zur MCU bei 90 % und im Vergleich zur Radionuklidmethode bei 94 %, die Spezifität entsprechend bei 94 bzw. 95 % (Papadopoulou 2011). Nach den Leitlinien der EFSUMB sollte die MUS bei der initialen Refluxdiagnostik bei Mädchen und bei der Verlaufsbeurteilung des Refluxes bei Mädchen und Jungen eingesetzt werden (Sidhu 2018), bei Harnwegsinfektionen sieht die ESPR in ihrer Leitlinie die MUS in der Refluxdiagnostik in gleicher Weise indiziert (Riccabona 2008). Die MUS hat in vielen Einrichtungen zu einer nahezu vollständigen Ablösung der Röntgen-MCU geführt und wird auch bei Jungen oft in der initialen Diagnostik eingesetzt.

Weitere intrakavitäre Anwendungen der Ultraschallkontrastmittel wurden bislang nur anekdotisch berichtet. Am Magen-Darm-Trakt kann unter Applikation von einigen „Tropfen" eines Ultraschallkontrastmittels in eine 20-ml-Spritze mit 0,9%igem NaCl die Lage von Ernäh-

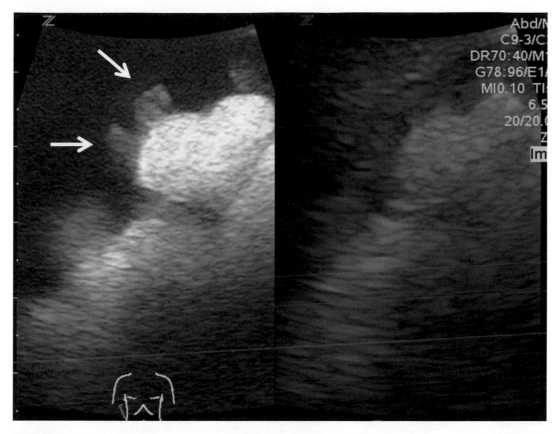

Abb. 10.5 Intrarenaler Reflux. Die Pfeile markieren die in die Sammelrohre der Markpyramiden zurückgepressten reflexreichen Bubbles

rungs- bzw. PEG-/PEJ-Sonden einfach geprüft werden. Die Beurteilung des gastroösophagealen Übergangs beim Reflux wurde bereits mit dem High-MI-Ultraschallkontrastmittel verifiziert. Der Einsatz von Mikrobubbles als Alternative zur konventionellen radiografischen Genitografie bei urogenitalen Fehlbildungen wurde publiziert und in Leitlinien bei entsprechender Erfahrung benannt. Die Lagekontrolle von sonografisch platzierten Drainagen mit Mikrobubbles kann sonst erforderliche CT-Untersuchungen einsparen.

10.6 Intravenöse Kontrastmittelapplikation

Die wesentlichen Indikationen intravenöser Kontrastmittelapplikation im Kindesalter entsprechen denen bei Erwachsenen. Die Kontrastmittelzubereitung erfolgt unmittel-

bar vor dem eigentlichen Einsatz nach der initialen Standardsonografie. Bei der Dosierung gibt es verschiedene Ansätze – pragmatisch ist es, eine Menge von 0,1 ml SonoVue® pro Lebensjahr, zumindest aber 0,1 ml, zu applizieren, gefolgt von 10–20 ml NaCl 0,9 % (Stenzel und Mentzel 2014). Die Menge ist geräte- und schallkopfabhängig; insbesondere bei den hochfrequenten Linearsonden ist die Kontrastmittelmenge in der Dosierung anzuheben. Verschiedene Autoren empfehlen eine Menge von 0,07–0,1 ml/kg Körpergewicht bei Kindern bis zum vollendeten 3. Lebensjahr und 0,06 ml/kg Körpergewicht bei älteren Kindern. Das Kontrastmittel wird über einen Dreiwegehahn unter Nutzung des direkten Weges appliziert. Es ist darauf zu achten, dass Filter möglichst nicht verwendet werden, da es an diesen zur Zerstörung der Bläschen kommt. Eine Applikation über Einschwemmkatheter und größere zentralvenöse

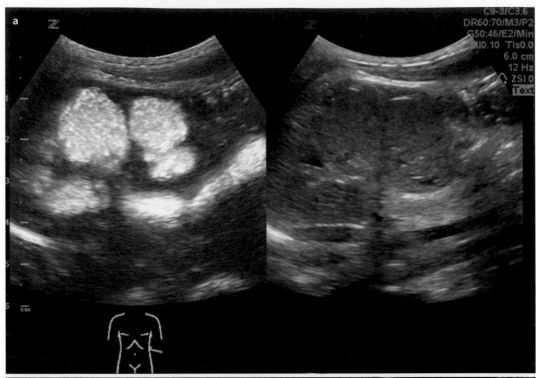

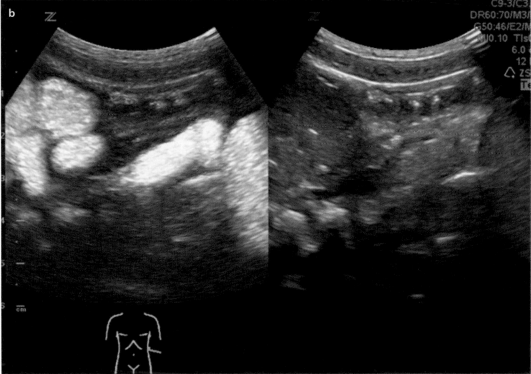

Abb. 10.6 **a** Hochgradiger Reflux mit massiver Dilatation des Nierenbeckenkelchsystems und erheblich reduzierter Parenchymdicke. **b** Darstellung des dilatierten und geschlängelt verlaufenden Ureters bei hochgradigem vesikoureterorenalem Reflux V°

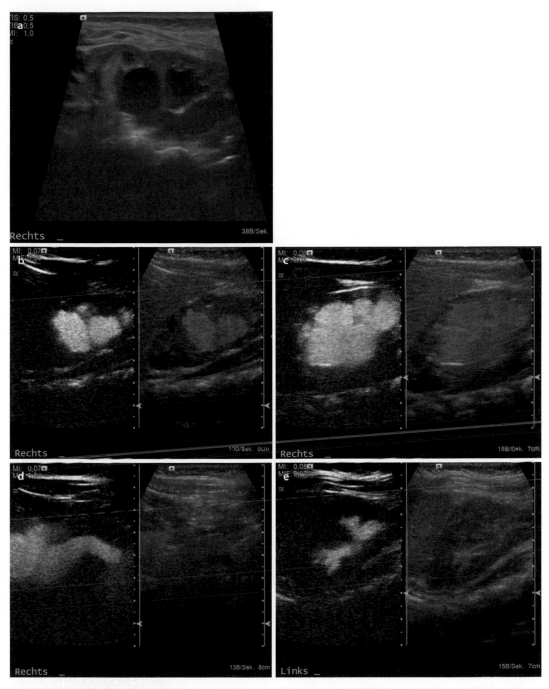

🅰 Abb. 10.7 a B-Bild-Sonografie einer Doppelniere rechts, wobei der kaudale Anteil eine Dilatation des Nierenbeckenkelchsystems III° aufweist. **b** Reflux der echoreichen Mikrobubbles in das zunehmend dilatierte Nierenbeckenkelchsystem der unteren Anlage rechts. Die obere Anlage der Niere weist keinen Reflux auf. **c** Unter Miktion Verstärkung des Befundes mit intrarenalem Reflux. **d** Kontrastmittelnachweis im dilatierten und geschlängelten Ureter bestätigt den vesikoureterorenalen Reflux IV°. **e** Unter Miktion vesikoureterorenaler Reflux III° in die linke Niere (Hochdruckreflux)

Katheter sowie über Port-Systeme und Hickman-Katheter ist gut möglich, schwieriger ist die Anwendung bei Früh- bzw. Reifgeborenen mit klein(st)en venösen Zugängen. Hier sind größere Kontrastmittelmengen erforderlich. Auch im Kindesalter kann die Kontrastmittelapplikation mehrmals wiederholt werden. Nachfolgend werden die wesentlichen Anwendungen (Trauma, Tumoren, Entzündungen) im Kindesalter aufgezeigt, individuell kann die intravenöse Gabe bei einer Vielzahl anderer Fragestellungen hilfreich sein (z. B. chronisch entzündliche Darmerkrankungen, Hodenperfusion, Hirnperfusion, Transplantatperfusion).

10.6.1 Dokumentation und Befunde

Nachteilig ist für CEUS die Untersucherabhängigkeit der Sonografie, auch wenn sich diese durch die digitale Speicherung umfangreicher Videosequenzen im Krankenhausinformationssystem PACS (Picture Archiving and Communication System) bereits reduziert hat. Die Länge der Videoschleifen ist von der untersuchten Region und der Fragestellung abhängig. Zu beachten ist zudem die Compliance des Patienten. Bei der Monitoreinstellung werden gewöhnlich das Kontrastmittelbild und ein Standard-B-Bild simultan gezeigt, um so die anatomische Zuordnung zu gewährleisten. In der Nachverarbeitung lassen verschiedene Ultraschallgeräte bzw. zusätzliche Software eine Quantifizierung der Kontrastmittelanflutung zu. Wichtig ist es, dass mit der Applikation des Kontrastmittels die Stoppuhr gestartet wird, um die zeitliche Auflösung der Kontrastmittelanflutung auch für Verlaufsuntersuchungen verfügbar zu machen. Simultan mit dem Kontrastmittelbolus ist die Stoppuhr zu starten; die zu akquirierenden Videoschleifen („loops") sind auf lange Zeitintervalle einzustellen, um die frühen Kontrastmittelphasen z. B. in der Leber kontinuierlich zu erfassen.

10.6.2 Trauma

Die kontrastmittelverstärkte CT ist aufgrund hoher Genauigkeit der Standardsonografie in der Beurteilung des Bauchtraumas überlegen und wird daher bevorzugt eingesetzt. Nachteilig ist neben der ionisierenden Strahlung die Nephrotoxizität und eine mögliche anaphylaktoide Reaktion auf das jodhaltige Kontrastmittel. Die Kontrastmittelsonografie wird entsprechend der EFSUMB-Leitlinie für das Kindesalter bei hämodynamisch stabilen Patienten mit isoliertem moderatem Bauchtrauma zur Beurteilung von Organläsionen als Alternative zur CT empfohlen (Sidhu et al. 2018). Die Sensitivität für die Detektion von Läsionen durch CEUS liegt bei 96 % für die Evaluation solider Organläsionen, die Spezifität bei 98 % (Valentino et al. 2010) bzw. 98,6 % mit einem negativen prädiktiven Wert von 95,8 % (Armstrong et al. 2018). Die Anwendung von CEUS ist der nativen B-Bild-Sonografie deutlich überlegen und somit bei unklaren Befunden in der Initialdiagnostik zu empfehlen bzw. insbesondere für die bettseitige Verlaufsbeurteilung bei Bauchtraumata zu indizieren. Die Anzahl von CT- oder MRT-Untersuchungen kann so drastisch reduziert werden. Lazeration und Einblutung in den Organen sind durch ein fehlendes Enhancement gekennzeichnet; die Grenzen sind mittels CEUS klar definierbar. Ein Jet von austretenden Bubbles bzw. ein Pooling ist bei Gefäßverletzungen nachweisbar. Kontusionen weisen im Vergleich zu den nicht betroffenen Anteilen ein schwaches (flaues) Enhancement auf. Weitere CEUS-Befunde sind eine posttraumatische Hyperämie, die Ausbildung von arteriovenösen Fisteln und Pseudoaneurysmen und als Komplikation der Gefäßläsion der Organinfarkt (Sessa et al. 2015) (◘ Abb. 10.8, 10.9, 10.10, und 10.11). Über falsch negative Ergebnisse von CEUS wurde gelegentlich berichtet, aktive Blutungen können laut Literatur durch die CT besser detektiert werden. Dies gilt auch für die Differenzierung von Urinomen (Menichini et al. 2015; Miele et al. 2016).

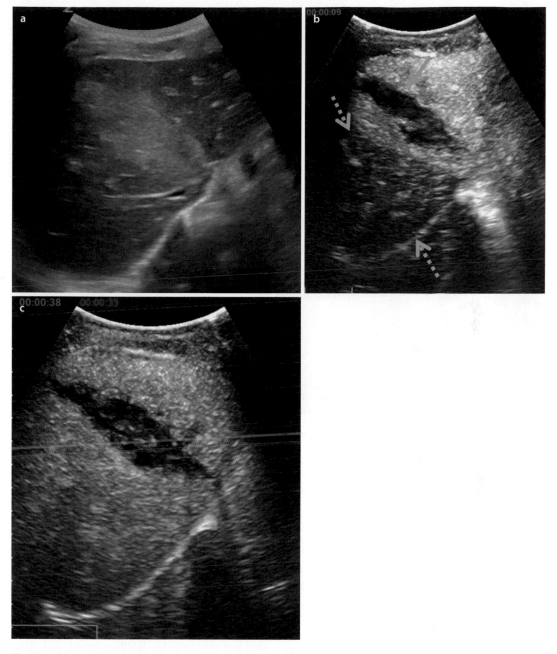

Abb. 10.8 **a** 8-jähriger Knabe nach Fahrradunfall. Im B-Bild echogene Veränderung im rechten Leberlappen im Segment VIII. **b** In der frühen Kontrastmittelphase fehlende Kontrastierung im Sinne der Lazeration (durchgezogener Pfeil) in Segment VIII und großflächigere Kontusion mit geringerer Kontrastierung (gestrichelte Pfeile) in Segment VII. **c** Im weiteren Verlauf Angleichen der Kontrastierung im Kontusionsherd, während die Lazeration ohne Kontrastmittelaufnahme bleibt

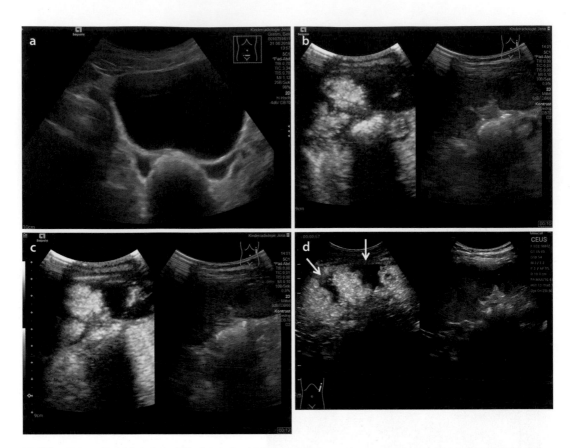

◫ Abb. 10.9   a Reichlich freie Flüssigkeit im kleinen Becken. B-Bild-Sonografie. 10-jähriger Knabe. Zustand nach Zusammenprall mit einem Mitspieler beim Fussball. **b** Milzlazeration im kaudalen Drittel des Organs. 10 s nach Kontrastmittelapplikation sind im kaudalen Drittel der Milz Niere keine Bubbles nachweisbar. **c** Milzlazeration und schwere Kontusion des kaudalen Pols. 12 s nach Kontrastmittelgabe ist eine verzögerte Anflutung von Bläschen jetzt verifizierbar. **d** Detektion einer zweiten Fraktur im Bereich der Milz (Pfeile). Untersuchung am Folgetag. Dokumentation eine Minute nach Kontrastmittelgabe

10.6.3 Tumoren

Sinnvoll ist der Einsatz von CEUS zur Charakterisierung von nativ auffälligen Ultraschallbefunden bzw. unklaren MRT- bzw. CT-Befunden, die anatomisch zugeordnet werden können, ggf. auch erst durch Einsatz der Bildfusion. Übersichtsarbeiten haben gezeigt, dass – wie bei Erwachsenen – auch bei Kindern CEUS am häufigsten zur Beurteilung von Leberherden eingesetzt wird, gefolgt von Anwendungen zur Abklärung von Milz- und Nierenherden. Leberherde sind bei Kindern – anders als bei Erwachsenen – häufig benigne und werden zufällig entdeckt. CEUS gestattet die Differenzierung zwischen zystischen und soliden Befunden. Atypische Zysten mit perfundierten Septen können durch CEUS eindeutig beschrieben werden. Die Tumorgrenzen können durch den Einsatz von CEUS klarer definiert werden. Unter der Therapie von Malignomen erlaubt CEUS in bestimmten Arealen (Region of Interest) quantitative Perfusionsmessungen und ermöglicht darüber eine Verifikation des Therapieansprechens. So sind der Anstieg der Bubbleanzahl, das Ausmaß des Enhancements und die area under the curve (AUC) frühe Prädiktoren für Krankheitsprogress bzw. Therapieerfolg. Klassisch ist das Irisblendenphänomen bei Hämangiomen (peripher noduläres Anfluten, zentripetale Anreicherung, allmähliches Zulaufen bis zur hyperhepatischen Echogenität der Läsion, kein Auswachsen in der Equilibriumphase) (◫ Abb. 10.12), die Radspeichenstruktur bei fokal nodulärer Hyperplasie (zentrales Ge-

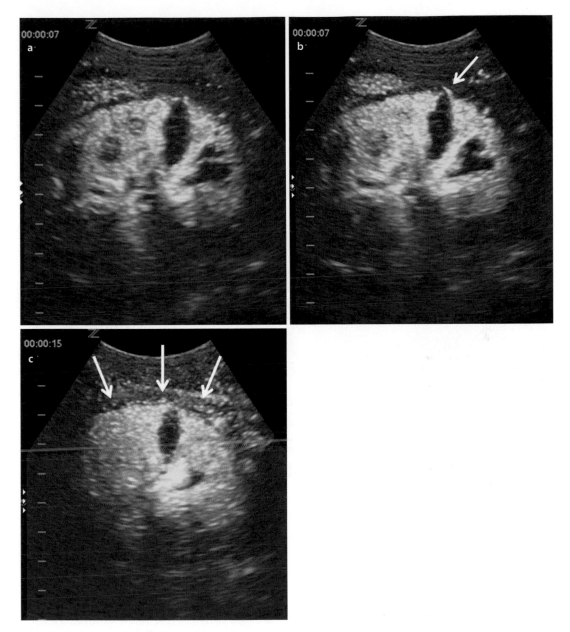

◘ Abb. 10.10 a Nierenfraktur mit spaltförmiger Kontrastmittelaussparung (Lazeration) im Nierenparenchymkörper. 13-Jähriger nach Fahrradsturz. **b** Austritt von Kontrastmittelbläschen unter die Organkapsel (Capsula fibrosa), markiert durch einen Pfeil. **c** Zunehmende Ansammlung der Bubbles unter der Nierenkapsel (Pfeile)

fäß, frühzeitige zentrifugale Anreicherung) (◘ Abb. 10.13) und das früharteriell homogene Anreicherungsverhalten von Adenomen. Maligne Läsionen zeigen in der späteren Phase (nach 2–3 min) ein Auswaschen des Kontrastmittels, die Läsionen sind dann echoärmer im Vergleich zum umgebenden gesunden Lebergewebe (◘ Abb. 10.14). Hepatoblastome, die

bei ehemaligen Frühgeborenen und Kindern mit niedrigem Geburtsgewicht häufiger beobachtet werden, weisen eine heterogene arterielle Mehranreicherung auf. Typisch sind erweitert imponierende Gefäße, die atypisch verlaufen. In der portalvenösen Phase ergibt sich ein Hypoenhancement als Zeichen der Malignität (Schreiber-Dietrich et al. 2015). In

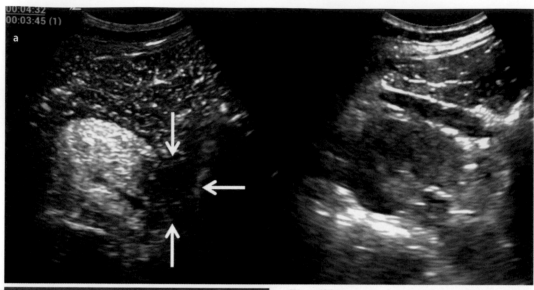

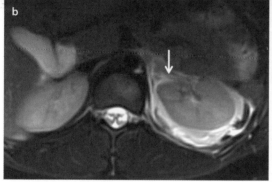

Abb. 10.11 a Nierenkontusion mit umschrieben flauer Läsion im Nierenparenchymkörper (Pfeile). Untersuchung von dorsal. 15-Jähriger nach Skiunfall. **b** Schwierige Abgrenzung der umschriebenen Nierenkon-

tusion (Pfeil). Ausgeprägte Einblutung in die Capsula adiposa der linken Niere. Magnetresonanztomografie in T2-wichtender Sequenz axial

der Differenzierung zwischen benignen und malignen Läsionen zeigte CEUS in Bezug auf CT, MRT und Histologie eine gute Übereinstimmung (Pschierer et al. 2015). CEUS allein war in etwa der Hälfte der Leberläsionen suffizient in der Diagnostik (■ Abb. 10.15). Bei Milzläsionen kann durch CEUS die Detektion, Abgrenzung und Perfusionsbeurteilung verbessert werden; eine Dignitätsaussage ist allerdings nicht hinreichend möglich (■ Abb. 10.16 und 10.17). In der Niere ist CEUS vorrangig für die Charakterisierung von soliden Anteilen und Membranen innerhalb von Zysten hilfreich (Karmazyn et al. 2015). Die Pseudokapsel beim Nephroblastom weist verschiedene Vaskularisationsmuster

auf. Tumornekrosen unter der präoperativen Chemotherapie sind infolge fehlender Kontrastmittelanreicherung einfach zu beurteilen (■ Abb. 10.18, 10.19, 10.20, und 10.21). Eine Unterscheidung von Parenchymsäulen (sog. Bertini-Säule) und nephrogenen Blastemresten ist aufgrund differenter Kontrastmittelanflutung in den kleinen Gefäßen möglich. Bei Nebennieren- und anderen retroperitonealen Läsionen ist CEUS sinnvoll zur Abschätzung der Ursache – Nebennierenblutungen können auf diese Weise durch fehlende Kontrastmittelanreicherung einfach von Neuroblastomen differenziert werden, das Phäochromozytom zeigt eine frühe homogene Kontrastmittelanreicherung.

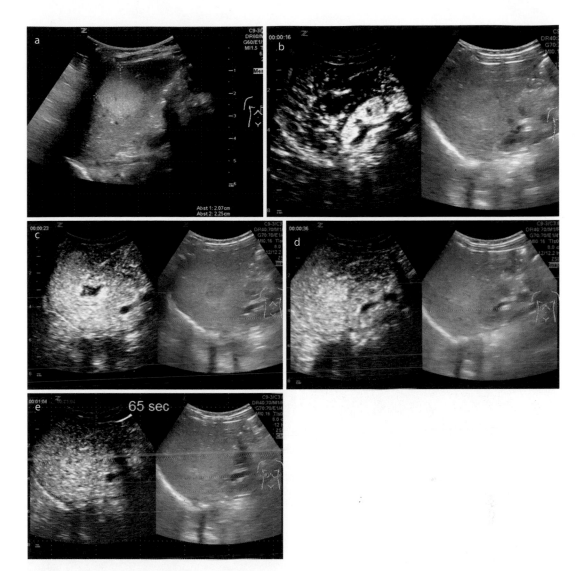

◨ Abb. 10.12 a B-Bild-Sonografie eines 8 Wochen alten weiblichen Säuglings. Echoreiche Raumforderung im rechten Leberlappen. Kein typischer Hämangiombefund in der B-Bild-Sonografie; in dieser Altersgruppe sind diese meist echoarm. Zuweisung zur MRT-Untersuchung in Narkose. **b** Kontrastverstärkter Ultraschall (CEUS) nach Gabe von 0,1 ml SonoVue® über peripheren dünnlumigen venösen Zugang. Nach 12 s reflexreiche Bubbles im Randbereich der Läsion. **c** Nach 23 s typisches Anreicherungsverhalten im Randbereich der Läsion. **d** Nach 36 s ist die Läsion echoreicher als das umgebende Lebergewebe (Zulaufen). **e** Nach einer Minute Angleichen der Läsion im Vergleich zur Umgebung. In den Spätphasen kein Auswaschen der Bubbles. Zusammenfassend typisches Irisblendenphänomen eines Hämangioms. Keine weitere Diagnostik notwendig

10.6.4 Entzündung

Primär sind entzündliche Organveränderungen im Abdomen durch die Standardsonografie, ergänzt um Farb- und Power-Doppler, ausreichend zu beurteilen. Falls eine eingeleitete Antibiotikatherapie nicht erfolgreich ist und Komplikationen – bspw. bei einer Pyelonephritis – diskutiert werden, kann CEUS bei der Detektion von (Mikro-)Abszedierungen hilfreich sein (◨ Abb. 10.22 und 10.23). Während sich Abszesse in der Niere während aller Kontrastmittelphasen echoarm darstellen, zeigen Befunde einer fokalen Nephritis erst in der späten Parenchymphase eine umschriebene Hypoechogenität. Diese fokalen Veränderun-

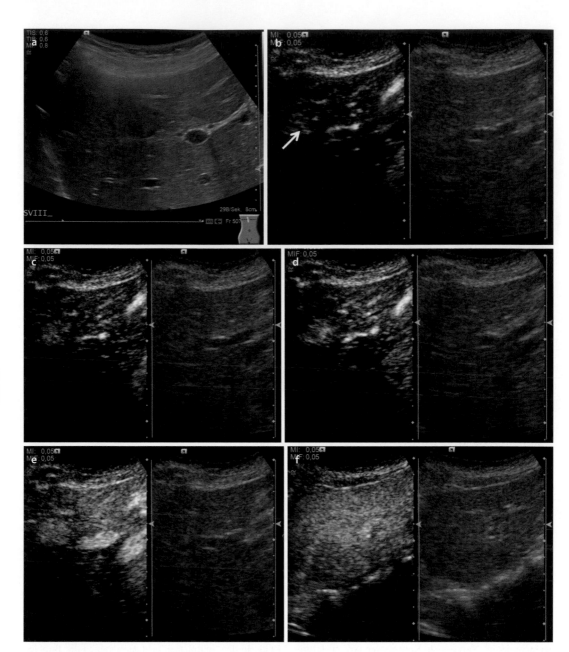

◘ Abb. 10.13   a 13-jährige Patientin mit Zustand nach Neuroblastom und Rezidiv. Neu aufgetretener, gering echoärmerer Herd im Segment VIII des rechten Leberlappens. **b** Nach Gabe von Kontrastmittel in der frügharteriellen Phase (13 s nach Kontrastmittelapplikation) zentral versorgendes Gefäß (Pfeil). **c** Angedeutete Radspeichenstruktur (13 s). **d** Rasche Auffüllung des Herdes mit Kontrastmittel (14 s). **e** In der portalvenösen Phase (18 s) zunehmendes Angleichen der Kontrastierung an die des Lebergewebes. **f** In den Spätphasen (104 s) gleiche Kontrastierung von Herd und umgebendem Lebergewebe. Kein Auswaschphänomen

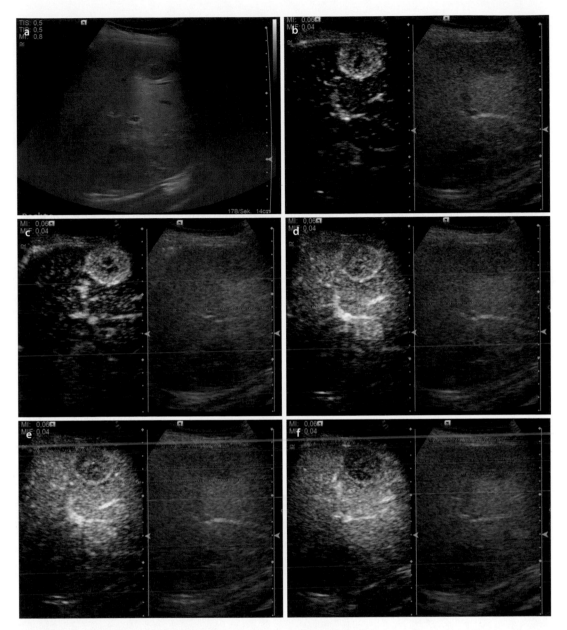

▪ Abb. 10.14 a Patientin mit Osteosarkom und Lungenmetastasen. Neu aufgetretene echoarme, inhomogene Herde in der Leber. **b** Früharterielle Phase (9 s nach Kontrastmittelapplikation). Bereits in dieser Phase Kontrastierung des Leberherdes. **c** Arterielle Phase (12 s). Deutlicher Echosignalanstieg. **d** Portalvenöse Phase (16 s). Kurzzeitig annähernd gleiche Kontrastierung von Herdbefund und umgebendem Lebergewebe. **e** Parenchymphase (19 s) mit bereits beginnendem Auswaschen des Kontrastmittels. **f** Spätphase (42 s). Herd deutlich echoärmer im Vergleich zum kontrastierten Lebergewebe. Auswaschphänomen als Zeichen der Malignität des Leberherdes. Wertung als Metastase des Osteosarkoms

gen sind auch in der frühen kortikalen Phase positiv, dann allerdings aufgrund der raschen Anflutung bei Kindern schwierig zu differenzieren. In der frühen Parenchymphase sind die Läsionen vom umgebenden Parenchym nicht zu differenzieren (Fontanilla et al. 2012). Der Kontrastultraschall kann zudem eingesetzt werden, um Organherde bei immunsupprimierten Patienten nach Stammzelltransplantation zu charakterisieren (■ Abb. 10.24). Bei peripheren Pneumonien zeigt CEUS eine frühe Kontrastierung und kann hilfreich sein, um Abszedierungen zu detektieren oder um eine verdickte, entzündlich veränderte Pleura zu bestätigen.

10.6.5 Weitere Anwendungen

Am Bewegungsapparat kann CEUS bei Kindern eingesetzt werden, um Tumoren bezüglich ihrer Perfusion zu charakterisieren und bspw. das Therapieansprechen bei malignen Knochentumoren zu verifizieren. Bei rheumatischen Erkrankungen kann die Synoviaperfusion quantifiziert werden. Dies gilt auch für eine mögliche Beurteilung der Aktivität von chronisch entzündlichen Darmerkran-

kungen. Die Analyse der Hodenperfusion bei Verdacht auf Torsion, Infarkt, Trauma oder Abszedierung sollte stets mit sehr niedrigem mechanischem Index erfolgen, um das vorgeschädigte Gewebe nicht negativ zu beeinflussen. Dies gilt auch für die Anwendung von CEUS bei Untersuchungen des Hirns über die Fontanelle.

10.7 Zusammenfassung

Der Kontrastmittelultraschall wird auch bei Kindern die CT und MRT nicht immer ersetzen können. Er wird keine Basisdiagnostik sein. CEUS wird als eine kindgerechte(re) Alternative bei inzidentellen fokalen Befunden und bei bestimmten Traumakonstellationen und in Verlaufsuntersuchungen die Diagnostik ergänzen und das weitere Vorgehen steuern. Insbesondere die Charakterisierung von Leberherden ist eine sichere Indikation für die Anwendung von Echosignalverstärkern. Im Kindesalter ist bei der Verwendung der Off-Label-Use zu beachten und eine entsprechende Aufklärung von Eltern bzw. Sorgeberechtigten durchzuführen, in der auf die Vorteile im Vergleich zu Röntgen, Durchleuchtung oder

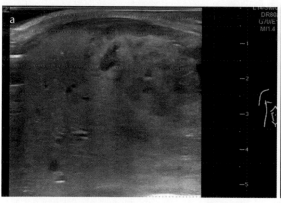
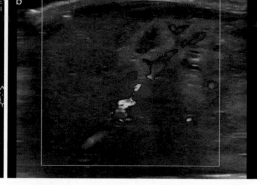

■ **Abb. 10.15 a** Frühgeborenes der 35. Schwangerschaftswoche mit Hydrops fetalis in den letzten Tagen. B-Bild-Sonografie am zweiten Lebenstag. Raumforderung am unteren Leberrand rechts im Mittel-/Unterbauch. Inhomogenes Echomuster, teilweise echoarme bis echofreie lakunär imponierende Läsionen. **b** Farbkodierte Dopplersonografie mit Darstellung kräftiger zuführender arterieller Gefäße, die aus der Leber stammen. **c** Früharterielle Phase. Nach 8 s in der Raumforderung bereits deutliche Gefäßkontrastierung nachweis-

bar, passend zu einem vaskulären Tumor. **d** Nach 9 s sind innerhalb der Läsion bereits verschiedene Perfusionsmuster erkennbar, während sich die Leber in der Echogenität allmählich angleicht. **e** Nach 18 s ist das reguläre Leberparenchym reflexreicher als die Raumforderung, in der sich teilweise geschlängelt verlaufende Gefäße kontrastierten. **f** Nach einer Minute ist die Raumforderung echoärmer als das Leberparenchym. Die Läsion ist vereinbar mit einem Hämangioendotheliom

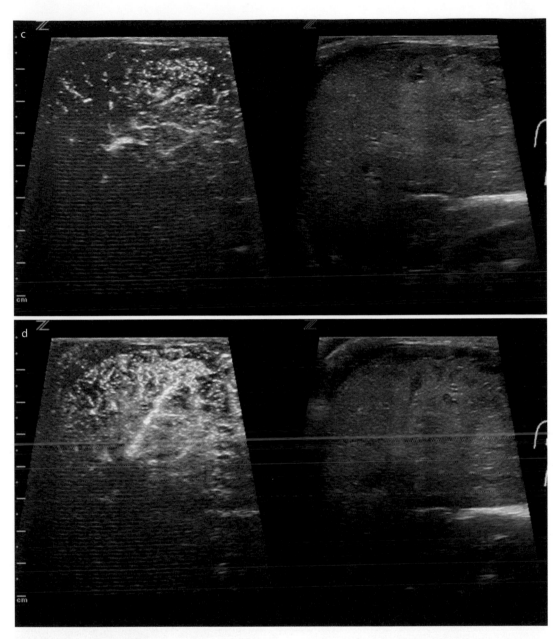

Abb. 10.15 (Fortsetzung)

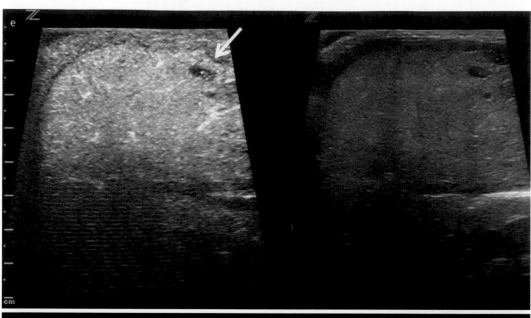

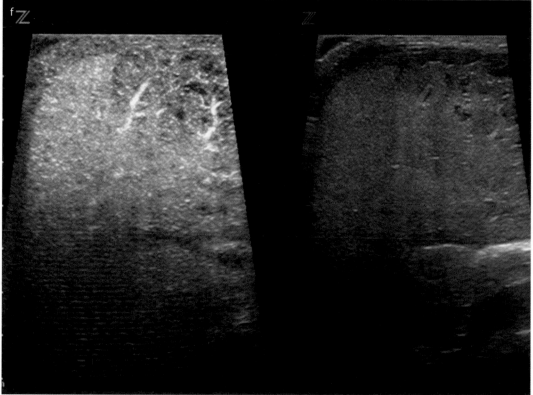

◩ **Abb. 10.15**   (Fortsetzung)

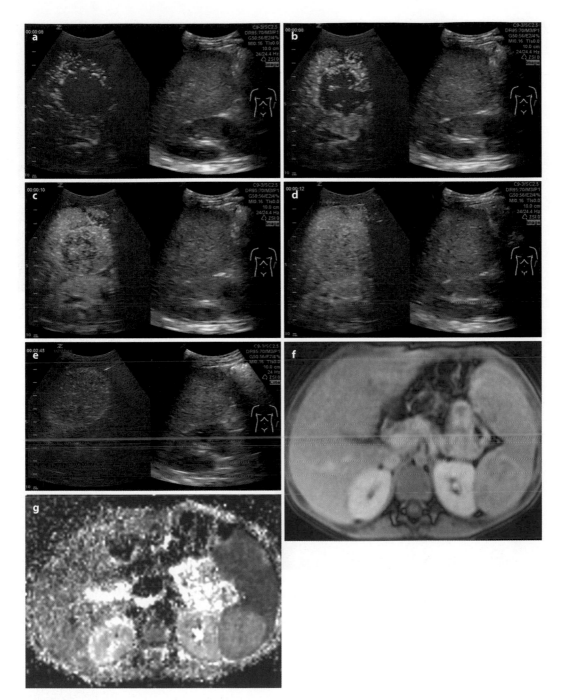

Abb. 10.16 **a** 6-jährige Patientin mit Proteinverlustsyndrom bei Enteropathie. Zufallsbefund einer soliden Raumforderung der Milz in der B-Bild-Sonografie, die im Verlauf an Größe zunahm. Im kontrastverstärkten Ultraschall (CEUS) nach 8 s bereits erste Mikrobläschen in der Raumforderung. **b** Weiteres rasches Anfluten des Kontrastmittels im Randbereich der Läsion in derselben Sekunde. **c** Nach 10 s ist die Läsion kaum noch vom umgebenden Milzgewebe abzugrenzen. **d** Völliges Angleichen des Kontrastmitteleffektes nach 12 s. **e** In der Spätphase liegt die Echogenität diskret unter der Umgebung. Allerdings kein typisches Auswaschphänomen wie bei maligner Läsion. **f** T1-wichtend axialer Scan in später Phase nach Kontrastmittelapplikation. Kontrastmitteleffekt ist dem CEUS vergleichbar. **g** Keine malignomsuspekte Absenkung der Diffusivität. In der Diffusionskarte (Apparent Diffusion Coefficient, ADC) eher erhöhte Diffusivität. Zwischenzeitlich bei Lymphomverdacht angefertigte PET-CT ohne wegweisenden Befund. Zusammenhang zur Enteropathie unklar. Histologisch Littoralzellangiom (CD31+, CD34-, CD68+, CD8-, KI67 < 5 %)

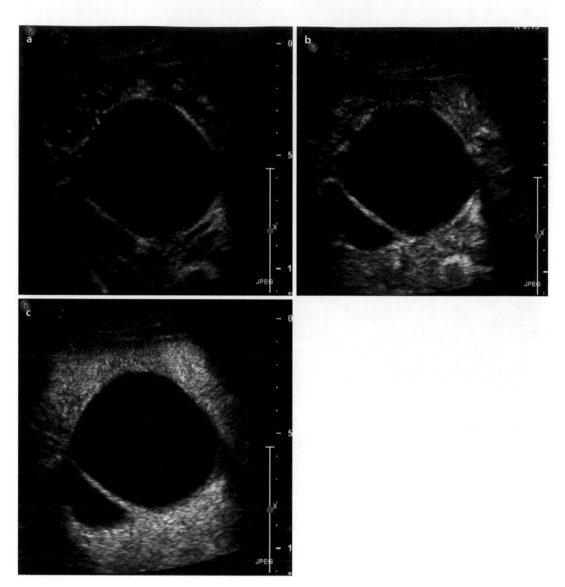

□ Abb. 10.17   a Zystische Raumforderung der Milz als Zufallsbefund bei einem Kind nach Verkehrsunfall. 9 s nach Kontrastmittelapplikation sind Bubbles in dem Septum nachweisbar. **b** Zunahme der Bubbles im Zystenseptum nach 12 s. **c** Nach 20 s hat das umgebende Organ einen homogenen Kontrast. Im Septum sind keine umschriebenen soliden Anteile verifizierbar. Diagnose einer septierten Milzzyste ohne soliden Anteil. Verlaufskontrollen zeigen eine allmähliche Größenzunahme, abwartendes Verhalten („wait and see")

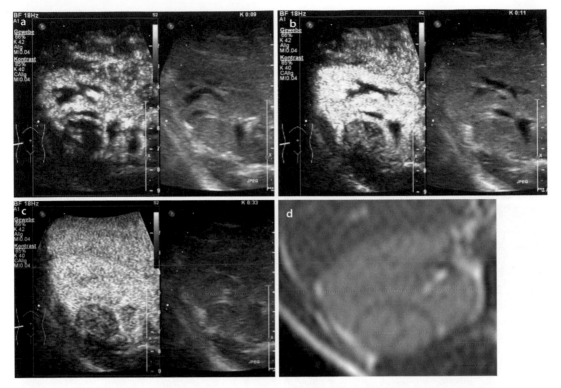

■ **Abb. 10.18**   **a** 4-jährige Patientin mit großer Raumforderung der linken Niere. Unklarer Befund der Gegenseite in der B-Bild-Sonografie. 8 s nach Gabe des Ultraschallkontrastmittels Anflutung in der Niere mit Nachweis von Bläschen im Randbereich der Läsion, vergleichbar einer kontrastierten Pseudokapsel. **b** Nach 11 s ist die Läsion im Vergleich zur Umgebung deutlich geringer kontrastiert. **c** Auch nach 33 s bleibt die Raumforderung echoärmer. **d** Magnetresonanztomografie mit hypointenser Pseudokapsel. Diagnose eines beidseitigen Nephroblastoms

CT einzugehen ist (ionisierende Strahlung). Die kontrastmittelverstärkte MUS hat zu einer deutlichen Reduktion der radiografischen Miktionszysturethrografie geführt und ist vielerorts bereits Ersatz für die MCU. Generelles Potenzial wird bei bettseitigem Einsatz bzw. in der Interventionsradiologie gesehen. Probleme bestehen wie bei allen Ultraschallanwendungen in der Untersucherabhängigkeit der Methode sowie den relativ hohen Kosten für das Ultraschallkontrastmittel.

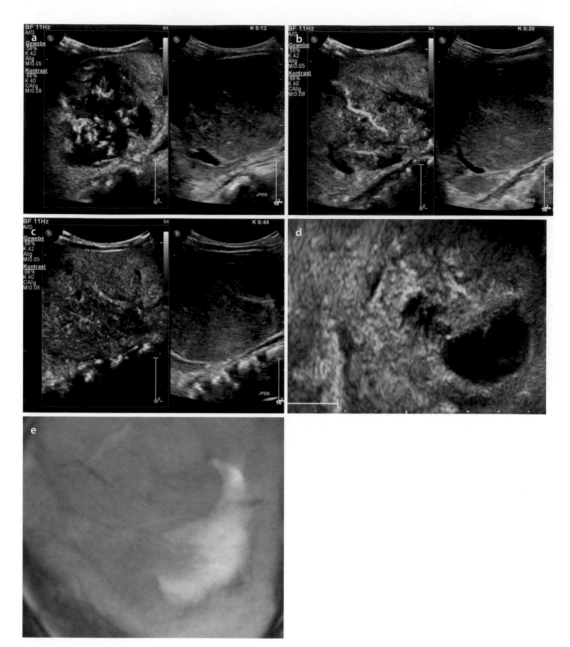

◻ Abb. 10.19 **a** Großes Nephroblastom mit unterschiedlich perfundierten Anteilen und bereits vorliegenden Tumornekrosen. 13 s nach Kontrastmittelgabe irreguläre frühaterielle Anreicherungen in der Tumorformation, deutlicher als im umgebenden Nierenparenchym. **b** Pathologisch geschlängelte versorgende Tumorgefäße (20 s nach Kontrastmittelgabe). **c** Nach 44 s relativ homogenes Kontrastmittelbild, etwas echoärmer als das umgebende Nierenparenchym. **d** Umschriebene Aussparung innerhalb des Tumors als Ausdruck der Nekrose. **e** Korrespondierende Magnetresonanztomografie mit T2-wichtend hyperintenser umschriebener Tumornekrose

◻ Abb. 10.20 **a** Zufallsbefund bei 16-jährigem Patienten mit Mopedunfall. In der Polytraumaspiral-CT Raumforderung in der linken Niere. In der B-Bild-Sonografie kleinzystisch imponierende Formation. **b** Kontrastverstärkter Ultraschall (CEUS) in der frühaterielen Phase mit beginnender Kontrastierung des Nierenkortex. **c** Homogene Kontrastierung der Nierenrinde und der Markpyramiden. Die Läsion bleibt nahezu bubblefrei. **d** In der späteren Parenchymphase sind in der Läsion mehrere kleine zystische Strukturen erkennbar, da die kleinen Septen Mikrobläschen aufnehmen. **e** 2 min nach Kontrastmittelgabe kann die Raumforderung fortbestehend als multizystische Läsion verifiziert werden. **f** Nach 4 min lässt der Nierenkontrast nach. Letztlich anhand der Bildgebung Diagnose eines zystischen Nephroms gestellt. Empfehlung seitens der Studienzentrale zur Wait-and-see-Strategie

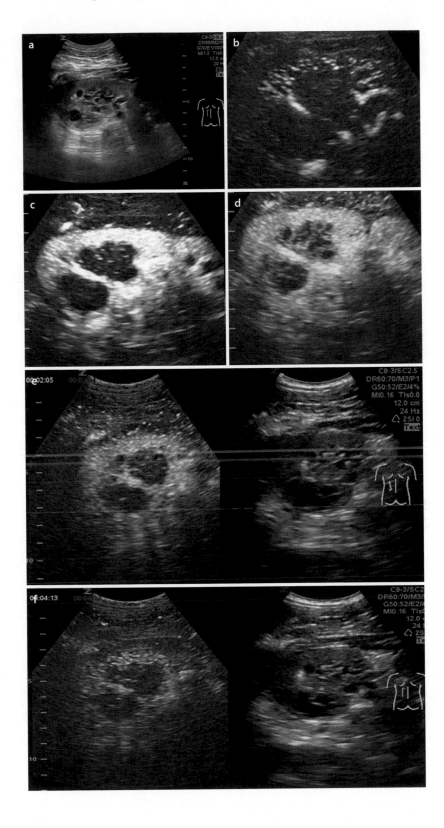

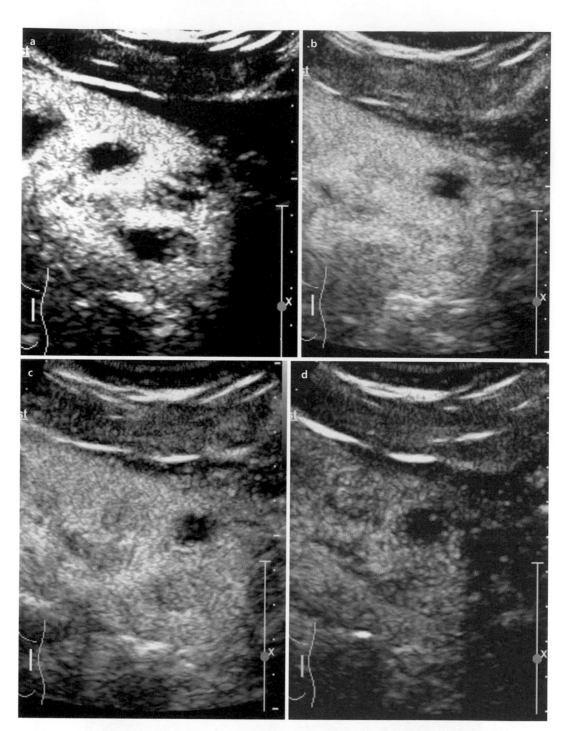

Abb. 10.21 **a** Arterielle Phase mit Kontrastierung des Nierenkortex (26 s). Der pathologische Prozess im kaudalen Nierenpol ist nicht eindeutig einordenbar. **b** Parenchymphase nach 45 s. Klare Identifizierung einer nicht kontrastierten Läsion. **c** Spätphase nach über 2 min. **d** Auswaschphase nach ca. 5 min. Weiterhin bleibt der kleine Abszess als Aussparung nachweisbar

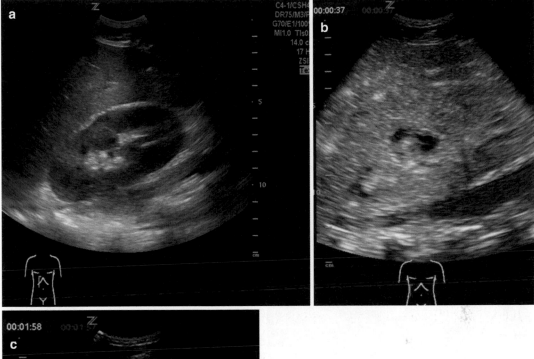

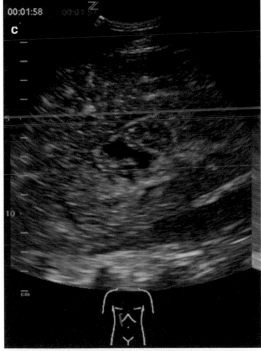

□ Abb. 10.22 a 16-jährige Patientin mit Mukoviszidose und hohem Fieber. In der B-Bild-Sonografie leichte Strukturunruhe der Niere. **b** Im kontrastverstärkten Ultraschall (CEUS) eindeutig Kontrastmittelaussparung. **c** In der späten Kontrastphase bleibt die Pathologie weiter demarkiert. Diagnose der Abszedierung bei Staphylokokken-Sepsis

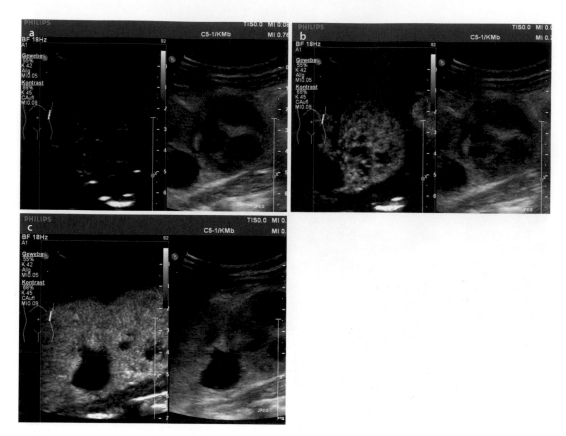

■ **Abb. 10.23 a** Patient mit chronischer Niereninsuffizienz bei fetaler Nierenschädigung durch Urethralklappen. Im Umfeld einer Entzündung aufgetretene Raumforderung am kaudalen Nierenpol. Eine Kontrastmittel-MRT war aufgrund pathologischer glomerulärer Filtrationsrate (GFR) nicht möglich; daher kontrastverstärkter Ultraschall (CEUS). Mit dem ersten Ankommen von Bubbles in der Niere sind auch in der Läsion bereits Mikrobläschen detektierbar. **b** Mit voranschreitender Zeit weitere Kontrastierung der Formation. **c** Im weiteren Verlauf gleicht sich die Raumforderung der Niere an. Nach CEUS Verdacht auf einen entzündlichen Pseudotumor und somit abwartendes Verhalten. Im weiteren Verlauf Rückbildung dieser Pathologie

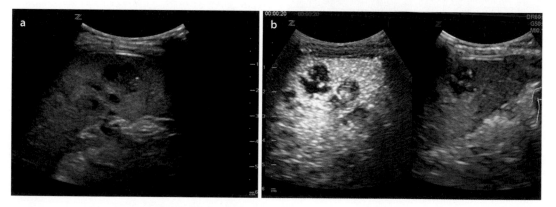

■ **Abb. 10.24 a** 4-jährige Patientin mit Rezidiv einer akuten myeloischen Leukämie (AML). Vor Stammzelltransplantation zeigt die B-Bild-Sonografie eine echoarme Läsion in der Milz. **b** Kontrastverstärkter Ultraschall (CEUS) in der späten Phase. In der Milz sind nun mehrere Entzündungsfoci bei später gesicherten Aspergillose-Herden abgrenzbar. Die lange Stabilität der Mikrobläschen kann genutzt werden, um die anderen Organe zu untersuchen

Literatur

Alzen G, Wildberger JE, Müller-Leisse C, Deutz FJ (1994) Screening for vesicoureter reflux by ultrasound. Klin Paediatr 206:178–180

Armstrong LB, Mooney DP, Paltiel H, Barnewolt C, Dionigi B, Arbuthnot M, Onwubiko C, Connolly SA, Jarrett DQ, Zalieckas JM (2018) Contrast enhanced ultrasound for the evaluation of blunt pediatric abdominal trauma. J Pediatr Surg 53:548–552

Ascenti G, Zimbaro G, Nazziotti S, Chimenz R, Fede C, Visalli C, Scribano E (2004) Harmonic US imaging of vesicoureteric reflux in children: usefulness of a second generation US contrast agent. Pediatr Radiol 34:481–487

Atala A, Wible JH, Share JC, Carr MC, Retik AB, Mandell J (1993) Sonography with sonicated albumin in the detection of vesicoureteral reflux. J Urol 150:756–758

Bonini G, Pezzotta G, Morzenti C, Agazzi R, Nani R (2007) Contrast-enhanced ultrasound with Sono-Vue in the evaluation of postoperative complications in pediatric liver transplant recipients. J Ultrasound 10:99–106

Bosio M (1998) Cystosonography with echocontrast: a new imaging modality to detect vesicoureteric reflux in children. Pediatr Radiol 28(4):250–255

Darge K, Dütting T, Zieger B, Möhring K, Rohrschneider W, Tröger J (1998) Diagnosis of vesicoureteral reflux with echo-enhanced micturition urosonography. Radiologe 38:405–409

Fontanilla T, Minaya J, Cortés C, Hernando CG, Arangüena RP, Arriaga J, Carmona MS, Aicolado A (2012) Acute complicated pyelonephritis: contrast-enhanced ultrasound. Abdom Imaging 37:639–646

Hofmann V (1981) Ultrasonic diagnosis of vesicoureteral reflux in children. Z Urol Nephrol 74:249–261

Karmazyn B, Tawadros A, Delaney LR, Marine MB, Cain MP, Rink RC, Jennings SG, Kaefer M (2015) Ultrasound classification of solitary renal cysts in children. J Pediatr Urol 11:149.e1–149.e6

Menichini G, Sessa B, Trinci M, Galluzzo M, Miele V (2015) Accuracy of contrast-enhanced ultrasound (CEUS) in the identification and characterization of traumatic solid organ lesions in children: a retrospective comparison with baseline US and CE-MDCT. Radiol Med 120:989–1001

Mentzel HJ, Vogt S, Patzer L, Schubert R, John U, Misselwitz J, Kaiser WA (1999) Contrast-enhanced sonography of vesicoureterorenal reflux in children: preliminary results. AJR 173(3):737–740

Miele V, Piccolo CI, Trinci M, Galluzzo M, Ianniello S, Brunese L (2016) Diagnostic imaging of blunt abdominal trauma in pediatric patients. Radiol Med 121:409–430

Papadopoulou F, Ntoulia A, Siomou E, Darge K (2014) Contrast-enhanced voiding urosonography with intravesical administration of a second-generation ultrasound contrast agent for diagnosis of vesicoureteral reflux: prospective evaluation of contrast safety in 1010 children. Pediatr Radiol 44(6):719–728

Piscaglia F, Bolondi L (2006) Italian Society for Ultrasound in Medicine and Biology (SIUMB) Study group on ultrasound contrast agents. Ultrasound Med Biol 32:1369–1375

Piscaglia F, Nolsoe C, Dietrich CF, Cosgrove DO, Gilja OH, Bachmann Nielsen M et al (2012) The EFSUMB guidelines and recommendations on the clinical practice of contrast enhanced ultrasound (CEUS) – update 2011 on non-hepatic applications. Ultraschall Med 33(1):33–59

Piscunowicz M, Kosiak W, Irga N (2011) Primum non nocere? Why can't we use second generation ultrasound contrast agents for the examination of children? Ultraschall Med 32(1):83–86

Pschierer K, Grothues D, Rennert J, Platz Batista da Silva N, Schreyer AG, Melter M, Stroszczysnski C, Jung EM (2015) Evaluation of the diagnostic accuracy of CEUS in children with benign and malignant liver lesions and portal vein anomalies. Clin Hemorehol Micorcirul 61:333–345

Riccabona M (2012) Application of a second-generation US contrast agent in infants and children – a European questionnaire-based survey. Pediatr Radiol 42(12):1471–1480

Riccabona M, Uggowitzer M, Klein E, Lindbichler F, Ebner F, Fotter R (2009) Echo-enhanced color Doppler sonography in children and adolescents. J Ultrasound Med 19(11):789–796

Riccabona M, Vivier PH, Ntoulia K, Darge K, Avni F, Papadopoulou F, Damasio B, Ording-Mueller LS, Blickman J, Lobo ML, Willi U (2014) ESPR uroradiology task force imaging recommendations in paediatric uroradiology, part VII: stantadrdised terminology, impact of existing recommendations, and update on contrastenhanced ultrasound of the paediatric urogenital tract. Pediatr Radiol 44:1478–1484

Rosado E, Riccabona M (2016) Off-Label use of ultrasound contrast agents for intervenous applications in children. J Ultrasound Med 35:487–496

Schreiber-Dietrich DG, Cui XW, Piscaglia F, Gilja OH, Dietrich CF (2014) Contrast enhanced ultrasound in pediatric patients: a real challenge. Z Gastroenterol 52:1178–1184

Schreiber-Dietrich DG, Leuschner I, Tannapfel A, Franke D, Stenzel M, Juengert J, Dietrich CF (2015) Primary liver tumours in childhood. Z Gastroenterol 53:1267–1275

Sessa B, Trinci M, Iannieleo S et al (2015) Blunt abdominal trauma: role of contrast enhanced ultrasound (CEUS) in the detection and staging of abdominal traumatic lesions compared to US and CE-MDCT. Radiol Med 120:180–189

Sidhu PS, Cantisani V, Dietrich CF, Gilja OH, Saftoiu A, Bartels E, Bertolotto M, Calliada F, Clevert DA, Cosgrove D, Deganello A, D'Onofrio M, Drudi FM,

Freeman S, Harvey C, Jenssen C, Jung EM, Klauser AS, Lassau N, Meloni MF, Leen E, Nicolau C, Nolsoe C, Piscaglia F, Prada F, Prosch H, Radzina M, Savelli L, Weskott HP, Wijkstra H (2018) The EF-SUMB guidelines and recommendations for the clinical practice of contrast-enhanced ultrasound (CEUS) in non-hepatic applications: update 2017. Ultraschall Med 39. https://doi.org/10.1055/a-0586-1107

Stenzel M, Mentzel HJ (2014) Ultrasound elastography and contrast-enhanced ultrasound in infants, children and adolescents. Eur J Radiol 83:1560–1569

Tang C, Fang K, Guo Y, Li R, Fan X, Chen P, Chen Z, Liu Q, Zou Y (2017) Safety of sulfur hexafluoride microbubbles in sonography of abdominal and superficial organs: retrospective analysis of 30,222 cases. J Ultrasound Med 36:531–538

Valentino M, de Luca C, Galloni SS, Branchini M, Modolon C, Pavlica P, Barozzi L (2010) Contrast enhanced US evaluation in patients with blunt abdominal trauma. J Ultrasound 13:22–27

Yusuf GT, Sellars ME, Deganello A, Cosgrove DO, Sidhu PS (2017) Retrospective analysis of the safety and cost implications of pediatric contrast-enhanced ultrasound at a single center. Am J Roentgenol 208:446–452

10

Kontrastmittelsonografie des muskuloskeletalen Systems

Marc-André Weber, Martin Krix, und Christian Fischer

Inhaltsverzeichnis

11.1   Grundlagen der CEUS-Anwendung am Bewegungsapparat – 231

11.2   Qualitative Bewertung der Dynamik von Ultraschallkontrastmitteln – 231

11.3   Quantitative Analyse von Signalintensitäts-Zeit-Kurven – 231

11.4   Wiederanflutungskinetiken – 232

11.5   Praktische Implikationen der speziellen Eigenschaften der Skelettmuskelperfusion – 234

11.6   Spezielle CEUS-Methoden – 235
11.6.1   Periphere arterielle Verschlusskrankheit – 236
11.6.2   Diabetes mellitus – 238
11.6.3   Zusammenfassende Einschätzung – 240

Ergänzende Information Die elektronische Version dieses Kapitels enthält Zusatzmaterial, auf das über folgenden Link zugegriffen werden kann https://doi.org/10.1007/978-3-662-61686-4_11. Die Videos lassen sich durch Anklicken des DOI Links in der Legende einer entsprechenden Abbildung abspielen, oder indem Sie diesen Link mit der SN More Media App scannen.

11.7 Perioperative Diagnostik – 240

11.7.1 Frakturen und Pseudarthrosen (ausbleibende Knochenheilung nach Fraktur) – 240

11.7.2 Gewebetransplantationen – 241

11.7.3 Schulteroperation (muskuläre Determinanten für das OP-Ergebnis) – 244

11.8 Entzündliche, degenerative und neoplastische muskuloskelettale Pathologien – 246

11.8.1 Entzündliche rheumatische und artverwandte Erkrankungen – 246

11.8.2 Gonarthrose – 246

11.8.3 Chronische Tendinopathie – 247

11.8.4 Entzündliche Myopathien – 247

11.8.5 Weichteiltumoren – 248

11.9 Grundlagenforschung zur Physiologie der Muskelperfusion und zu Trainingseffekten – 251

11.10 Beispiele von muskuloskelettalen CEUS-Anwendungen in der klinischen Routine – 256

11.10.1 Grundlagen – 256

11.10.2 Vorbereitungen zur Kontrastmitteluntersuchung – 256

11.10.3 Technische Aspekte – 257

11.10.4 CEUS-Untersuchungsverfahren – 257

11.11 Praxisbeispiel: Perioperative Beurteilung von Frakturen und Pseudarthrosen – 258

11.11.1 Vorbereitung, B-Bild-Beurteilung und primäre Scanebene – 258

11.11.2 CEUS-Verfahren – 258

11.12 Praxisbeispiel: Perioperative Beurteilung des Supraspinatusmuskelgewebes – 258

11.12.1 Untersuchungsvorbereitung – 258

11.12.2 Voruntersuchung mittels B-Mode-Ultraschall und primäre Scanebene – 258

11.12.3 CEUS-Verfahren – 259

11.13 Fazit für die Praxis – 259

Literatur – 259

11.1 Grundlagen der CEUS-Anwendung am Bewegungsapparat

Während die Duplexsonografie auf größere Gefäße mit schnellen Flussraten und einem minimalen Durchmesser von etwa 1 mm beschränkt ist, ermöglicht der kontrastverstärkte Ultraschall (CEUS) neben der Darstellung der Makrozirkulation die Darstellung der Mikrozirkulation in Arteriolen, Venolen und Kapillaren (Cosgrove und Lassau 2010; Harvey et al. 2013). Er ermöglicht dank moderner Techniken der Signalverarbeitung die Darstellung der Perfusion in Echtzeit (Delorme et al. 2006). Neben unterschiedlichen Anwendungsgebieten am Skelettmuskel wird der sehr nebenwirkungsarme CEUS (Piscaglia und Bolondi 2006) in Studien mittlerweile auch zur Beurteilung von Gelenken und ossären Fragestellungen eingesetzt. In den aktuellen Guidelines der EFSUMB (European Federation of Societies for Ultrasound in Medicine and Biology) werden CEUS-Anwendungen außerhalb der Differenzierung von Leberläsionen vorgestellt, u. a. wird hier auch die Beurteilung entzündlicher Gelenkerkrankungen beschrieben (Piscaglia et al. 2012). 2020 wurde die erste spezifische Leitlinie für die Anwendung des CEUS im muskuloskelettalen Bereich veröffentlicht (Fischer et al. 2020). Das aktuell gängigste Ultraschallkontrastmittel SonoVue® besitzt momentan jedoch noch keine eigene Zulassung für den Einsatz in der muskuloskelettalen Diagnostik und wird „off label" eingesetzt.

11.2 Qualitative Bewertung der Dynamik von Ultraschallkontrastmitteln

Indikationen für CEUS außerhalb von muskuloskelettalen (MSK) Fragestellungen umfassen in der Regel die Erkennung und Charakterisierung von Organläsionen (Claudon et al. 2013; Sidhu et al. 2018). Ein einzelner Bolus eines Ultraschallkontrastmittels (UKM) wird injiziert und das Ultraschall-signal wird visuell bewertet. Der Schallkopf muss oder sollte möglicherweise nicht an einer einzigen Position gehalten werden, damit verschiedene Körperregionen oder Schnitte des interessierenden Bereichs innerhalb einer Untersuchung beurteilt werden können. Für eine semiquantitative Bewertung, z. B. zur Beschreibung des „Vaskularisierungsgrades" (Klauser et al. 2005a), werden Scores verwendet und hierbei kann sich die Untersuchung auf nur einen vordefinierten Bereich konzentrieren. In der MSK-Anwendung ist dies ein geeigneter Ansatz für einen allgemeinen Überblick über hyperperfundierte Bereiche, wie in der Rheumatologie (Klauser et al. 2005b, 2010) oder bei posttraumatischen Läsionen wie Muskelverletzungen (Genovese et al. 2007). Auch das Erkennen von hypoperfundierten Bereichen kann von besonderem Interesse sein, z. B. bei Muskeltransplantaten. Eine kontinuierliche UKM-Infusion kann die Untersuchungsdauer verlängern, wie dies bei der Beurteilung von entzündlichen Erkrankungen mehrerer Gelenke, beispielsweise bei rheumatoider Arthritis, der Fall ist (Klauser et al. 2002). Da sich der MSK-CEUS auch mit Fragen befasst, die sich auf kritische Abweichungen von der physiologischen Gewebeperfusion beziehen und zur Überwachung während der Nachsorge verwendet werden, ist jedoch häufig eine mehr quantitative Analyse der UKM-Dynamik unter Angabe spezifischer Parameter erforderlich, deren Aspekte im Folgenden detaillierter erläutert werden. So können objektive Kriterien zur Beurteilung von Einzelmessungen (Definition von Begriffen wie „kritisch" oder „physiologisch" in perfusionsbezogenen Zusammenhängen) festgelegt und aufeinanderfolgende Untersuchungen verglichen werden (Jäschke et al. 2018).

11.3 Quantitative Analyse von Signalintensitäts-Zeit-Kurven

Die quantitative Analyse von Signalintensitäts-Zeit-Kurven („standard time-intensity curves", TIC) ist ein zentraler, oft gewählter Ansatz der deskriptiven CEUS-Quantifizierung

(Weber et al. 2011; Jäschke et al. 2018). Dazu muss der Schallkopf an einer identischen Position gehalten werden, und die Einstrom- sowie die Auswaschdynamik des UKM nach einer einzelnen Bolusinjektion innerhalb bestimmter Körperregionen (Region of Interest, ROI) werden berechnet. Eine reduzierte Bildrate des Ultraschallsystems minimiert die Zerstörung der Mikrobläschen und für eine Quantifizierung müssen die abgeleiteten Signale zudem linearisiert werden. Perfusionskurven können in der klinischen Diagnostik wertvolle Informationen über die Gewebemikrozirkulation liefern (Weber et al. 2011). Das Verfahren erfordert inzwischen wenig Aufwand und manche Plattformen haben entsprechende Auswertesoftware „an Bord". Geeignete Nachbearbeitungslösungen (entweder auf der Ultraschallplattform oder extern) sind eine Voraussetzung für die Quantifizierung von CEUS-Daten. Das gesamte Verfahren muss standardisiert werden, um Daten zu erhalten, die für den inter- oder intraindividuellen Vergleich geeignet sind (Kunz et al. 2020). Zu diesem Zweck sollten detaillierte und standardisierte Untersuchungsprotokolle verwendet werden (Weber et al. 2007b, 2011; Jäschke et al. 2018). Diese Standardmethode zur quantitativen Analyse von TICs nach UKM-Bolusinjektion wurde in verschiedenen MSK-Indikationen angewendet, wie in der Rheumatologie (Schueller-Weidekamm et al. 2007; Cai et al. 2015; Stramare et al. 2012) zur Beurteilung der Skelettmuskelperfusion (Fischer et al. 2017, 2018; Klenze et al. 2017; Partovi et al. 2016) oder um die Mikroperfusion in Pseudarthrosen von Röhrenknochen (Fischer et al. 2016; Krammer et al. 2018) oder freier Lappen in der Rekonstruktionschirurgie (Geis et al. 2015) zu beschreiben. Mit diesen linearisierten und mittels geeigneter Modelle geglätteten TICs können verschiedene Parameter berechnet werden, wie beispielsweise das Maximum der Signalintensität, der Anstieg der Kurve oder die Fläche unter der Kurve („area under the curve", AUC), und ausgewertet werden (Weber et al. 2011; Jäschke et al. 2018) (◻ Abb. 11.1). Sie stehen im Zusammenhang mit der lokalen Mikroperfusion des Blutes bzw. des Blutvolumens. Eine genaue Berechnung der Perfusion oder des Blutvolumens in absoluten Werten ist jedoch nicht möglich, es ist somit eher eine „semiquantitative" Methode. Parameter wie AUC beziehen sich eher auf das Gesamtblutvolumen (ml) in einem Körperbereich, während zeitbezogene Parameter wie die initiale Steigung der TIC im Wesentlichen vom lokalen Blutfluss (ml/s) abhängen. Übliche CEUS-Parameter sind jedoch nicht ausschließlich auf einzelne Perfusionseigenschaften beschränkt, z. B. führt ein geringeres lokales Blutvolumen nicht nur zu einer geringeren AUC, sondern beeinflusst auch die Steigung der TIC.

> ❯ Die Wahl des am besten geeigneten CEUS-Parameters für die Perfusionsbewertung hängt von dem zu behandelnden klinischen Problem ab.

Die quantitative CEUS-Analyse ist ein Forschungsfeld, in dem fortlaufend weitere Entwicklungen zu erwarten sind. Eine pixelweise Analyse der TICs wurde eingeführt, um rheumatoide Arthritis differenzialdiagnostisch zu charakterisieren (Rizzo et al. 2015). Weitergehende technische hochauflösende Ultraschalloptionen oder Verfahren, mit denen der Weg einzelner Mikrobläschen des UKM verfolgt werden kann, vermögen evtl., die Perfusionsbewertung mit CEUS weiter zu verbessern (Christensen-Jeffries et al. 2015; Lin et al. 2017).

11.4 Wiederanflutungskinetiken

Eine alternative Technik zur Quantifizierung der Perfusion, d. h. des kapillären Blutflusses, basiert auf der Kinetik der Wiederauffüllung des Gewebes nach Zerstörung aller Mikrobläschen (Krix et al. 2003a, b). Durch die Kontrastmittelgabe wird die zu untersuchende Region mit Mikrobläschen gefüllt, die durch einen hochenergetischen Ultraschallpuls (Flash) initial zerstört werden und in Abhängigkeit von der mittleren Blutflussgeschwindigkeit aus der Umgebung in die untersuchte Region einströmen bzw. „wiederanfluten". Über den zeitlichen Verlauf des Ultraschallsignals können Rückschlüsse auf den lokalen Blutfluss gezogen werden (Krix et al. 2003a). Aus solchen

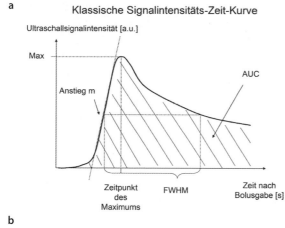

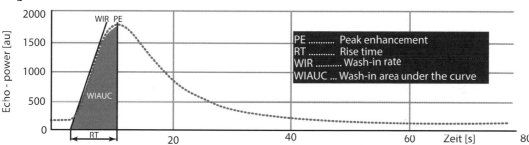

Abb. 11.1 a, b Signalintensitäts-Zeit-Kurve nach Bolusgabe eines Ultraschallkontrastmittels (UKM) im kontrastverstärkten Ultraschall (CEUS). **a** FWHM: „full width at half maximum level". Schema einer CEUS-Signalintensitäts-Zeit-Kurve („standard time-intensity curve", TIC) nach UKM-Bolusgabe mit international gebräuchlichen Parametern (aus: Weber et al. 2011). **b** Die orangefarbenen Punkte sind reale, linearisierte Messwerte; eine Kurvenanpassung liefert die folgenden CEUS-Parameter: Peak enhancement (PE in arbitrary units [a. u.], d. h. die maximale Signalintensität der UKM-Anreicherungskurve); Time to peak (T_{PE} [s], d. h. die Zeit bis zum maximalen Signal); Wash-in rate (WiR [a. u./s], d. h. der maximale Anstieg bis zum Kurvenmaximum); Rise time (RT [s], d. h. T_{PE} – die Zeit, ab der der Anstieg zum Kurvenmaximum beginnt); Area under the curve (AUC [a. u. x s], d. h. die Fläche unter der TIC-Kurve); Mean transit time (MTT [s]), abhängig vom Modell der Kurvenanpassung

TICs können unterschiedliche Perfusionsparameter abgeleitet werden (Abb. 11.2), und es existieren unterschiedlich komplexe mathematische Modelle zur Ermittlung verschiedener Parameter des Blutflusses und der Blutflussgeschwindigkeit aus den beschriebenen Wiederanflutungskinetiken (Arditi et al. 2006; Hudson et al. 2009; Krix et al. 2003c, 2004; Wei et al. 1998). Während diese Methode Standard für die Myokardperfusionsanalyse in der Echokardiografie ist, wird sie in anderen Geweben weniger verwendet. Wiederanflutungskinetiken wurden jedoch bereits mit einem UKM der ersten Generation (Weber et al. 2006b, c; Krix et al. 2005) angewendet, um die Skelettmuskelperfusion zu quantifizieren – was auch mit einem UKM der zweiten Generation möglich ist (Davidson et al. 2016, 2017). Großer Vorteil des Low-MI-CEUS ist, dass die gesamte Wiederanflutungskinetik kontinuierlich in Echtzeit erfasst werden kann. Bei Nutzung von High-MI-Techniken für die heute obsoleten Kontrastmittel der ersten Generation musste die Sonografie demgegenüber intermittierend erfolgen, da die Mikrobläschen nach jedem Ultraschallpuls zerstört werden und das Kontrastmittel das Gewebe dementsprechend erst erneut füllen muss (Krix et al. 2003a, b; Weber et al. 2011). Im Vergleich zu Standard-TICs liefert die Methode der Wiederanflutungskinetiken Perfusionsparameter, die direkter mit bestimmten Parametern der Gewebevaskularisierung zusammenhängen, d. h. der Steigungsparameter β wird als

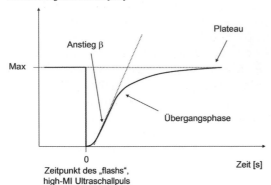

a Wiederanflutungskinetik

Ultraschallsignalintensität [a.u.]

Plateau

Anstieg β

Max

Übergangsphase

0
Zeitpunkt des „flashs",
high-MI Ultraschallpuls

Zeit [s]

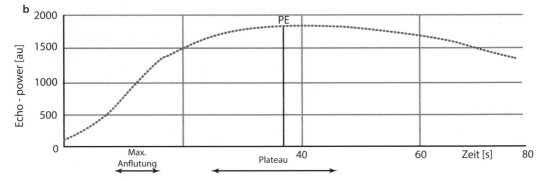

b

11

☐ **Abb. 11.2 a** Prinzip von Wiederanflutungskinetiken: Nach Gabe eines Ultraschallkontrastmittels füllen die Mikrobläschen eine gegebene Region aus. Ein hochenergetischer Ultraschallpuls zerstört alle Mikrobläschen zum Zeitpunkt 0. Danach kommt es, abhängig von der Blutflussgeschwindigkeit (ermittelbar aus dem Anstieg β), zu einer Wiederauffüllung der Region durch Mikrobläschen von außerhalb. Die maximale Signalintensität im kontrastverstärkten Ultraschall (CEUS) nach kompletter Wiederauffüllung begründet sich durch das lokale Blutvolumen und somit durch die lokale Konzentration der Mikrobläschen (aus: Weber et al.

2011). **b** Schema über eine längere Zeitspanne nach UKM-Bolusgabe einer CEUS-TIC, die die „flash-replenishment dynamics" nach Applikation eines hochenergetischen Ultraschallpulses (Flash) demonstriert. Orangefarbene Punkte sind reale, linearisierte Messwerte; eine Kurvenanpassung liefert die folgenden international gebräuchlichen CEUS-Parameter: Plateau A ([a. u.], d. h. das Signal nach kompletter Wiederauffüllung, das ein Indikator für das lokale Blutvolumen ist); der Anstieg β ([a. u./s], d. h. der initiale Anstieg nach Wiederanflutung als Indikator des lokalen Blutflusses), gemäß des Modells der Kurvenanpassung, z. B. A x (1- exp[-βt])

streng linear zur lokalen Blutflussgeschwindigkeit (m/s) angesehen, während der Plateauwert A proportional ist zum lokalen Blutvolumen (ml). Für eine quantitative Analyse wird normalerweise angenommen, dass sich das UKM-Signal in einem „steady state" befindet. Daher ist eine kontinuierliche Kontrastmittelinfusion die erste Option für diese Methode. Im Skelettmuskel sind relativ hohe und lang anhaltende Infusionsraten erwünscht, um ein ausreichend hohes CEUS-Signal zu erhalten (z. B. ≥ 1 ml/ min für ≥ 5 min).

11.5 Praktische Implikationen der speziellen Eigenschaften der Skelettmuskelperfusion

Am Skelettmuskel wurde CEUS bereits zur Beurteilung der muskulären Perfusion bei folgenden Fragestellungen eingesetzt: Muskelphysiologie und Trainingseffekte, Myositiden, Muskelrisse sowie Auswirkungen auf den Skelettmuskel bei Diabetes mellitus und peripherer arterieller Verschlusskrankheit (Jäschke et al. 2018). Für den CEUS des Skelettmuskels muss berücksichtigt werden, dass die Blutperfusion (in Ruhe) im Allgemeinen sehr gering ist und dass der Muskel eine hohe physiologische Variationsbreite in seiner Blutversorgung aufweist. Obwohl CEUS eine sehr empfindliche Methode zum Nachweis von Mikroperfusionen bis auf Kapillarebene darstellt, sind die nachgewiesenen CEUS-Signale in einem ruhenden Skelettmuskel extrem niedrig. Daher wird eine CEUS-Untersuchung oft nach (und ggf. auch vor) Provokation, z. B. durch eine standardisierte Muskelbelastung, durchgeführt (Krix et al. 2005, 2009). Infolgedessen nimmt die Muskelmikroperfusion erheblich zu, was auch pathologische Perfusionsmuster aufdecken kann (bekannt aus der Stressmyokard-Perfusionsbildgebung). Die Provokation durch Muskelbelastungen kann entweder dynamisch oder isometrisch sein (Davidson et al. 2017; Krix et al. 2011). Isometrisches Training bietet die Möglichkeit, die Muskeldurchblutung mit CEUS während Belastung zu messen (Krix et al. 2010). In proximalen Muskelgruppen wie dem Schultergürtel bleibt dynamisches Training die primäre Option (Fischer et al. 2018, Doll et al. 2020). Bei muskuloskelettalen CEUS-Anwendungen wurde auch über die, in der Echokardiografie übliche, medikamentöse Provokation (Davidson et al. 2017) berichtet. Eine andere Option, die verwendet wurde, ist die vorübergehende arterielle Okklusion unter Verwendung von Druckmanschetten mit Verschlussdrücken, die über dem arteriellen Okklusionsdruck liegen, sowie einem automatisierten Plethysmografen, um die Anwendung am Patienten zu vereinfachen (Krix et al. 2011; Amarteifio et al. 2013). Nach dem Training oder anderen Provokationsmethoden kann der Grad der Hyperperfusion intra- und interindividuell erheblich variieren (Thomas et al. 2015). Darüber hinaus beeinflussen andere Faktoren das detektierte Ultraschallsignal, wie die lokalen akustischen Bedingungen oder die allgemeine Blutzirkulation im Organismus, die zwischen den Patienten unterschiedlich sein können. Aus diesen Gründen ist die Verwendung von relativen anstelle von absoluten CEUS-Werten im Allgemeinen weniger anfällig für Abweichungen. „Relativ" bezeichnet Perfusionsparameter des betroffenen Gewebes bezogen auf definiertes benachbartes Gewebe (Fischer et al. 2017; Kellermann et al. 2017) oder in Extremitäten auf die kontralaterale Seite, wenn die Krankheit einseitig lokalisiert ist (Fischer et al. 2018). Um methodisch bedingte Schwankungen bei der Messung der muskulären Mikroperfusion zu minimieren, ist eine strikte Standardisierung über das CEUS-Verfahren hinaus erforderlich, einschließlich der Provokationsmethode und eines korrekten Zeitpunkts für die CEUS-Untersuchung nach der Provokation (Weber et al. 2011; Jäschke et al. 2018). In Bezug auf Muskelbelastungen können Dynamometer, die das Ausmaß der Kraft führen und überwachen, die Standardisierung der Provokation unterstützen.

11.6 Spezielle CEUS-Methoden

Bei der Beurteilung der Muskeldurchblutung ist die Messung mit CEUS nicht nur unter Normalbedingungen sondern auch vor, während und nach standardisierter Provokation möglich.

Solch dezidierte CEUS-Quantifizierungen können besonders nützlich sein, um therapeutische Wirkungen auf die Perfusionsreserve zu erfassen oder in der Sportmedizin zum besseren Verständnis von (verschiedenen) Trainingsschemata beizutragen. Die UKM-Signale sollten sich vor der Provokation in einem „steady state" befinden, sodass hierfür eine kontinuierliche Infusion von UKM erforderlich ist. In Kombination mit kontrastspezifischen Low-MI-Techniken (Greis 2004; Claudon et al. 2013; Dietrich et al. 2018) ermöglicht dies eine kontinuierliche Beurteilung der schnellen provokationsbedingten Änderungen der CEUS-Signalintensität in Echtzeit (Krix et al. 2010). Im Vergleich zu vergleichbaren Parametern, die aus Standard-TICs abgeleitet wurden, müssen Parameter, die aus solchen TICs, welche eine derartige Dynamik erfassen, immer im Hinblick auf diese besonderen Akqusitionsbedingungen betrachtet werden (◘ Abb. 11.3 und 11.4).

Anordnung der CEUS-Untersuchung

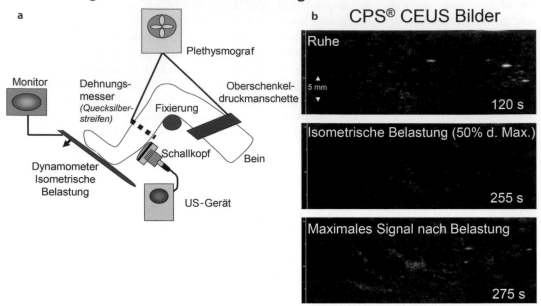

b   CPS® CEUS Bilder

◻ **Abb. 11.3 a, b** Untersuchung der Skelettmuskelperfusion während einer muskulären Belastung mit einem Kontrastmittel der zweiten Generation und einem Low-MI-CEUS-Verfahren. **a** Der Versuchsaufbau zeigt, dass die isometrische Belastung der Unterschenkelflexorenmuskulatur in einer Knieposition in 40°-Beugung durchgeführt wurde. Die Muskelbelastung und Dauer wurden von einem Dynamometer kontrolliert, welches der Proband an einem Monitor visuell kontrollieren konnte. Zur kontinuierlichen Messung der Muskelperfusion mittels kontrastverstärkten Ultraschalls (CEUS) wurden insgesamt 4,8 ml SonoVuc® über 300 s infundiert. 120 s nach Beginn der Kontrastmittelinfusion

(nach Erreichen eines „steady state") wurden die Belastungen auf einem Dynamometer durchgeführt. Die Messungen mittels venöser Verschlussplethysmografie wurden sowohl in Ruhe als auch während Erholungsphasen zwischen unterschiedlichen Graden von isometrischer Muskelanspannung gemessen (Krix et al. 2009). **b** Transversale CEUS-Abbildungen der Wadenmuskulatur mit dem Pulssequenzverfahren („contrast pulse sequencing", CPS). Die CEUS-Bilder zeigen den Gastrocnemiusmuskel vor, während 50 % der maximalen isometrischen Belastung und das maximale Signal nach Ende der Belastung bei einem gesunden Probanden (aus: Weber et al. 2011)

11.6.1 Periphere arterielle Verschlusskrankheit

Mit etablierten Methoden wie der digitalen Subtraktionsangiografie oder der MR-Angiografie ist eine Darstellung der Mikrozirkulation nicht möglich, und auch mit duplexsonografischen Flussmessungen in größeren Gefäßen können prinzipiell keine ausreichenden Rückschlüsse auf die Mikrozirkulation gezogen werden, zumal Mikro- und Makrozirkulation im Rahmen einer peripheren arteriellen Verschlusserkrankung (PAVK) nicht zwangsläufig gleich stark betroffen sein müssen (Aboyans et al. 2006; Slaaf und Oude Egbrink 2002; Weber et al. 2011). Pathophysiologisch sind jedoch insbesondere die einge-

schränkte Mikroperfusion und der damit einhergehende Sauerstoffmangel der Muskulatur ursächlich für die Beschwerden der Patienten (Weber et al. 2011). Mittels CEUS können diese Einschränkungen der Mikrozirkulation in peripheren Muskeln zur Beurteilung der PAVK oder des Vorhandenseins von Kollateralen bei dieser Erkrankung verwendet werden (Duerschmied et al. 2009; Amarteifio et al. 2011). Unter Nutzung des Low-MI-CEUS der Wadenmuskulatur und nach Auswertung der Perfusionskurven nach standardisierter transienter arterieller Okklusion am Oberschenkel bei 20 Patienten mit PAVK im Stadium Rutherford I, Kategorie III – entsprechend Fontaine IIb (Aboyans et al. 2017) – und 20 gesunden Probanden zeigte sich, dass die PAVK-Patienten einen signifikant langsame-

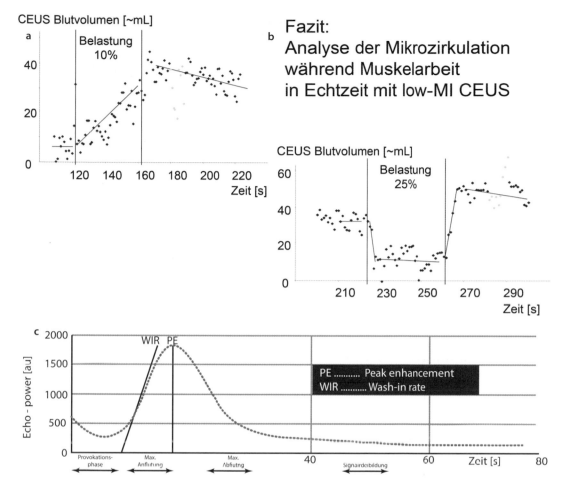

Fazit:
Analyse der Mikrozirkulation
während Muskelarbeit
in Echtzeit mit low-MI CEUS

⬛ **Abb. 11.4 a–c** Muskelperfusion während Belastung, gemessen mit Low-MI-CEUS: Beispiele von gemessenen CEUS–Signalintensitäts-Zeit-Kurven während Belastung. **a** Es konnte bei einem gesunden Probanden ein kontinuierlicher Anstieg des CEUS-Signals (proportional zum lokalen Blutvolumen) während niedriger isometrischer Belastung (10 % der maximalen Belastung) beobachtet werden (aus: Weber et al. 2011), welches ein Maximum am Ende der Belastung erreicht und dann langsam abfällt. **b** Während stärkerer Belastung (25 % der maximalen Belastung) nahm das CEUS-Signal ab und erreichte ein stabiles Plateau während der Belastung, wohingegen es am Ende der Belastung wieder schnell anstieg, siehe auch (Krix et al. 2009). Die geraden Linien zeigen eine Anpassung an die Einzelpunkte, um besser die CEUS-Signaländerungen vor, während und nach Belastung zu illustrieren. Die grau unterlegten Punkte zeigen CEUS-Messpunkte, welche durch simultan stattfindende plethysmografische Messungen verfälscht wurden. **c** Schema einer CEUS-Signal-Zeit-Kurve (TIC) während der Infusion von Ultraschallkontrastmittel und Muskelprovokation. Das CEUS-Signal während der Provokation kann variieren (hier ein kontinuierlicher Abfall des Signals), gefolgt von einem schnellen Anstieg nach Beendigung der Provokation und nachfolgender Erholung. Die orangefarbenen Punkte zeigen die realen, linearisierten Messwerte; eine Kurvenanpassung liefert die folgenden CEUS-Parameter: Peak enhancement (PE [a. u.]) nach Beendigung der Provokation; Time to peak (T_{PE} [s]); Max slope ([a. u./s]) nach Provokation; Area under the curve (AUC [a. u. x s]) nach Beendigung

ren (p < 0,001) und niedrigeren Signalanstieg (p = 0,0016) nach Öffnung der Druckmanschette aufwiesen als die gesunde Vergleichsgruppe, was eine eingeschränkte arterielle Perfusionsreserve der PAVK-Patienten belegt (Amarteifio et al. 2011). An 40 Patienten mit

PAVK im Stadium Fontaine IIb wurde weiter gezeigt, dass der Anstieg der Signalintensitätskurve nach Eröffnung der Druckmanschette der wichtigste diagnostische Parameter bei der Detektion einer gestörten muskulären Mikrozirkulation ist und diese mit einer Sensitivität von 75 % und Spezifität von 93 % zu detektieren vermag (Amarteifio et al. 2012). In beiden genannten Studien erfolgte die Infusion des Ultraschallkontrastmittels kontinuierlich über fünf Minuten. Hierunter wird nach etwa zwei Minuten ein „steady-state", also eine gleichbleibende Konzentration des Kontrastmittels und somit auch der CEUS-Signalintensität, erreicht und erst jetzt die transiente Okklusion gestartet. Dies ermöglicht die Bestimmung möglichst direkter Perfusionsparameter des untersuchten Muskels (Amarteifio et al. 2011, 2012).

Neben der Bestimmung der Perfusionsreserve existiert noch ein weiterer Ansatz zur Quantifizierung der gestörten muskulären Perfusion bei PAVK-Patienten. Nach intravenöser Bolusgabe eines Ultraschallkontrastmittels wird die Kontrastmittelanflutung in der unteren Extremität aufgezeichnet (Duerschmied et al. 2006, 2009). Bei PAVK-Patienten ist die Dauer bis zum Erreichen der maximalen Signalintensität („time to peak intensity"), verglichen mit gesunden Probanden, signifikant verlängert (p = 0,002 in Ruhe und p = 0,004 nach Belastung) (Duerschmied et al. 2006). Patienten mit einer kürzeren „time to peak intensity" wiesen dabei eine bessere, mittels konventioneller Angiografie bestimmte, Gefäßkollateralisierung auf (Duerschmied et al. 2009). Außerdem wurde die Verbesserung der Perfusion nach arterieller Revaskularisation mittels perkutaner transluminaler Angioplastie oder chirurgischer Intervention nachgewiesen (Duerschmied et al. 2010). Nachteil dieser Methode (Bolusgabe des Kontrastmittels und Bestimmung der „time to peak intensity") ist, dass sie vor allem durch den Zustand der größeren Gefäße und durch Parameter der zentralen Blutzirkulation beeinflusst werden kann, was sie beispielsweise bei Patienten mit Herzinsuffizienz fehleranfällig macht (Weber et al. 2011). Kundi et al. zeigten unter Nutzung einer ähnlichen Methode (Bolusgabe des Kontrastmittels vor und nach Belastung), dass bei PAVK-Patienten der Kategorie Rutherford 1–3 die Perfusion des M. gastrocnemius in Ruhe keine signifikanten Unterschiede zur gesunden Vergleichsgruppe aufwies. Jedoch induzierte die Belastung bei PAVK-Patienten keine signifikante Perfusionsänderung, während in der gesunden Vergleichsgruppe unter Belastung die Perfusion zunahm. Dies ist gut vereinbar mit den klinischen Symptomen der Patienten. In der Kategorie Rutherford 1–3 besteht noch kein Ruheschmerz; die ischämiebedingten Beschwerden treten erst bei Belastung auf (Kundi et al. 2017). Unter Nutzung der erstgenannten Methode (dynamischer CEUS und transiente arterielle Okklusion) gelang es ebenfalls, die Verbesserung der muskulären Mikrozirkulation nach erfolgter interventioneller oder chirurgischer PAVK-Therapie nachzuweisen. Der Anstieg der Perfusionskurve nach Eröffnung der Manschette war nach erfolgter Therapie signifikant steiler (p = 0,04) und die Zeit bis zum Erreichen des maximalen CEUS-Signals signifikant kürzer (p = 0,004; ◨ Abb. 11.5) (Amarteifio et al. 2013a). Die Abnahme der Zeit bis zum Erreichen des maximalen CEUS-Signals korrelierte dabei gut (r = 0,66; p = 0,0001) mit dem klinischen Ergebnis, das an der Verbesserung des Knöchel-Arm-Index gemessen wurde (Amarteifio et al. 2013a). Neuere Arbeiten kritisieren bei der Auswertung der reaktiven Hyperämie nach transienter arterieller Okklusion eine geringe Zuverlässigkeit des CEUS mit hoher intraindividueller Variabilität, aber auch in dieser Studie vermochte CEUS zwischen PAVK-Patienten sowie älteren und jüngeren Probanden zu unterscheiden (Thomas et al. 2015).

11.6.2 Diabetes mellitus

Lange bestehender Diabetes mellitus hat offenbar negative Effekte auf die muskuläre Perfusionsreserve, denn in einer Pilot-Studie zeigte sich, dass bei Patienten mit länger als 10 Jahre bekanntem Diabetes mellitus Typ 2 die maximale Signalintensität im M. triceps surae nach transienter arterieller Okklusion am Oberschenkel signifikant (p = 0,04) niedriger war als bei Patienten mit weniger als 10 Jahre bekanntem Diabetes mellitus Typ 2 (Amarteifio et al. 2013b). Weitere Studien bestätigten, dass CEUS in der Lage ist, die gestörte Mikrozirkulation bei Patienten mit Diabetes mellitus (Song et al. 2014; Womack et al. 2009) und insbesondere auch die negativen Effekte des langjährigen (mindestens 5 Jahre)

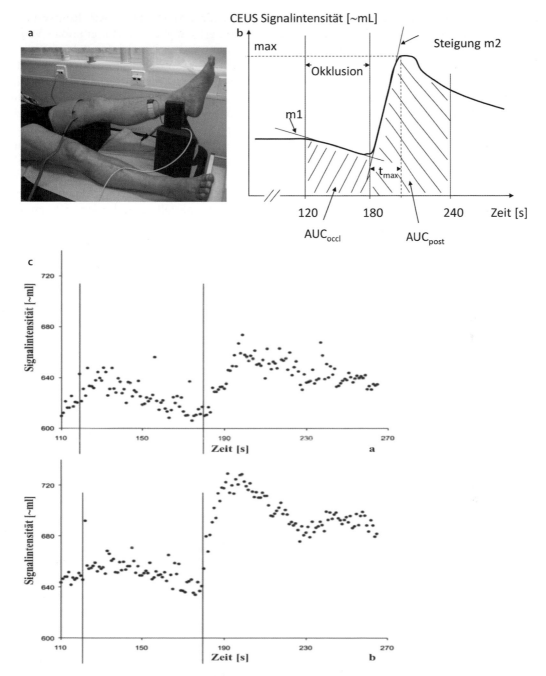

◘ Abb. 11.5 a Versuchsaufbau für CEUS-Muskel-perfusionmessungen unter standardisierter simulierter Belastung mittels transienter arterieller Okklusion. **b** Skizze der CEUS-Signalintensität-Zeit-Kurve während und nach der arteriellen Okklusion mit den abgeleiteten CEUS-Parametern: Das maximale Signal während der Reperfusion (max), die Flächen unter der Kurve während der Okklusion und danach (AUC_{occl} und AUC_{post}), die Steigungen m1 und m2 sowie die Zeitspanne zwischen dem Ende der Okklusion und dem Maximum des Sig-nals (t_{max}) lassen sich ermitteln (aus: Weber et al. 2011). **c** CEUS-Signalintensitäts-Zeit-Kurven des M. gastrocnemius eines 54-jährigen Patienten mit peripherer arterieller Verschlusserkrankung (PAVK) im Stadium Fontaine IIb vor (a) und zwei Tage nach (b) perkutaner transluminaler Angioplastie. Der Zeitraum der transienten arteriellen Okklusion ist durch die senkrechten Balken gekennzeichnet. Nach der Intervention steigt das CEUS-Signal nach Ende der Okklusion schneller an und erreicht ein höheres Maximum (aus: Jäschke et al. 2018)

Zigarettenrauchens auf die Mikrozirkulation nachzuweisen (Mancini et al. 2013). Überdies konnte ein Anstieg der muskulären Mikroperfusion bei Hyperinsulinämie in einigen Studien mittels CEUS nachgewiesen werden (Clerk et al. 2006; Mitchell et al. 2013; Timmerman et al. 2010). Des Weiteren zeigen CEUS-Studien, dass diese physiologischen Effekte des Insulins sowohl bei alten (Mitchell et al. 2013) als auch bei übergewichtigen (Clerk et al. 2006) Probanden eingeschränkt sind.

11.6.3 Zusammenfassende Einschätzung

Zusammenfassend stellt der CEUS eine wertvolle Modalität zur Darstellung der eingeschränkten Perfusion bei Patienten mit PAVK sowie Diabetes mellitus dar, dessen klinische Bedeutung aufgrund der recht geringen Datenlage noch unklar ist (Hou et al. 2018). So ist die Beurteilung der Mikrozirkulation mittels CEUS aktuell weder klinisch etabliert, noch wird sie bei Prognose- und Therapiebeurteilungen berücksichtigt (Weber et al. 2011; Jäschke et al. 2018).

11.7 Perioperative Diagnostik

11.7.1 Frakturen und Pseudarthrosen (ausbleibende Knochenheilung nach Fraktur)

Die Perfusion des Knochens ist eine wesentliche Eigenschaft des Knochenstoffwechsels und der Knochenregeneration (Keramaris et al. 2008; Bahney et al. 2015; Giannoudis et al. 2008; Marenzana und Arnett 2013). Angesichts einer kortikalen Lücke im Rahmen einer Fraktur oder Pseudarthrose, die das Eindringen von Ultraschallwellen ermöglicht, vermag CEUS die Mikrozirkulation im Knochen zu visualisieren und ist damit ein neuartiger diagnostischer Ansatz in der Pseudarthrosendiagnostik, der die kon-

ventionellen Modalitäten wie Röntgen und Computertomografie (CT) ergänzt. Verglichen mit regulär abheilenden Tibiafrakturen wurde bei aseptischen Pseudarthrosen der Tibia eine reduzierte ossäre Mikrozirkulation festgestellt, während infizierte Pseudarthrosen der Tibia eine übermäßige Durchblutung aufwiesen (Fischer et al. 2018b), was suggeriert, dass für die physiologische Knochenbruchheilung eine gewisse ossäre Mikrozirkulation notwendig ist. Weitere Belege für den diagnostischen Wert des CEUS bei ossären Fragestellungen finden sich im Bereich der Revisionschirurgie von Pseudarthrosen, bei der die Perfusionsmessung mittels CEUS in einigen Zentren bei verschiedenen perioperativen Stadien durchgeführt wird. In einer Pilotstudie, in der die Mikroperfusion von Gewebe im Pseudarthrosenspalt 12 Wochen nach einem Revisionseingriff untersucht wurde, war eine ausreichende Perfusion prognostisch günstig für eine schlussendliche knöcherne Konsolidierung der Pseudarthrose (Krammer et al. 2018). Das derzeitige klinische Interesse konzentriert sich auf die Anwendung des CEUS vor Revisionschirurgie. Die mittels CEUS festgestellte Hyperperfusion einer Pseudarthrose kann präoperativ auf eine Infektion als zugrunde liegende Ursache der ausbleibenden Knochenheilung hinweisen (◘ Abb. 11.6; siehe auch Videos zu infizierter und aseptischer Pseudarthrose). Dies ist insbesondere aufgrund der geringen diagnostischen Genauigkeit klinischer, radiologischer (Röntgen- und CT-Diagnostik) und labortechnischer Tests von Bedeutung (Fischer et al. 2016; Doll et al. 2019). Doll et al. 2020, Aufgrund der niedrigen Flussgeschwindigkeit im Pseudarthrosenspalt ist diese Untersuchung dem CEUS vorbehalten und nicht mit konventionellen Doppler-Techniken möglich (Fischer et al. 2016b). Ausgehend von der bislang größten untersuchten Patientenkohorte mit Pseudarthrosen an Extremitätenknochen vermochte CEUS Infektionen mit einer Sensitivität und Spezifität von 85,1 % bzw. 88,7 % zu diagnostizieren; basierend auf dem CEUS-Parameter Peak Enhancement (PE) (Cut-off-Wert 81,2 a. u. [beliebige Einheiten]).

11.7.2 Gewebetransplantationen

Die Komplikationsraten nach einer Transplantation mit freien Gewebelappen betragen immer noch 10 % (Lindau et al. 2013), wobei der Verlust des freien Lappens aufgrund einer vaskulären Einschränkung eine ernsthafte Komplikation bleibt. Wird ein Versagen des Gewebelappens aufgrund der zu niedrigen Vaskularisation frühzeitig erkannt,

kann eine umgehende Intervention den Lappen retten (Brown et al. 2003; Novakovic et al. 2009; Geis et al. 2013). Die dynamische CEUS-Untersuchung hat sich zu einer wichtigen Bildgebungsmethode entwickelt, die Informationen über die Gewebedurchblutung der kutanen, subkutanen und tieferen Schichten freier Lappen auf eine bisher unerreichte klinisch-praktikable und umfassende Weise liefert (Geis et al. 2013a, b, 2016;

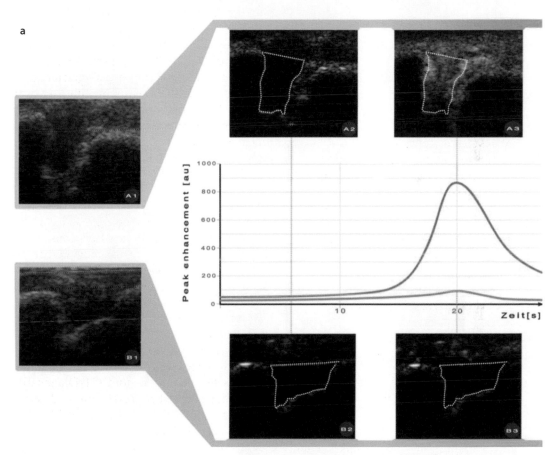

◨ **Abb. 11.6** **a** Signal-Zeit-Kurven (TICs) einer infizierten (orange) und aseptischen (blau) Pseudarthrose der Tibia vor einer Revisionsoperation (a. u. = arbitrary units). Die korrespondierenden Ultraschallbilder zeigen den Pseudarthrosenspalt (A, infiziert; B, aseptisch) im B-Modus (A1, B1) und im Kontrastmittelmodus vor (A2, B2) und nach (A3, B3) Kontrastmitteleinstrom. Sowohl die quantitative als auch die qualitative Evaluation der CEUS-Untersuchungssequenz zeigt die stärkere Kontrastmittelanreicherung im Falle einer Infektion. **b** Kontrastverstärkter Ultraschall (CEUS) bei einem Patienten mit infizierter tibialer Pseudarthrose (a) und einem anderen Patienten mit aseptischer femoraler Pseudarthrose (b). CEUS-Bild zur Baseline (jeweils oben

links) und zum Zeitpunkt der maximalen Kontrastmittelanflutung (Mitte oben) und B-Bild (rechts oben). Die Kortikalis ist violett unterlegt und die Region of Interest zur Ermittlung der Signalintensitäts-Zeit-Kurven (jeweils unten) grün markiert. Stärkere Kontrastmittelanflutung im Pseudarthrosenspalt bei dem Patienten mit infizierter Pseudarthrose (aus: Jäschke et al. 2018). **c** Anpassung der primären Ultraschallscanebene im B-Modus in Vorbereitung einer CEUS-Messung in einer Pseudarthrose der Tibia. Der Schallkopf ist entlang der Längsachse des Röhrenknochens ausgerichtet. Der Pseudarthrosenspalt ist klar abgebildet ohne überlappendes Material, umgeben von intaktem kortikalen Knochen

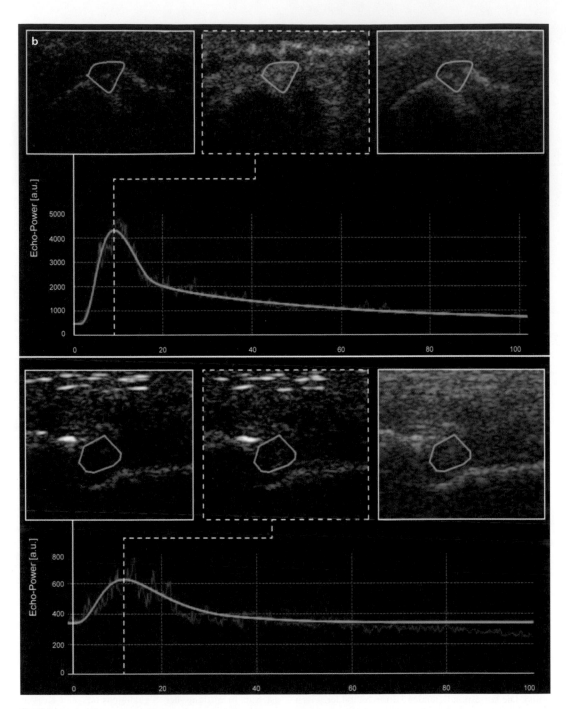

Abb. 11.6 (Fortsetzung)

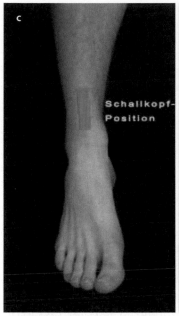

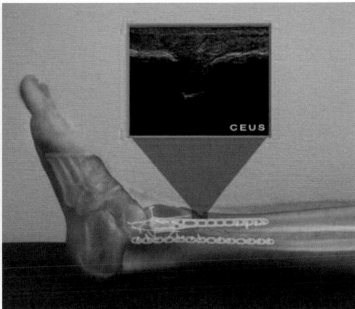

Abb. 11.6 (Fortsetzung)

Gao et al. 2016; Kehrer et al. 2017; Mueller et al. 2017).

Für die chirurgische Planung ist die Kenntnis der Flussparameter, der Anzahl und des genauen Verlaufs der versorgenden Gefäße von entscheidender Bedeutung, jedoch aufgrund ihrer geringen Durchmesser (bei freien Gewebelappentransplantaten höchstens 1–2 mm) eine Herausforderung (Sidhu et al. 2018). CEUS verbessert mit seiner hohen zeitlichen und räumlichen Auflösung eine solche präoperative Beurteilung. Auch bei der Kartierung von Perforatorgefäßen, die aufgrund der erheblichen anatomischen Variationen sehr wichtig ist, zeigte CEUS eine hohe Genauigkeit (Gao et al. 2016). Somit kann CEUS den Eingriff erleichtern und insbesondere eine genauere Abschätzung der möglichen Lappengröße mit ausreichender Blutversorgung ermöglichen (Prantl et al. 2015).

Die versorgenden zuführenden Gefäße, der optionale Anschluss an einen Bypass, die Anastomose und die eigenen Gefäße des Lappentransplantats können auch postoperativ untersucht werden. CEUS liefert wertvolle Informationen zur eingeschränkten Blutversorgung des Lappens (durch Thrombose, Embo-lie, Verdrehung, Knickung oder Kompression der Gefäße), die eine rechtzeitige chirurgische Revision ermöglichen. Auch in tief eingebrachten Lappen kann das gesamte Gewebe des Transplantats auf Perfusionsstörungen bis auf die Ebene der Mikrozirkulation hin untersucht werden (Sidhu et al. 2018; Geis et al. 2013a, b, 2016; Kehrer et al. 2017). Eine kritische Mikroperfusion von freien Lappen liegt vor bei einen signifikanten Unterschied zwischen gefährdeten Lappen und physiologisch regelrecht vaskularisiertem Weichgewebe, der am genauesten anhand der CEUS-Parameter (Zeit bis zum Maximum der TIC; „time to peak", TTP) und des regionalen Blutvolumens nachgewiesen werden kann. Mittels dieser Parameter konnten bereits Schwellenwerte für eine ausreichende Lappenperfusion empirisch festgelegt werden (Geis et al. 2013a, b, 2011). Deutliche Areale mit gestörter Mikroperfusion können mit CEUS, unabhängig von der Zusammensetzung des freien Lappens, frühzeitig erkannt werden, sodass die Identifizierung und Charakterisierung (z. B. des genauen Ausmaßes) von Hämatomen, Seromen oder partiellen Transplantatlappennekrosen möglich wird (Geis et al. 2011, 2015, 2016).

11.7.3 Schulteroperation (muskuläre Determinanten für das OP-Ergebnis)

11.7.3.1 M. supraspinatus

In Anbetracht der bemerkenswerten Rate an Rerupturen und Variabilität der funktionellen Ergebnisse nach Rekonstruktion der Rotatorenmanschette (McElvany et al. 2015) scheint das Problem der Identifizierung einer bestimmten Disposition für ein Versagen für die Auswahl geeigneter Behandlungsstrategien in diesem Bereich besonders relevant zu sein. Ein Blick über die üblichen morphologischen Kriterien hinaus, wie durch die Bestimmung der muskulären Mikroperfusion mittels CEUS als Surrogatparameter für Vitalität und Funktion des M. supraspinatus (Fischer et al. 2018) (◘ Abb. 11.7), erscheint in dieser Hinsicht vielversprechend (siehe auch Videos zu gesundem M. supraspinatus und Reruptur). In einer aktuellen prospektiven Studie (Kunz et al. 2019) konnte die mittels CEUS präoperativ quantifizierte Mikroperfusion des M. supraspinatus das Risiko einer erneuten Rissbildung innerhalb der ersten 6 Monate nach Sehnenrekonstruktion vorhersagen und dies korrelierte signifikant mit dem funktionellen Ergebnis. Der Biomarker Muskelperfusion war den in der Magnetresonanztomografie (MRT) bestimmten Markern „fettige Degeneration des M. supraspinatus" und „Grad der Sehnenretraktion" überlegen hinsichtlich des prädiktiven Potenzials. In Zukunft könnte das prädiktive Potenzial des CEUS für die präoperative Routinediagnostik zur Planung einer Rotatorenmanschettenoperation von Nutzen sein und die Selektion von Patienten verbessern, bei denen eine alternative Behandlung zur Rekonstruktion der Supraspinatussehne die bessere Wahl wäre. Zudem zeigten frühere CEUS-Untersuchungen bei Patienten mit Rekonstruktion von Supraspinatussehnenrupturen, dass die refixierte Supraspinatussehne schwach perfundiert ist und maßgeblich aus der Umgebung der Bursa subacromialis und des Knochenankers versorgt wird (Adler et al. 2011; Gamradt et al. 2010; Cadet et al. 2012).

11

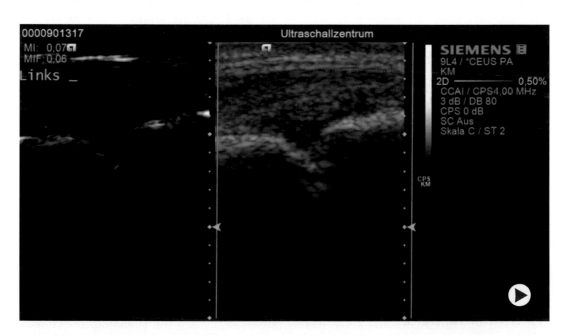

◘ **Abb. 11.7   Video zu infizierter Pseudarthrose.** Humerus-Pseudarthrose aseptisch: Der Pseudarthrosenspalt zeigt nach Injektion von 2,4 ml SonoVue® nur eine spärliche Mikroperfusion. Die mikrobiologische Analyse des bei der Revisionsoperation entnommenen Gewebes ergab keine Keimbesiedelung (► https://doi.org/10.1007/000-6mz)

11.7.3.2 M. deltoideus

Zusätzlich zu den oben erwähnten diagnostischen Vorteilen für die Behandlungsplanung von Rotatorenmanschettenrissen hat der muskuläre CEUS auch seinen diagnostischen Wert bei der Quantifizierung der Mikroperfusion des Deltamuskels gezeigt (◻ Abb. 11.8). In einer ersten Studie, in der das Ergebnis nach offener und minimalinvasiver Plattenosteosynthese proximaler Humerusfrakturen verglichen wurde, stellte CEUS eine praktikable Methode dar, um relevante Unterschiede der postoperativen Muskelvitalität und Schädigung des Weichgewebes zu analysieren (Fischer et al. 2016a). Die minimalinvasive Plattenosteosynthese (MIPO) gilt gegenüber der offenen Reposition („open reduction and internal fixation", ORIF) als weichteilschonender. Die operierte Schulter zeigte in einer Studie an 50 Patienten hierbei unabhängig von der Art des Osteosyntheseverfahrens eine signifikant (ORIF: $p = 0{,}035$, MIPO: $p = 0{,}030$) schwächere Perfusion des M. deltoideus als die gesunde kontralaterale Seite (Fischer et al. 2016a). Signifikante Unterschiede zwischen den beiden genannten Osteosyntheseverfahren konnten weder in der Perfusion des M. deltoi-

deus noch in den mittels mehrerer klinischer Scores quantifizierten funktionellen Ergebnissen der Patienten gefunden werden, sodass gefolgert wurde, dass der weichteilschonende Effekt des minimalinvasiven Osteosyntheseverfahrens möglicherweise geringer als erwartet ausfällt (Fischer et al. 2016a). Weitere CEUS-basierte Forschung konzentrierte sich auf die Deltamuskulatur nach Implantation einer inversen Schulterendoprothese („reverse shoulder arthroplasty, RSA") (Fischer et al. 2017), deren biomechanisches Konzept von der Integrität des Deltamuskels als wesentlicher Komponente abhängt (Boileau et al. 2005; Lam et al. 2007): Nach RSA zeigten die operierten Schultern verminderte Perfusionskinetiken im Vergleich zur kontralateralen Seite, was signifikant mit dem klinischen Ergebnis korrelierte (Fischer et al. 2017). Darüber hinaus spiegelte die gemessene Mikroperfusion den funktionellen Unterschied zwischen Patientengruppen mit überdurchschnittlichem und unterdurchschnittlichem Behandlungsergebnis wider ($r = -0{,}29$; $p = 0{,}022$) und offenbarte damit ihr Potenzial als Surrogatparameter für die Deltamuskelfunktion (siehe auch Videos zur operierten und kontralateralen

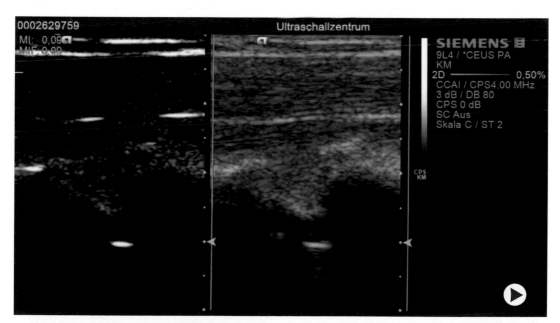

◻ **Abb. 11.8 Video zu aseptischer Pseudarthrose.** Humerus-Pseudarthrose infiziert: Im Gegensatz zeigt sich hier der Pseudarthrosenspalt nach Injektion von 2,4 ml SonoVue® stark mikroperfundiert gemäß einer Inflam-

mation bei Infekt. Die mikrobiologische Analyse des bei der Revisionsoperation entnommenen Gewebes ergab eine Besiedelung mit Staphylococcus aureus (► https://doi.org/10.1007/000-6mx)

gesunden Schulter). Basierend auf diesen Erkenntnissen wurde eine prospektive Studie zur
dynamischen Deltamuskelperfusion vor RSA
durchgeführt, die auf eine hohe prädiktive
Qualität der präoperativen CEUS-Beurteilung
der Deltamuskelfunktion (r = 0,84; p = 0,0004)
hindeutet und Patientenuntergruppen identifiziert, deren Prothesen-Rotationszentrum
(COR) besonderer Aufmerksamkeit bedarf
(Fischer et al. 2019).

11.8 Entzündliche, degenerative und neoplastische muskuloskelettale Pathologien

11.8.1 Entzündliche rheumatische und artverwandte Erkrankungen

Die entzündliche Aktivität innerhalb der Gelenke und der Synovia ist wichtig, um zwischen aktiven und inaktiven Krankheitssta-
dien zu unterscheiden. Zu diesem Zweck
wurden CEUS-Techniken in einer Reihe von
Regionen bei Patienten mit entzündlichen Erkrankungen analysiert (Klauser et al. 2005a,
2009; Rees et al. 2007; Wamser et al. 2003;
Song et al. 2008), hauptsächlich um die syn-
oviale Hypervaskularität und Verdickung der
Synovialis abzuschätzen, von der angenommen wird, dass sie ein Parameter der Entzün-
dungsaktivität und Teil der pathophysiologi-
schen Kaskade ist, die zu Erosionen und
schließlich zur Zerstörung der Gelenke bei-
trägt (Chang et al. 2012). Einige CEUS-
Anwendungen adressierten nachweisbare
Veränderungen während der therapeutischen
Follow-ups oder die Bewertung der Weichteil-
beteiligung (Klauser et al. 2010; Schueller-
Weidekamm et al. 2007; Mouterde et al. 2014;
Tamas et al. 2015). Während CEUS eine
schlechte Korrelation mit klinischen Symptomen zeigte (Rees et al. 2007; Szkudlarek et al.
2003), bestätigten Synovialproben von Patienten mit Psoriasis-Arthritis die Assoziation der
CEUS-Perfusionskinetik mit histopathologi-
schen und immunhistochemischen Zeichen
der mikrovaskulären Proliferation, was auf

CEUS als valides Verfahren zur Beurteilung
der Synovialhypervaskularität hindeutet (Fiocco et al. 2015). Solivetti et al. beschrieben
den Einsatz des CEUS zur hochsensitiven Detektion der Hyperperfusion der Synovialis bei
Patienten mit Psoriasis-Arthritis (Solivetti
et al. 2010), was eine frühe Einleitung der
Therapie ermöglichen könnte. Des Weiteren
wurde beschrieben, dass der CEUS dabei eine
bessere Differenzierung zwischen aktiver Synovialitis und inaktiver Synovialisverdickung
als das konventionelle B-Bild erlaubt (Klauser
et al. 2005a, 2010) und im Monitoring der
Krankheitsaktivität, verglichen mit der MRT,
bei Patienten mit rheumatoider Arthritis
ebenfalls eine höhere Sensitivität als die
B-Bild- und Power-Doppler-Sonografie ohne
Kontrastmittel (Ohrndorf et al. 2011) zeigt.
Auch der Rückgang der synovialen Perfusion
nach intraartikulärer Steroidtherapie konnte
mittels CEUS nachgewiesen werden (Salaffi
et al. 2004; Schueller-Weidekamm et al. 2007).
Die genaue klinische Relevanz muss jedoch
noch geklärt werden.

Ein weiteres Anwendungsgebiet ist die
Darstellung der intra- und peritendinösen
Vaskularisation bei Patienten mit Tenosyn-
ovitis mit höherer Sensitivität als die Power-
Doppel-Sonografie (Klauser et al. 2010).
Zudem vermag CEUS bei fehlender Kontrast-
mittelanreicherung im Iliosakralgelenk und in
direkter Umgebung des Iliosakralgelenks eine
Sakroiliitis sicher auszuschließen (negativer
prädiktiver Wert verglichen mit der MRT als
Referenz: 97 %) (Klauser et al. 2005b).

11.8.2 Gonarthrose

CEUS besitzt eine bessere Sensitivität verglichen mit der MRT zur Detektion der Synovialitis bei Patienten mit schmerzhafter
Gonarthrose. Die mittels CEUS bestimmte
Kontrastmittelanreicherung im Recessus su-
prapatellaris zeigte in einer Studie eine moderate Korrelation (r = 0,386; p = 0,018) mit der
Schmerzstärke (visuelle Analogskala), während
die mittels MRT bestimmte Kontrastmittelaufnahme nicht signifikant mit den Beschwerden
der Patienten korrelierte (Song et al. 2008).

11.8.3 Chronische Tendinopathie

Bei der chronischen Tendinopathie treten spezifische histopathologische Veränderungen der Sehnenbestandteile auf, wobei sich die Sehnen lokal verbreitern, die Faserstruktur unregelmäßig erscheint und echoarme Bereiche als häufige sonografische Korrelate auftreten (Xu und Murrell 2008; Alfredson et al. 2003; Khan et al. 1999). Darüber hinaus wird eine Neovaskularisation in Verbindung mit Einwachsen von Nervenfasern beobachtet, was vermutlich eine kausale Rolle beim Auftreten von Schmerzen bei betroffenen Patienten spielt (Xu und Murrell 2008; Alfredson et al. 2003; Li und Hua 2016; Ohberg und Alfredson 2004). Angesichts des wachsenden Interesses an der sonografischen Visualisierung einer solchen Neovaskularität haben sich CEUS-Techniken bei der Achillessehnentendopathie als günstig erwiesen und zeigten eine höhere Sensitivität als herkömmliche Ultraschallmodalitäten. Pingel et al. wiesen im CEUS bei Patienten mit Tendinopathien der Achillessehne ein signifikant (p < 0,0001) höheres mikrovaskuläres Blutvolumen der Achillessehne vor und nach Belastung (einstündiger Lauf) als in der gesunden Vergleichsgruppe nach (Pingel et al. 2013a), während mit der Dopplersonografie zu keinem Zeitpunkt ein Ultraschallsignal in der Sehne detektierbar war (Pingel et al. 2013b). Auch bei Patienten mit Plantarfasziitis konnte ein gesteigertes mikrovaskuläres Blutvolumen in der betroffenen Seite, verglichen mit der gesunden Gegenseite, unter Nutzung des CEUS nachgewiesen werden (Broholm et al. 2017). Diese CEUS-Arbeiten trugen zudem zur akademischen Diskussion über den klinischen Wert der Detektion einer Neovaskularität bei (Praet et al. 2018; Shen et al. 2012; Genovese et al. 2011; De Marchi et al. 2018; Pingel et al. 2013a, b).

11.8.4 Entzündliche Myopathien

Ein weiterer Forschungsschwerpunkt sind entzündliche Myopathien. Bei Verdacht auf eine Myositis sollte vor der Muskelbiopsie eine für den Muskel adäquate Bildgebungsmodalität in Betracht gezogen werden (Walker 2008). In diesem Zusammenhang wurde CEUS als adjuvante Methode zum Nachweis einer floriden Myositis durch Detektion einer muskulären Hyperperfusion vorgeschlagen (Weber 2009), denn Patienten mit histologisch gesicherter Dermatomyositis oder Polymyositis wiesen eine signifikant höhere lokale Muskeldurchblutung in den betroffenen Muskeln auf als Patienten ohne histologischen Myositisnachweis (Weber et al. 2006a, c) und als gesunde Probanden (Weber et al. 2006c). CEUS ist sensitiver als die konventionelle B-Mode-Sonografie beim Nachweis einer floriden Myositis (Weber et al. 2009) (◘ Abb. 11.9) und wird vermutlich insbesondere aufgrund seiner einfachen Anwendung, schnellen Verfügbarkeit, kurzen Untersuchungsdauer und nur sehr wenigen Kontraindikationen als Bildgebungsverfahren bei Patienten mit Myositis oder Myositisverdacht künftig weiter an Bedeutung gewinnen (Harjacek 2012). Der mittels CEUS bestimmte Blutfluss wies eine niedrige Sensitivität (CEUS: 73 %, MRT: 100 %) bei etwas höherer Spezifität als die MRT mit dem Nachweis ödematöser Muskelveränderungen als Anhalt für eine Myositis (CEUS: 91 %, MRT: 88 %) in der Diagnostik der Dermato- und Polymyositis auf (Weber et al. 2006a). CEUS kann wichtige zusätzliche Informationen liefern, um die mittels MRT gut nachweisbaren, jedoch sehr unspezifischen ödematösen Muskelveränderungen besser einzuordnen – ist die lokale Muskelperfusion nicht erhöht, spricht dies gegen das Vorliegen einer Myositis (Weber et al. 2006a). Außerdem konnte gezeigt werden, dass die immunsuppressive Therapie bei Polymyositispatienten neben einer Steigerung der Muskelkraft und Reduktion der Kreatinkinase eine Reduktion der Muskelperfusion bewirkte (Weber et al. 2006c). Diese Studien zur Myositisdiagnostik erfolgten unter Analyse von Wiederanflutungskinetiken und Einsatz von High-MI-Techniken. Prinzipiell kann die Hyperperfusion bei einer Myositis jedoch auch mit Kontrastmitteln der zweiten Gene-

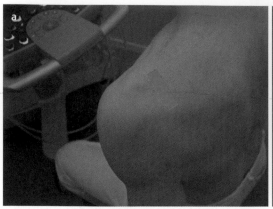

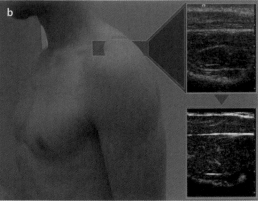

Abb. 11.9 Anpassung der primären Scanebene für die CEUS-Untersuchung des Musculus supraspinatus-Muskelgewebes. Nach einer 90°-Rotation des Ultraschallkopfs (**a**) an der Incisura scapulae ist der maximale Querschnitt des Muskelbauchs dargestellt, der gut

von der Skapula abgrenzbar ist. Ebenso ist der darüberliegende Musculus trapezius als Referenzmuskel in korrespondierendem B-Modus und im Kontrastmittelultraschallbild (**b**) abgrenzbar. Einstellung von Fokus und Tiefe sind optimal adaptiert

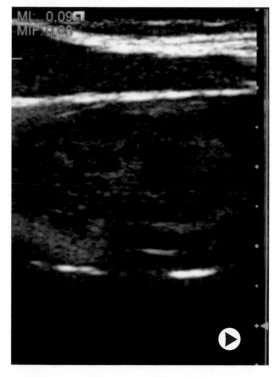

Abb. 11.10 **Video zu gesundem M. supraspinatus**. Gesunde Schulter – bei intakter Rotatorenmanschette stellt sich nach Infiltration von 4,8 ml SonoVue® eine kräftige und homogene Perfusion des M. supraspinatus dar (▶ https://doi.org/10.1007/000-6my)

ration und entsprechenden Low-MI-Techniken visualisiert werden (Weber et al. 2011; **Abb. 11.10**).

11.8.5 Weichteiltumoren

Raumforderungen in den Weichteilen sind im Praxisalltag häufig mit einer relativ hohen Inzidenz anzutreffen, stellen jedoch aufgrund ihrer häufig überlappenden Bildgebungsmerkmale zwischen gutartigen und bösartigen Läsionen eine erhebliche Herausforderung dar. Bösartige Weichteilsarkome (WTS) sind mit einer geschätzten Inzidenz von 1 % der gesamten weichteiligen Raumforderungen selten (Toro et al. 2006; Kransdorf 1995). Das Hauptziel bei der Bewertung solcher Läsionen sollte eine rasche radiologische Aufarbeitung und die Unterscheidung bösartiger Entitäten von ihren gutartigen Gegenstücken sein, da eine Verzögerung der Diagnose und Behandlung die Prognose aufgrund größerer lokaler Komplikationen, Metastasen und ausgedehnterer chirurgischer Resektionen verschlechtern kann (Maretty-Nielsen et al. 2014; Grimer 2006). Ein mannigfaltiger Ansatz wird normalerweise verwendet, um maligne WTS von gutartigen oder intermediären Entitäten unter Verwendung von Projektionsradiografie, Ultraschall und MRT zu unterscheiden (Clark et al. 2005; Loizides et al. 2012; Gruber et al. 2017a, b). Trotz erheblicher Fortschritte in der diagnostischen Bildgebung wird eine korrekte Klassifizierung von bösartigen Weichteiltumoren nur selten allein anhand der Bildgebung erreicht, weshalb in der Regel eine bildgesteuerte oder offene chirurgische Biopsie erforderlich ist. Verschiedene Studien stützten ihre Bewertung von Weichteiltumoren auf morphologische Merkmale und auf die mittels Duplexsonografie bestimmte Tumorvaskularität. Dies erwies sich als hilfreich bei der Unterscheidung zwischen malignen und benignen Weichteiltumoren, es verblieb jedoch ein zu hohes Maß an Unsicherheit, sodass keine weitere therapeutische Entscheidungsfindung möglich war (Datir et al. 2008; Berquist et al. 1990; Crim et al. 1992; Lakkaraju et al. 2009; Widmann et al. 2009; Bodner et al. 2002). Die Verwendung von CEUS ist eine hilfreiche Ergänzung bei der radiologischen Aufarbeitung und Risikostratifizierung von Weichteiltumoren: Gefäße mit einem Durchmesser von nur 40 µm (Lassau et al. 2001) können sichtbar gemacht werden, was dem prä- und postkapillären System entspricht. Im Gegensatz zu Kontrastmitteln, wie sie in der MRT-Bildgebung verwendet werden, haben die streng intravaskulären Mikrobläschen des UKM keine interstitielle Anreicherung und können somit die tatsächliche Tumorangiogenese direkt abbilden. Dies ermöglicht die Definition von vier verschiedenen CEUS-Perfusionsmustern gemäß Loizides et al. (Loizides et al. 2012), die eine bessere Differenzierung von Weichteiltumoren über die Möglichkeiten der Graustufen- (B-Mode-) und Doppler-/Duplexsonografie hinaus erlaubt (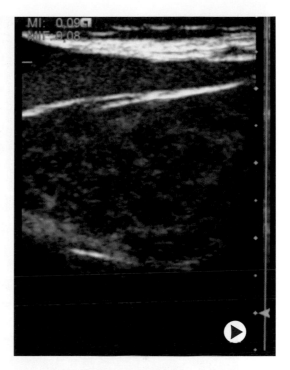 Abb. 11.11):

- P1: nicht anreichernde Weichteiltumoren,
- P2: peripher anreichernde Weichteiltumoren mit zentraler, nicht anreichernder Region,
- P3: diffus anreichernde Weichteiltumoren mit fleckigen, nicht anreichernden Bereichen,
- P4: Weichteiltumoren mit vollständig homogener Anreicherung.

Die überwiegende Mehrheit der WTS zeigt ein P2- oder P3-Perfusionsmuster (■ Abb. 11.12), wohingegen gutartige Weichteiltumoren normalerweise ein P1- oder P4-Muster aufweisen (Loizides et al. 2012). Dies kann durch die Analyse der Pa-

■ **Abb. 11.11 Video zu Reruptur.** Bei komplett rerupturierter Supraspinatussehne zeigt sich der Supraspinatusmuskel nach Injektion von 4,8 ml SonoVue® spärlich und inhomogen perfundiert (► https://doi.org/10.1007/000-6mw)

thophysiologie der Weichteiltumoren erklärt werden: Maligne Weichteiltumoren besitzen eine schnelle Zellproliferation und entwickeln daher einen viel höheren interstitiellen Druck als gutartige Läsionen (Jain 1987, 1988). Dies führt zu einer zentralen Minderperfusion, die schließlich – zusammen mit pathologischen Tumorgefäßen – zu Nekrosegebieten führt (nicht verstärkende Gebiete – P2- oder P3-Muster). Im Gegensatz dazu sind gutartige Läsionen, die nicht über ihre lebenswichtige Blutversorgung hinauswachsen, nicht UKM-anreichernd („Pseudotumor") oder weisen eine regelmäßige, hierarchische und damit stabile Angiogenese auf (Bodner et al. 2002; Jain 1987, 1988). Zusätzlich zur Charakterisierung der Weichteiltumoren kann vitales Tumorgewebe visualisiert werden. Eine ultraschallgesteuerte Biopsie kann somit zielgerichtet aus diesen Bereichen erfolgen, um die Rate nicht eindeutiger Histologien zu minimieren (Loizides et al. 2011)

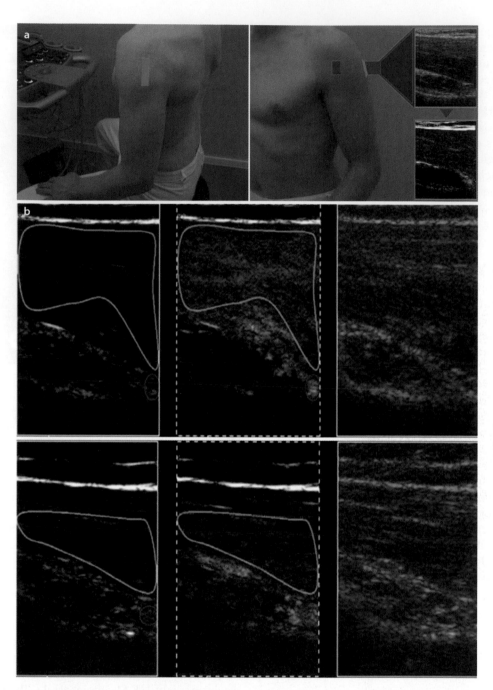

◘ Abb. 11.12 a Anpassung der primären Scanebene für die CEUS-Untersuchung des Musculus deltoideus-Muskelgewebes am Übergang zwischen dem akromialen und spinalen Anteil. Die resultierenden Ultraschallbilder im B-Modus und Kontrastmittelmodus demonstrieren das longitudinal eingestellte Musculus deltoideus-Muskelgewebe. Die posteriore A. circumflexa humeri als standardisierte Referenz für die Quantifizierung ist in der Tiefe dargestellt, entlang der knöchernen (chirurgischer Hals des Humerus) und muskulären Landmarken (Musculus teres minor-Querschnitt) zur Orientie-rung. Fokus und Tiefeneinstellung sind optimal adaptiert. **b** CEUS-Untersuchung des M. deltoideus bei einem Patienten mit inverser Schulterprothese: kontra-laterale gesunde Seite (a–c) und operierte Seite (d–f); B-Bild (c und f); CEUS-Untersuchung zu Beginn des Kontrastmitteleinstroms (a und d) und zum Zeitpunkt der maximalen Kontrastmittelanflutung (b und e) – deutlich geringere Kontrastmittelanflutung auf der ope-rierten Seite; grün: M. deltoideus, violett: A. circum-flexa humeri posterior (aus: Jäschke et al. 2018)

(Abb. 11.13, 11.14, 11.15, 11.16, 11.17, und 11.18).

11.9 Grundlagenforschung zur Physiologie der Muskelperfusion und zu Trainingseffekten

Neben dem primären klinischen Fokus auf Patienten, die an schweren, oft chronischen Erkrankungen leiden, hat sich CEUS-Forschung zur Charakterisierung der Muskelphysiologie etabliert, die aufgrund des möglichen Einsatzes in der Sportwissenschaft und Sportmedizin für gesunde und sportlich aktive Personen besonders relevant ist. Bereits 2005 konnte mittels CEUS die belastungsinduzierte vermehrte muskuläre Durchblutung nach gezielter Beübung des M. biceps brachii nachgewiesen werden (Krix et al. 2005). Das mit dieser Methode bestimmte lokale Blutvolumen sowie der Blutfluss korrelierten stark (r = 0,8; p < 0,001) mit der zur Validierung des Verfahrens eingesetzten Perfusionsbestimmung mittels Venenverschlussplethysmografie (Krix et al. 2005). Weitere frühe Studien zum muskulären CEUS mit

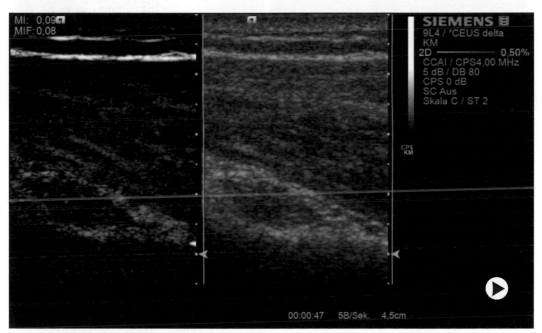

□ Abb. 11.13 Video zur operierten Schulter (inverse Schulterendoprothese): Nach Injektion von 2,4 ml SonoVue® ist im Gegensatz zur gesunden Schulter der Gegenseite eine geringe und inhomogene Mikroperfusion des M. deltoideus zu beobachten (▶ https://doi.org/10.1007/000-6n0)

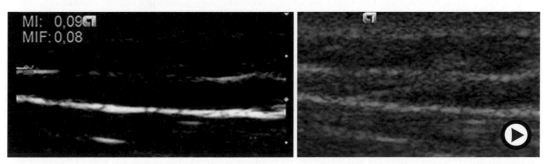

□ Abb. 11.14 Video zur kontralateralen gesunden Schulter: Nach Injektion von 2,4 ml SonoVue® zeigt sich auf der gesunden Gegenseite eine kräftige und homogene Mikroperfusion des M. deltoideus (▶ https://doi.org/10.1007/000-6n1)

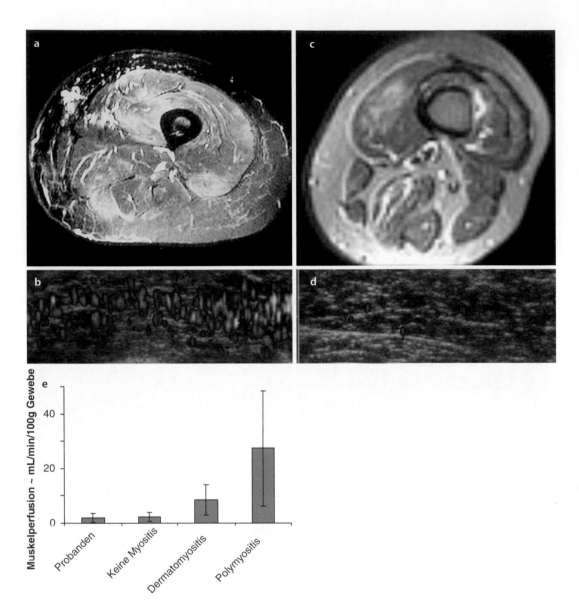

◘ Abb. 11.15 **a–e** 62-jährige Frau mit histologisch gesicherter Polymyositis, **c–d** 65-jährige Frau mit der Abschlussdiagnose einer Sklerodermie und Ausschluss einer Myositis in der histologischen Sicherung. **a** und **c** zeigen MRT-Untersuchungen mit einer fettunterdrückten T2-gewichteten Sequenz („short tau inversion recovery", STIR). Im M. quadriceps femoris beider Patientinnen zeigen sich fokale Areale mit erhöhter Signalintensität. **b**, **d** Die transversalen Abbildungen dieser Muskeln mit der Power-Doppler-Sonografie (7 MHz) nach einer Bolusgabe von 10 ml Levovist® in 1,5 cm Tiefe demonstrieren in beiden Patientinnen das maximale Plateau der Mikrobläschenkonzentration nach Wiederanflutung in Ruhe. Die kontrastverstärkten Power-Doppler-Signale zeigen deutlich die höhere Konzentration der Mikrobläschen im Muskelgewebe der Frau mit florider Myositis (**b**) bedingt durch eine höhere muskuläre Perfusion. Die Ergebnisse zeigen, dass der Skelettmuskel bei Patienten mit systemischer Sklerose betroffen sein kann und muskuläre ödematöse Veränderungen aufweisen kann, die nicht spezifisch für eine Myositis sind. In diesem Fall konnten durch den ergänzenden Einsatz des kontrastverstärkten Ultraschalls die Differenzialdiagnose eingegrenzt und beide Entitäten voneinander unterschieden werden. **e** Im Vergleich zu gesunden Probanden (n = 33) und Patienten, bei denen die vermutete Myositis sich histologisch und im klinischen Verlauf nicht bestätigte (n = 24), haben Patienten mit histologisch gesicherter Dermatomyositis (n = 8) und Polymyositis (n = 3) eine signifikant erhöhte Skelettmuskelperfusion (Daten von 35 Patienten mit initial vermuteter Myositis (Weber et al. 2006a, c) (Abb. 11.5a und b aus: Weber et al. 2011)

◘ Abb. 11.16   a–e
14-jähriges Mädchen
mit florider Myositis.
3-Tesla-MRT-Aufnah-
men der Oberschenkel
(**a** axiale STIR [„short
tau inversion recovery"],
b coronale STIR und
c axiale kontrastver-
stärkte, fettsupprimierte
T1-Wichtung). **d–e** Transversale Low-MI-CEUS-
Abbildungen (MI = 0,28,
7 MHz) mit dem Puls-
sequenzverfahren – „con-
trast pulse sequencing"
(CPS). **d** repräsentiert die
Situation vor Kontrast-
mittelgabe, wohingegen
(**e**) das erhöhte Signal der
Mikrobläschen (Sono-
Vue®), insbesondere in
der Fokuszone, entspre-
chend einer entzündungs-
induzierten Hyperperfu-
sion bei florider Myositis
demonstriert (aus: Weber
et al. 2011)

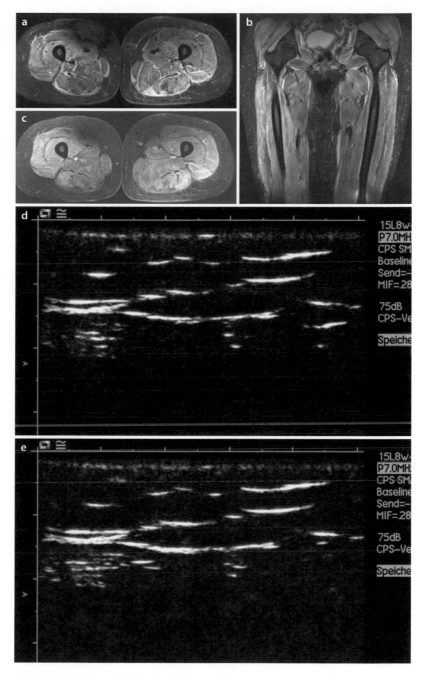

High-MI-Techniken haben berichtet, dass die lokalen Blutvolumenmessungen des M. vastus lateralis mit der aeroben Kapazität (VO$_{2max}$) (r = 0,55; p < 0,01) und den histologisch bestimmten Kapillarfaserkontakten (r = 0,53; p < 0,01) korrelierten. Die große Variabilität der Muskelmikrozirkulation konnte mit höchsten Werten in Ruhe für Ausdauersportler und den niedrigsten bei nicht sportlichen Menschen nachgewiesen werden (Weber et al. 2006b, 2007a, b), während (Widerstands-) Krafttraining keinen Einfluss auf die muskuläre Ruheperfusion hatte (Weber et al. 2010). CEUS-Untersuchungen bei Patienten mit tumorinduzierter Kachexie zeigten, dass die Abnahme der Muskelmasse nicht mit einer Reduktion der Perfusion sowie der bioptisch bestimmten Kapillardichte einhergeht – dies könnte als Rationale für den Einsatz gezielter Trainingsmethoden bei diesen Patienten

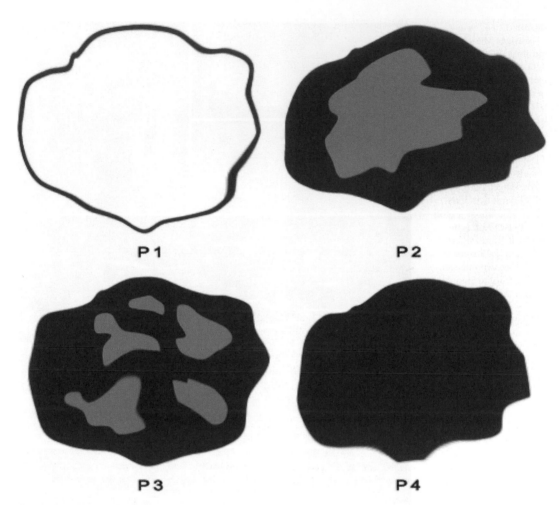

P 1

P 2

P 3

P 4

⊡ Abb. 11.17 CEUS-Perfusionsmuster für die Aufarbeitung von Weichteiltumoren. P1: nicht anreichernder Weichteiltumor. P2: peripher anreichernder Weichteiltumor mit zentral nicht anreichernder Region. P3: diffus anreichernder Weichteiltumor mit fleckigen, nicht anreichernden Arealen. P4: komplett homogen anreichernder Weichteiltumor. Es wurde berichtet, dass die meisten malignen Weichteilsarkome (WTS) ein P2- oder P3-Perfusionsmuster aufweisen im Gegensatz zu benignen Weichteiltumoren, die tendenziell eher ein P1- oder P4-Muster aufweisen (Loizides et al. 2012)

gewertet werden (Weber 2009). Alle bis hierhin genannten Arbeiten nutzten Wiederanflutungskinetiken und High-MI-Techniken, die keine Echtzeitdetektion der Perfusion zulassen.

Eine weitere Möglichkeit zur Untersuchung der Physiologie der Muskeldurchblutung (in Echtzeit) war die Anwendung von CEUS-Techniken unter Nutzung von Ultraschallkontrastmitteln der zweiten Generation wie SonoVue® mit niedrigem mechanischem Index („low MI") in Kombination mit einer kontinuierlichen UKM-Infusion (Krix et al. 2009). Auch die „modernere" Low-MI-

Technik wurde durch den Vergleich mit der Venenverschlussplethysmografie bei gesunden Probanden validiert, und die Auswirkungen verschiedener Grade der isometrischen Muskelkontraktion auf die lokale Muskelperfusion wurden untersucht (Krix et al. 2009). Je nach verschiedenem isometrischem Belastungsgrad zeigte diese Methode ein niedrigeres, aber auch ein höheres lokales Blutvolumen als in Ruhe (Krix et al. 2009; Krix et al. 2010), was die komplexe Beziehung zwischen der Regulation der Muskelperfusion und dem lokalen Gewebedruck auf UKM-Signale im CEUS widerspiegelt. Der Vorteil des Low-MI-CEUS be-

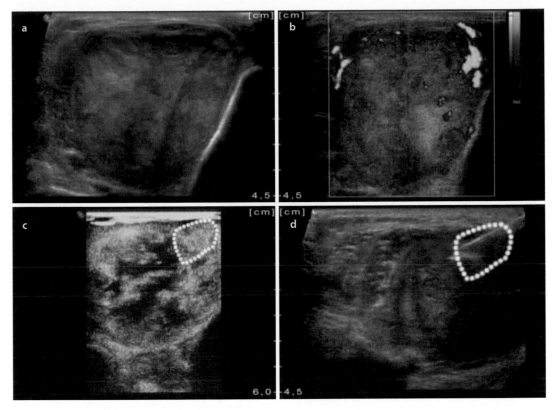

◧ Abb. 11.18 Graustufen-Ultraschallscan am linken Unterschenkel eines 47-jährigen Manns, das ein histologisch gesichertes Klarzellsarkom zeigt. **a** Der Power-Doppler-Scan zeigt inhomogene, vor allem peripher gelegene Tumorgefäße. **b** Der kontrastverstärkte Ultraschall (CEUS) zeigt ein P3-Perfusionsmuster, das sehr verdächtig auf Malignität ist. **c** Die Definition des Zielgebiets (weiße gepunktete Linie) für die folgende ultraschallgeführte Biopsie. **d** Ultraschallgeführte Biopsie aus der vordefinierten Region (weiße gepunktete Linie)

steht in der Möglichkeit, dynamische Prozesse zu erfassen. So konnte gezeigt werden, dass bei höherer isometrischer Belastung (25 % der Maximalkraft) das CEUS-Signal während der Belastungsphase abnimmt, bevor es nach Ende der Belastung zur Hyperperfusion kommt, während bei niedrigerer Belastung (10 % der Maximalkraft) die Perfusion kontinuierlich zunimmt und erst nach Ende der Belastung langsam abfällt (Krix et al. 2009) (◧ Abb. 11.4). Ursächlich hierfür ist vermutlich die Kompression muskulärer Venolen während der Belastungsphase bei hoher Trainingsintensiät (Weber et al. 2011). Das Ausmaß der Hyperperfusion (r = 0,77; p < 0,001) nach Ende der Belastung sowie auch der Rückgang der Perfusion während der Belastung (r = −0,6; p = 0,006) korrelieren dabei mit der geleisteten Muskelarbeit (Krix et al. 2009, 2010). Low-MI-CEUS erkennt also nicht nur den arteriellen Blutfluss, sondern auch den venösen Blutfluss. Letzterer kann während des Muskeltrainings reduziert sein, auch abhängig vom individuellen Fitnesslevel.

Nach transienter automatisierter arterieller Okklusion am Oberschenkel mittels einer Druckmanschette lassen sich vergleichbare (r = 0,65) Perfusionsparameter wie nach isometrischer Beübung der Muskulatur mit 50 % Belastung feststellen – nach Okklusion und damit Abnahme der Perfusion kommt es nach Öffnung der Druckmanschette zur reaktiven Hyperperfusion (Krix et al. 2011). Das Ausmaß der reaktiven Hyperämie lässt dabei auf die arterielle Perfusionsreserve schließen und ist geeignet, wertvolle diagnostische Informationen bei Patienten mit peripherer arterieller Verschlusskrankheit (PAVK) oder Diabetes mellitus zu liefern (siehe ▶ Abschn. 11.6). Zudem ist die automatisierte Okklusion mittels einer Druckmanschette wesentlich einfacher zu standardisieren und somit potenziell für den klinischen Alltag besser geeignet als die isometrische Beübung (Krix et al. 2011). Bei älteren Probanden (Durchschnittsalter: 43,6 Jahre) bestehen, verglichen mit einer jüngeren Kontrollgruppe (Durchschnittsalter: 24,1 Jahre), während isometrischer Muskelarbeit bei nicht signifikant unterschiedlicher Kapillardichte und Makrozirkulation Einschränkungen in der Mikrozirkulation, was für frühe altersabhängige Veränderungen der Skelettmuskulatur von eher funktioneller als struktureller Natur sprechen würde (Hildebrandt et al. 2017).

Aktuelle Arbeiten verwendeten CEUS, um die Genauigkeit bei der Ultraschalldiagnostik von geringgradigen Muskelverletzungen zu erhöhen (Hotfiel et al. 2016, 2018) sowie um Muskelregenerationsprozesse, insbesondere die physiologische Neoangiogenese, im Bereich der Läsion bei Profi- und Freizeitsportlern zu untersuchen (Genovese et al. 2007; Kellermann et al. 2017). Kellermann et al. zeigten modellhaft bei verzögert einsetzendem Muskelkater („delayed-onset muscle soreness", DOMS) eine signifikante Erhöhung des PE- und des Wash-in-Bereichs unter den Kurven (WiAUC) der Perfusion des M. gastrocnemius im Vergleich zum Ausgangswert. CEUS erscheint hierbei sogar geeignet, um ultrastrukturelle Muskelläsionen zu detektieren, und hat somit das Potenzial, einschlägige präventive und Wiederherstellungstrategien zu evaluieren (Kellermann et al. 2017), und vielleicht sogar das Potenzial, eine mögliche Wiederaufnahme des Wettkampfbetriebs vorherzusagen (Genovese et al. 2007).

11.10 Beispiele von muskuloskelettalen CEUS-Anwendungen in der klinischen Routine

11.10.1 Grundlagen

Unter Bezugnahme auf die oben beschriebenen Themen des muskuloskelettalen CEUS werden nun Beispiele für die praktische Anwendung vorgestellt, einschließlich Informationen zur Vorbereitung und Durchführung einer standardisierten CEUS-Untersuchung. Diese Ansätze haben sich in der Routine bereits bewährt, es kann jedoch auch andere (sich entwickelnde) Ansätze geben, die ähnliche Ergebnisse liefern. Die folgenden Protokollempfehlungen dienen daher in erster Linie als Orientierungshilfe auf der Grundlage der neuesten Expertenmeinungen und der bereits in den Abschnitten zuvor zitierten Studien. Angesichts der Stichprobengröße dieser Studien sind multizentrische Studien an größeren Patientenkohorten erforderlich, um repräsentativere Schwellenwerte („cut-off values") zu definieren und eine weitere Standardisierung der CEUS-Untersuchung und -Auswertung vorzunehmen.

11.10.2 Vorbereitungen zur Kontrastmitteluntersuchung

Zwei Hauptvoraussetzungen sollten gewährleistet sein:

- Ein Assistent, der für die Bedienung des Ultraschallgeräts sowie die Anwendung des UKM verantwortlich ist, ermöglicht es dem Prüfer, sich ganz auf die Durchführung der CEUS-Perfusionsmessung zu konzentrieren.
- Während der Untersuchung sollte der Patient konstant in derselben Position bleiben, um Bewegungsartefakte zu vermeiden, die die qualitative und quantitative Beurteilung der Perfusion behindern. Daher sollte der Patient im Voraus über die Notwendigkeit informiert werden, sich nicht zu bewegen oder zu sprechen und ruhig zu atmen für die Dauer der Perfusionsmessung.

Der Bediener selbst sitzt auf einem Drehstuhl, der eine einfache Anpassung an jede gewählte Position des Patienten und gegebenenfalls eine weitere Korrektur ermöglicht. Die genaue Positionierung des Patienten hängt von der zu untersuchenden Region ab. Generell empfehlen die Autoren eine stabile Rücken- oder Seitenlage, die während der gesamten Messung problemlos eingehalten werden kann. Falls andere Einstellungen für bestimmte Anwendungen besser geeignet sind, wird darauf separat detailliert eingegangen. Anschließend wird die Vorbewertung der nativen Ultraschallmodalitäten wie B- und Duplex-Bild vorgenommen. Dies ist sinnvoll, bevor die primäre Scanebene für CEUS angepasst wird. Um diese Scanebene bei sequenziellen Untersuchungen reproduzieren zu können, müssen die genaue Position und Ausrichtung des Schallkopfs dokumentiert werden, insbesondere bei Anwendungen, bei denen keine standardisierten anatomischen Landmarken zur Orientierung zur Verfügung stehen. Dies kann mit Positionsmarkierungen auf gespeicherten Bildern im B-Modus vor der CEUS-Untersuchung erfolgen, die durch Anmerkungen im entsprechenden Untersuchungsbericht ergänzt werden. Für die erneute Untersuchung des Patienten im Verlauf sollten dieselben technischen Einstellungen verwendet werden.

11.10.3 Technische Aspekte

Richtlinien und Empfehlungen zur hepatischen und nicht hepatischen Anwendung von CEUS wurden kürzlich veröffentlicht, einschließlich einer detaillierten Beschreibung allgemeiner technischer Aspekte (Sidhu et al. 2018; Dietrich et al. 2018) Fischer et al. 2020, und man sollte mit diesen Empfehlungen vertraut sein. Einstellungen, die für die folgenden muskuloskelettalen Anwendungen abgeleitet wurden, sollten insbesondere Hauptmerkmale wie „einen großen Dynamikbereich", die Verstärkung „etwas über dem Grundrauschen", „einen niedrigen mechanischen Index (MI)" und „die Verwendung eines Dual-Bild-Anzeigeformats („dual-image display")" beinhalten (Sidhu et al. 2018; Dietrich et al. 2018). Der Fokus sollte etwas unterhalb des interessierenden Bereichs positioniert werden, um eine homogene Abbildung des injizierten Kontrastmittels zu gewährleisten (Dietrich et al. 2012; Averkiou et al. 2010). Die Tiefe wird nach dem Prinzip „so wenig wie möglich, so viel wie nötig" gewählt, d. h. die Zielstruktur (z. B. der Frakturspalt) soll einerseits groß, andererseits aber klein genug dargestellt werden, um den

Fokus richtig positionieren zu können (Dietrich et al. 2012). Beispielsweise ist eine Bildtiefe von 4–4,5 cm in den meisten Fällen ideal, wenn Supraspinatus- oder Deltamuskelgewebe mit der anwendungsspezifischen CEUS-Scanposition untersucht wird. Zur Erzielung der besten Kontrastmittelresonanz (fundamentale Anregungsfrequenz von etwa 3,5 MHz) werden vorzugsweise breitbandige Linearsonden mit niedrigen Frequenzen oder geeignete Niederfrequenzsonden verwendet, da die relevanten Resonanzfrequenzen (fundamenatale, harmonische und subharmonische) für die Low-MI- CEUS-Bildgebung und die gegenwärtigen UKM der zweiten Generation niedriger sind als 8 MHz. Bei größeren oder tiefer liegenden Strukturen kann der Einsatz von Curved-Array-Sonden hilfreich sein, um die Struktur bei besserer Kontrastmittelausnutzung mit geringerer Auflösung besser abzubilden.

11.10.4 CEUS-Untersuchungsverfahren

Alle hier vorgestellten CEUS-Verfahren folgen dem Ansatz der UKM-Bolusinjektion (für detaillierte Informationen zum Injektionsprozess und zur Videoaufzeichnung siehe (Alfredson et al. 2003; De Marchi et al. 2018)). Generell gibt es verschiedene Dosierungen von SonoVue® für die klinische Anwendung, die von 1–4,8 ml reichen. Für jede eingeführte muskuloskelettale Anwendung empfehlen die Autoren die effektivste UKM-Dosis basierend auf den bisherigen Erfahrungen in der klinischen Praxis. Während der Messung ist es wichtig, den Schallkopf mit beiden Händen stabil zu halten, um Bewegungen zu vermeiden. Gleichzeitig sollte der Untersucher darauf achten, den Schallkopfdruck auf ein vernachlässigbares Maß zu reduzieren, um die Gefahr einer Kompression kleiner Gefäße zu vermeiden. Schließlich wird eine qualitative und/oder quantitative Bewertung der resultierenden CEUS-Bildsequenzen (-videos) durchgeführt. Es ist zu beachten, dass sich der Ausdruck „quantitativ" im Folgenden auf die „quantitative Analyse von Signalintensitäts-Zeit-Kurven („standard time-intensity curves", TIC)" bezieht, wie bereits zu Anfang des Buchkapitels beschrieben.

11.11 Praxisbeispiel: Perioperative Beurteilung von Frakturen und Pseudarthrosen

11.11.1 Vorbereitung, B-Bild-Beurteilung und primäre Scanebene

Um die Perfusion innerhalb des Knochens über CEUS adäquat beurteilen zu können, muss zunächst die breiteste sichtbare Knochenspalte im B-Modus identifiziert werden (◘ Abb. 11.6). Dies wird erreicht, indem die Position und Ausrichtung des Schallkopfs allmählich geändert wird, während seine Grundausrichtung mit der langen Knochenachse übereinstimmt. Zunächst wird der Schallkopf entlang dieser Achse verschoben, bis der Spalt in der Knochenkompakta in der Bildmitte auftritt. Ausgehend von dieser Position muss der Schallkopf nach medial und lateral bewegt werden, um den Spalt in seiner maximalen Breite anzuzeigen. Der kortikale Knochen sollte senkrecht beschallt sein, damit er als deutliche durchgehende Linie erscheint, die sich leicht vom Defektbereich unterscheiden lässt. Zur weiteren Optimierung kann das Drehen und Kippen des Ultraschallkopfs hilfreich sein. Die primäre Scanebene für die CEUS-Messung umfasst eine knöcherne Lücke, die a) auf jeder Seite klar durch Kortikalis definiert ist und b) gut sichtbar ist, ohne von Implantatmaterial oder einer Kortikalisverschiebung überlappt zu werden.

11.11.2 CEUS-Verfahren

Nach vorheriger Beurteilung des Spalts in der Knochenoberfläche im B-Modus wird ein Bolus von 2,4 ml UKM verabreicht. Zur Aufzeichnung des nachfolgenden Kontrastmittelflusses ist ein Videoclip von 90 s ausreichend, der mit der Injektion beginnt. Kontrastspezifische Signale können bereits während der Untersuchung hinsichtlich der visuellen Kinetik des Kontrastmitteleinstroms qualitativ beurteilt werden, die Gesamtbewertung der CEUS-Sequenzen basiert jedoch hauptsächlich auf quantitativen Merkmalen in einer ROI, die innerhalb des Fraktur- oder Pseudarthrosenspalts platziert wird.

11.12 Praxisbeispiel: Perioperative Beurteilung des Supraspinatusmuskelgewebes

CEUS kann als intraindividuelles Überwachungsinstrument verwendet werden, um die Supraspinatusmikroperfusion als Surrogatparameter für die Muskelvitalität zu bestimmen und so zusätzliche Informationen für die Operationsplanung und das Rehabilitationsprogramm nach der Rekonstruktion der Rotatorenmanschette bereitzustellen.

11.12.1 Untersuchungsvorbereitung

Der sitzende Patient bringt den Arm in die neutrale Position und hält den ausgestreckten Ellbogen nahe am Körper, während der untersuchende Arzt hinter der zu untersuchenden Schulter sitzt, wobei beide ihre Blicke auf das Ultraschallgerät gerichtet haben. Die beschriebene Einstellung bietet einen einfachen Zugang zum Supraspinatusmuskel und ermöglicht es dem Patienten, die schrittweise Einstellung verschiedener Scanebenen auf dem Bildschirm zu verfolgen und seinen Arm vor der Kontrastmittelgabe während der B-Mode-Ultraschalluntersuchung frei zu bewegen.

11.12.2 Voruntersuchung mittels B-Mode-Ultraschall und primäre Scanebene

Der CEUS des M. supraspinatus erfolgt im Bereich seines maximalen Querschnitts unter Ausnutzung des hohen Muskel-Sehnen-Verhältnisses. Dies erfordert eine standardisierte Einstellung einer schrägen Sagittalebene senkrecht zur Längsachse des Muskels an der Incisura suprascapularis (◨ Abb. 11.7) (Yanagisawa et al. 2009), die auf früheren Versuchen basiert, die Y-Ansicht der MRT zur Beurteilung der Supraspinatusmuskelatrophie und fettigen Degerenation mittels Ultraschall zu reproduzieren (Khoury et al. 2008; Strobel et al. 2005). Für die CEUS-basierte Bewertung der Muskeldurchblutung des Supraspinatus wird der folgende leicht modifizierte Ansatz verwendet:

- **Identifizierung der Incisura suprascapularis:** Dies wird erreicht, indem der Schallkopf in einer schrägen koronalen Ebene der Fossa supraspinata entlang im Verlauf des M. supraspinatus bewegt wird.
- **Umschalten auf die schräge Sagittalebene:** An der Incisura suprascapularis wird eine 90°-Drehung des Schallkopfs durchgeführt, um den Querschnitt des Muskelbauchs in seiner Fossa zu visualisieren.
- **Abschließende Einstellung:** Die genaue Lage der schrägen Sagittalebene, die den maximalen Querschnitt des Muskelbauchs liefert, muss individuell innerhalb des durch die Incisura suprascapularis (Yanagisawa et al. 2009) bestimmten kleinen Bereichs beurteilt werden. Der Schallkopf wird leicht nach medial und lateral verschoben, während die Grundausrichtung unter Berücksichtigung der folgenden Kriterien beibehalten wird:
  - Offensichtliche Abgrenzung des Supraspinatusmuskels vom darüberliegenden M. trapezius als Referenzmuskel, der sich als hyperechogene Linie darstellt (dies kann die Genauigkeit der Platzierung von ROIs in jedem Muskel während des nachfolgenden Quantifizierungsprozesses erhöhen).
  - Eine ausgeprägte knöcherne Grenze (gegeben durch die Fossa supraspinata und die Spina scapulae).

11.12.3 CEUS-Verfahren

Um den Supraspinatusmuskel zu aktivieren, wird vor der UKM-Kontrastmittelgabe 120 s lang wiederholt der Arm um bis zu

90° in der Ebene des Schulterblatts angehoben (Richtungsänderungsfrequenz 1 Hz), wobei der Daumen in voller Pronation nach unten gerichtet ist. Nach dieser Beübung kehrt der Patient in die neutrale Position zurück und CEUS wird sofort mit einer UKM-Bolusinjektion von 4,8 ml gestartet. Der entsprechende 90-Sekunden-Videoclip wird quantitativ analysiert.

11.13 Fazit für die Praxis

- Der kontrastverstärkte Ultraschall (CEUS) ermöglicht eine valide Echtzeitdetektion der muskulären Mikroperfusion sowie von Perfusionsmustern bei Weichteiltumoren. Auch kleine Gefäße mit niedriger Flussgeschwindigkeit, die duplexsonografisch sowie mit der digitalen Subtraktionsangiografie und der MR-Angiografie nicht beurteilt werden können, sind der CEUS-Diagnostik zugänglich.
- Die Anwendungsmöglichkeiten des CEUS am Bewegungsapparat sind vielfältig und umfassen neben muskulären und ossären Fragestellungen auch den Einsatz an Gelenken und die Abklärung von Weichteilraumforderungen.
- CEUS ist ein sehr sicheres Verfahren, das bei nahezu jedem Patienten angewendet werden kann.
- Der Einsatz von CEUS bei muskuloskelettalen Fragestellungen erfolgt im Rahmen klinischer Studien oder „off label" und ist dementsprechend im klinischen Alltag bisher kaum etabliert und wird daher in Therapierichtlinien oder Prognosebeurteilungen nicht berücksichtigt. Aufgrund der zunehmenden Anwendungsgebiete könnte sich dies künftig ändern.

Literatur

Aboyans V, Criqui MH, Denenberg JO et al (2006) Risk factors for progression of peripheral arterial disease in large and small vessels. Circulation 113:2623–2629

Aboyans V, Ricco JB, Bartelink MEL et al (2017) 2017 ESC guidelines on the diagnosis and treatment of peripheral arterial diseases, in collaboration with the European Society for Vascular Surgery (ESVS): do-

cument covering atherosclerotic disease of extracranial carotid and vertebral, mesenteric, renal, upper
and lower extremity arteries. Endorsed by: The European Stroke Organization (ESO), The Task Force for
the Diagnosis and Treatment of Peripheral Arterial
Diseases of the European Society of Cardiology
(ESC) and of the European Society for Vascular Surgery (ESVS). Eur Heart J 2018;39(9):763–816

Adler RS, Johnson KM, Fealy S et al (2011) Contrast-
enhanced sonographic characterization of the vascularity of the repaired rotator cuff: utility of maximum
intensity projection imaging. J Ultrasound Med
30:1103–1109

Alfredson H, Ohberg L, Forsgren S (2003) Is vasculo-
neural ingrowth the cause of pain in chronic Achilles
tendinosis? An investigation using ultrasonography
and colour Doppler, immunohistochemistry, and diagnostic injections. Knee Surg Sports Traumatol Arthrosc 11:334–338

Amarteifio E, Weber MA, Wormsbecher S et al (2011)
Dynamic contrast-enhanced ultrasound for assessment of skeletal muscle microcirculation in peripheral arterial disease. Investig Radiol 46:504–508

Amarteifio E, Wormsbecher S, Krix M et al (2012) Dynamic contrast-enhanced ultrasound and transient arterial occlusion for quantification of arterial perfusion
reserve in peripheral arterial disease. Eur J Radiol
81:3332–3338

Amarteifio E, Krix M, Wormsbecher S, Demirel S, Braun
S, Delorme S, Kauczor HU et al (2013a) Dynamic
contrast-enhanced ultrasound for assessment of therapy effects on skeletal muscle microcirculation in
peripheral arterial disease: pilot study. Eur J Radiol
82:640–646

Amarteifio E, Wormsbecher S, Demirel S et al (2013b) Assessment of skeletal muscle microcirculation in type 2
diabetes mellitus using dynamic contrast-enhanced ultrasound: a pilot study. Diab Vasc Dis Res 10:468–470

Arditi M, Frinking PJ, Zhou X et al (2006) A new forma-
lism for the quantification of tissue perfusion by the
destruction-replenishment method in contrast ultrasound imaging. IEEE Trans Ultrason Ferroelectr
Freq Control 53:1118–1129

Averkiou M, Lampaskis M, Kyriakopoulou K, Skarlos
D, Klouvas G, Strouthos C, Leen E (2010) Quantification of tumor microvascularity with respiratory
gated contrast enhanced ultrasound for monitoring
therapy. Ultrasound Med Biol 36:68–77

Bahney CS, Hu DP, Miclau T 3rd, Marcucio RS (2015)
The multifaceted role of the vasculature in endo-
chondral fracture repair. Front Endocrinol (Lau-
sanne) 6:4

Berquist TH, Ehman RL, King BF, Hodgman CG, Ils-
trup DM (1990) Value of MR imaging in differentia-
ting benign from malignant soft-tissue masses: study
of 95 lesions. AJR Am J Roentgenol 155:1251–1255

Bodner G, Schocke MF, Rachbauer F, Seppi K, Peer S,
Fierlinger A, Sununu T et al (2002) Differentiation of
malignant and benign musculoskeletal tumors: combined color and power Doppler US and spectral wave
analysis. Radiology 223:410–416

Boileau P, Watkinson DJ, Hatzidakis AM, Balg F (2005)
Grammont reverse prosthesis: design, rationale, and
biomechanics. J Shoulder Elb Surg 14:147S–161S

Broholm R, Pingel J, Simonsen L et al (2017) Applicabi-
lity of contrast-enhanced ultrasound in the diagnosis
of plantar fasciitis. Scand J Med Sci Sports 27:2048–
2058

Brown JS, Devine JC, Magennis P, Sillifant P, Rogers SN,
Vaughan ED (2003) Factors that influence the outcome of salvage in free tissue transfer. Br J Oral Ma-
xillofac Surg 41:16–20

Cadet ER, Adler RS, Gallo RA et al (2012) Contrast-
enhanced ultrasound characterization of the vascularity of the repaired rotator cuff tendon: short-term
and intermediate-term follow-up. J Shoulder Elb
Surg 21:597–603

Cai XH, Yang SP, Shen HL, Lin LQ, Zhong R, Wu RM,
Lv GR (2015) Application of contrast-enhanced ultrasonography and ultrasonography scores in rheumatoid arthritis. Int J Clin Exp Med 8:20056–20064

Chang KV, Lew HL, Wang TG et al (2012) Use of
contrast-enhanced ultrasonography in musculoskeletal medicine. Am J Phys Med Rehabil 91:449–457

Christensen-Jeffries K, Browning RJ, Tang MX, Dunsby
C, Eckersley RJ (2015) In vivo acoustic super-
resolution and super-resolved velocity mapping using
microbubbles. IEEE Trans Med Imaging 34:433–440

Clark MA, Fisher C, Judson I, Thomas JM (2005) Soft-
tissue sarcomas in adults. N Engl J Med 353:
701–711

Claudon M, Dietrich CF, Choi BI, Cosgrove DO, Kudo
M, Nolsoe CP, Piscaglia F et al (2013) Guidelines
and good clinical practice recommendations for
Contrast Enhanced Ultrasound (CEUS) in the li-
ver – update 2012: a WFUMB-EFSUMB initiative
in cooperation with representatives of AFSUMB,
AIUM, ASUM, FLAUS and ICUS. Ultrasound
Med Biol 39:187–210

Clerk LH, Vincent MA, Jahn LA et al (2006) Obesity
blunts insulin-mediated microvascular recruitment in
human forearm muscle. Diabetes 55:1436–1442

Cosgrove D, Lassau N (2010) Imaging of perfusion using
ultrasound. Eur J Nucl Med Mol Imaging 37(Suppl
1):65–85

Crim JR, Seeger LL, Yao L, Chandnani V, Eckardt JJ
(1992) Diagnosis of soft-tissue masses with MR imaging: can benign masses be differentiated from malignant ones? Radiology 185:581–586

Datir A, James SLJ, Ali K, Lee J, Ahmad M, Saifuddin A
(2008) MRI of soft-tissue masses: the relationship
between lesion size, depth, and diagnosis. Clin Radiol
63:373–378

Davidson BP, Belcik JT, Mott BH, Landry G, Lindner JR
(2016) Quantification of residual limb skeletal muscle
perfusion with contrast-enhanced ultrasound during
application of a focal junctional tourniquet. J Vasc
Surg 63:148–153

Davidson BP, Belcik JT, Landry G, Linden J, Lindner JR
(2017) Exercise versus vasodilator stress limb perfusion imaging for the assessment of peripheral artery
disease. Echocardiography 34:1187–1194

11

De Marchi A, Pozza S, Cenna E, Cavallo F, Gays G, Simbula L, De Petro P et al (2018) In Achilles tendinopathy, the neovascularization, detected by contrast-enhanced ultrasound (CEUS), is abundant but not related to symptoms. Knee Surg Sports Traumatol Arthrosc 26:2051–2058

Delorme S, Krix M, Albrecht T (2006) Ultrasound contrast media – principles and clinical applications. Fortschr Röntgenstr 178:155–164

Dietrich CF, Averkiou MA, Correas JM, Lassau N, Leen E, Piscaglia F (2012) An EFSUMB introduction into Dynamic Contrast-Enhanced Ultrasound (DCE-US) for quantification of tumour perfusion. Ultraschall Med 33:344–351

Dietrich CF, Averkiou M, Nielsen MB, Barr RG, Burns PN, Calliada F, Cantisani V et al (2018) How to perform Contrast-Enhanced Ultrasound (CEUS). Ultrasound Int Open 4:E2–E15

Doll J, Gross S, Weber MA, Schmidmaier G, Fischer C (2019) The AMANDUS project-advanced microperfusion assessed non-union diagnostics with Contrast-Enhanced Ultrasound (CEUS) for the detection of infected lower extremity non-unions. Ultrasound Med Biol 45(9):2281–2288

Doll J, Streblow J, Weber MA, Schmidmaier G, Fischer C (2020) The AMANDUS Project PART II - Advanced Microperfusion Assessed Non-Union Diagnostics with Contrast-Enhanced Ultrasound (CEUS): A reliable diagnostic tool for the management and preoperative detection of infected upper limb non-unions. Ultrasound Med Biol. accepted 11/23/2020

Doll J, Bürkle F, Neide A, Tsitlakidis S, Bruckner T, Schmidmaier G, Fischer C (2020) Contrast-enhanced ultrasound for determining muscular perfusion after oral intake of L-citrulline, L-arginine, and galloylated epicatechines. Medicine 99:41(e22318)

Duerschmied D, Olson L, Olschewski M et al (2006) Contrast ultrasound perfusion imaging of lower extremities in peripheral arterial disease: a novel diagnostic method. Eur Heart J 27:310–315

Duerschmied D, Zhou Q, Rink E, Harder D, Freund G, Olschewski M, Bode C et al (2009) Simplified contrast ultrasound accurately reveals muscle perfusion deficits and reflects collateralization in PAD. Atherosclerosis 202:505–512

Duerschmied D, Maletzki P, Freund G et al (2010) Success of arterial revascularization determined by contrast ultrasound muscle perfusion imaging. J Vasc Surg 52:1531–1536

Fiocco U, Stramare R, Coran A, Grisan E, Scagliori E, Caso F, Costa L et al (2015) Vascular perfusion kinetics by contrast-enhanced ultrasound are related to synovial microvascularity in the joints of psoriatic arthritis. Clin Rheumatol 34:1903–1912

Fischer C, Frank M, Kunz P, Tanner M, Weber MA, Moghaddam A, Schmidmaier G et al (2016a) Dynamic contrast-enhanced ultrasound (CEUS) after open and minimally invasive locked plating of proximal humerus fractures. Injury 47:1725–1731

Fischer C, Preuss EM, Tanner M, Bruckner T, Krix M, Amarteifio E, Miska M et al (2016b) Dynamic contrast-enhanced sonography and dynamic contrast-enhanced magnetic resonance imaging for preoperative diagnosis of infected nonunions. J Ultrasound Med 35:933–942

Fischer C, Krammer D, Hug A, Weber MA, Kauczor HU, Krix M, Bruckner T et al (2017) Dynamic contrast-enhanced ultrasound and elastography assess deltoid muscle integrity after reverse shoulder arthroplasty. J Shoulder Elb Surg 26:108–117

Fischer C, Gross S, Zeifang F, Schmidmaier G, Weber MA, Kunz P (2018a) Contrast-enhanced ultrasound determines supraspinatus muscle atrophy after cuff repair and correlates to functional shoulder outcome. Am J Sports Med 46:2735–2742

Fischer C, Haug T, Weber MA, Kauczor HU, Bruckner T, Schmidmaier G (2018b) Contrast-enhanced ultrasound (CEUS) identifies perfusion differences between tibial fracture unions and non-unions. Ultraschall Med. https://doi.org/10.1055/a-0720-1610

Fischer C, Flammer S, Kauczor HU, Zeifang F, Schmidmaier G, Kunz P (2019) Preoperative deltoid assessment by contrast-enhanced ultrasound (CEUS) as predictor for shoulder function after reverse shoulder arthroplasty: a prospective pilot study. Arch Orthop Trauma Surg. https://doi.org/10.1007/s00402-019-03281-w. [Epub ahead of print]

Fischer C, Krix M, Weber MA, Loizides A, Gruber H, Jung EM, Klauser A, Radzina M, Dietrich CF (2020) Contrast-enhanced ultrasound (CEUS) for musculoskeletal applications: a WFUMB Position Paper. Ultrasound Med Biol. Mar 2. pii: S0301-5629(20)30054-5. https://doi.org/10.1016/j.ultrasmedbio.2020.01.028

Gamradt SC, Gallo RA, Adler RS et al (2010) Vascularity of the supraspinatus tendon three months after repair: characterization using contrast-enhanced ultrasound. J Shoulder Elb Surg 19:73–80

Gao Y, Yuan Y, Li H, Gu B, Xie F, Herrler T, Li Q et al (2016) Preoperative imaging for thoracic branch of supraclavicular artery flap: a comparative study of contrast-enhanced ultrasound with three-dimensional reconstruction and color duplex ultrasound. Ann Plast Surg 77:201–205

Geis S, Prantl L, Gehmert S, Lamby P, Nerlich M, Angele P, Egger L et al (2011) TTP (time to peak) and RBV (regional blood volume) as valuable parameters to detect early flap failure. Clin Hemorheol Microcirc 48:81–94

Geis S, Prantl L, Dolderer J, Lamby P, Mueller S, Jung EM (2013a) Postoperative monitoring of local and free flaps with contrast-enhanced ultrasound (CEUS) – analysis of 112 patients. Ultraschall Med 34:550–558

Geis S, Prantl L, Mueller S, Gosau M, Lamby P, Jung EM (2013b) Quantitative assessment of bone microvascularization after osteocutaneous flap transplantation using contrast-enhanced ultrasound (CEUS). Ultraschall Med 34:272–279

Geis S, Klein S, Prantl L, Dolderer J, Lamby P, Jung EM (2015) Quantitative assessment of free flap viability with CEUS using an integrated perfusion software. Handchir Mikrochir Plast Chir 47:389–395

Geis S, Prantl L, Schoeneich M, Lamby P, Klein S, Dolderer J, Mueller S et al (2016) Contrast enhanced ultrasound (CEUS) – an unique monitoring technique to assess microvascularization after buried flap transplantation. Clin Hemorheol Microcirc 62:205–214

Genovese E, Ronga M, Recaldini C, Fontana F, Callegari L, Maffulli N, Fugazzola C (2011) Analysis of achilles tendon vascularity with second-generation contrast-enhanced ultrasound. J Clin Ultrasound 39:141–145

Genovese EA, Callegari L, Combi F, Leonardi A, Angeretti MG, Benazzo F, D'Angelo F et al (2007) Contrast enhanced ultrasound with second generation contrast agent for the follow-up of lower-extremity muscle-strain-repairing processes in professional athletes. Radiol Med 112:740–750

Giannoudis PV, Einhorn TA, Schmidmaier G, Marsh D (2008) The diamond concept – open questions. Injury 39(Suppl 2):S5–S8

Greis C (2004) Technology overview: SonoVue (Bracco, Milan). Eur Radiol 14(Suppl 8):P11–P15

Grimer RJ (2006) Size matters for sarcomas! Ann R Coll Surg Engl 88:519–524

Gruber L, Loizides A, Luger AK, Glodny B, Moser P, Henninger B, Gruber H (2017a) Soft tissue tumor contrast enhancement patterns: diagnostic value and comparison between ultrasound and MRI. AJR Am J Roentgenol 208:393–401

Gruber L, Gruber H, Luger AK, Glodny B, Henninger B, Loizides A (2017b) Diagnostic hierarchy of radiological features in soft tissue tumours and proposition of a simple diagnostic algorithm to estimate malignant potential of an unknown mass. Eur J Radiol 95:102–110

Harjacek M (2012) Non-invasive imaging of chronic inflammatory myopathies. Reumatizam 59:39–43

Harvey CJ, Sidhu PS, Bachmann Nielsen M (2013) Contrast-enhanced ultrasound in renal transplants: applications and future directions. Ultraschall Med 34:319–321

Hildebrandt W, Schwarzbach H, Pardun A et al (2017) Age-related differences in skeletal muscle microvascular response to exercise as detected by contrast-enhanced ultrasound (CEUS). PLoS One 12:e0172771

Hotfiel T, Carl HD, Swoboda B, Engelhardt M, Heinrich M, Strobel D, Wildner D (2016) Contrast-enhanced ultrasound in diagnostic imaging of muscle injuries: perfusion imaging in the early arterial phase. Sportverletz Sportschaden 30:54–57

Hotfiel T, Heiss R, Swoboda B, Kellermann M, Gelse K, Grim C, Strobel D et al (2018) Contrast-enhanced ultrasound as a new investigative tool in diagnostic imaging of muscle injuries – a pilot study evaluating conventional ultrasound, CEUS, and findings in MRI. Clin J Sport Med 28:332–338

Hou XX, Chu GH, Yu Y (2018) Prospects of contrast-enhanced ultrasonography for the diagnosis of peripheral arterial disease: a meta-analysis. J Ultrasound Med 37(5):1081–1090

Hudson JM, Karshafian R, Burns PN (2009) Quantification of flow using ultrasound and microbubbles: a disruption replenishment model based on physical principles. Ultrasound Med Biol 35:2007–2020

Jain RK (1987) Transport of molecules in the tumor interstitium: a review. Cancer Res 47:3039–3051

Jain RK (1988) Determinants of tumor blood flow: a review. Cancer Res 48:2641–2658

Jäschke M, Weber MA, Fischer C (2018) CEUS-application possibilities in the musculoskeletal system. Radiologe 58(6):579–589

Kehrer A, Mandlik V, Taeger C, Geis S, Prantl L, Jung EM (2017) Postoperative control of functional muscle flaps for facial palsy reconstruction: ultrasound guided tissue monitoring using contrast enhanced ultrasound (CEUS) and ultrasound elastography. Clin Hemorheol Microcirc 67:435–444

Kellermann M, Heiss R, Swoboda B, Gelse K, Freiwald J, Grim C, Nagel A et al (2017) Intramuscular perfusion response in delayed onset muscle soreness (DOMS): a quantitative analysis with contrast-enhanced ultrasound (CEUS). Int J Sports Med 38:833–841

Keramaris NC, Calori GM, Nikolaou VS, Schemitsch EH, Giannoudis PV (2008) Fracture vascularity and bone healing: a systematic review of the role of VEGF. Injury 39(Suppl 2):S45–S57

Khan KM, Cook JL, Bonar F, Harcourt P, Astrom M (1999) Histopathology of common tendinopathies. Update and implications for clinical management. Sports Med 27:393–408

Khoury V, Cardinal E, Brassard P (2008) Atrophy and fatty infiltration of the supraspinatus muscle: sonography versus MRI. AJR Am J Roentgenol 190:1105–1111

Klauser A, Frauscher F, Schirmer M, Halpern E, Pallwein I, Herold M, Helweg G et al (2002) The value of contrast-enhanced color Doppler ultrasound in the detection of vascularization of finger joints in patients with rheumatoid arthritis. Arthritis Rheum 46:647–653

Klauser A, Demharter J, De Marchi A, Sureda D, Barile A, Masciocchi C, Faletti C et al (2005a) Contrast enhanced gray-scale sonography in assessment of joint vascularity in rheumatoid arthritis: results from the IACUS study group. Eur Radiol 15:2404–2410

Klauser A, Halpern EJ, Frauscher F, Gvozdic D, Duftner C, Springer P, Schirmer M (2005b) Inflammatory low back pain: high negative predictive value of contrast-enhanced color Doppler ultrasound in the detection of inflamed sacroiliac joints. Arthritis Rheum 53:440–444

Klauser AS, De Zordo T, Bellmann-Weiler R, Feuchtner GM, Sailer-Hock M, Sogner P, Gruber J (2009) Feasibility of second-generation ultrasound contrast media in the detection of active sacroiliitis. Arthritis Rheum 61:909–916

Klauser AS, Franz M, Arora R, Feuchtner GM, Gruber J, Schirmer M, Jaschke WR et al (2010) Detection of vascularity in wrist tenosynovitis: power doppler ultrasound compared with contrast-enhanced grey-scale ultrasound. Arthritis Res Ther 12:R209

Klenze H, Kohler TC, Farquharson F, Walterspacher S, Duerschmied D, Roecker K, Kabitz HJ et al (2017) Resting limb muscle perfusion during inspiratory muscle loading in hypoxia and normoxia. Respir Physiol Neurobiol 244:1–9

Krammer D, Schmidmaier G, Weber MA, Doll J, Rehnitz C, Fischer C (2018) Contrast-enhanced ultrasound quantifies the perfusion within tibial non-unions and predicts the outcome of revision surgery. Ultrasound Med Biol 44:1853–1859

Kransdorf MJ (1995) Benign soft-tissue tumors in a large referral population: distribution of specific diagnoses by age, sex, and location. AJR Am J Roentgenol 164:395–402

Krix M, Kauczor HU, Delorme S (2003a) Quantification of tissue perfusion with novel ultrasound methods. Radiologe 43:823–830

Krix M, Kiessling F, Farhan N et al (2003b) A multivessel model describing replenishment kinetics of ultrasound contrast agent for quantification of tissue perfusion. Ultrasound Med Biol 29:1421–1430

Krix M, Kiessling F, Vosseler S et al (2003c) Comparison of intermittent-bolus contrast imaging with conventional power Doppler sonography: quantification of tumour perfusion in small animals. Ultrasound Med Biol 29:1093–1103

Krix M, Plathow C, Kiessling F et al (2004) Quantification of perfusion of liver tissue and metastases using a multivessel model for replenishment kinetics of ultrasound contrast agents. Ultrasound Med Biol 30:1355–1363

Krix M, Weber MA, Krakowski-Roosen H et al (2005a) Assessment of skeletal muscle perfusion using contrast-enhanced ultrasonography. J Ultrasound Med 24:431–441

Krix M, Weber MA et al (2005b) Assessment of skeletal muscle perfusion using contrast-enhanced ultrasonography. J Ultrasound Med 24(4):431–441

Krix M, Krakowski-Roosen H, Kauczor HU et al (2009) Real-time contrast-enhanced ultrasound for the assessment of perfusion dynamics in skeletal muscle. Ultrasound Med Biol 35:1587–1595

Krix M, Weber MA, Kauczor HU, Delorme S, Krakowski-Roosen H (2010) Changes in the microcirculation of skeletal muscle due to varied isometric exercise assessed by contrast-enhanced ultrasound. Eur J Radiol 76:110–116

Krix M, Krakowski-Roosen H, Amarteifio E, Furstenberger S, Delorme S, Kauczor HU, Weber MA (2011) Comparison of transient arterial occlusion and muscle exercise provocation for assessment of perfusion reserve in skeletal muscle with real-time contrast-enhanced ultrasound. Eur J Radiol 78:419–424

Kundi R, Prior SJ, Addison O et al (2017) Contrast-enhanced ultrasound reveals exercise-induced perfusion deficits in claudicants. J Vasc Endovasc Surg 2(1):pii: 9. Epub 2017 Mar 6

Kunz P, Mick P, Gross S, Schmidmaier G, Zeifang F, Weber MA, Fischer C (2019) Contrast-enhanced ultrasound (CEUS) as predictor for early retear and functional outcome after supraspinatus tendon repair. J Orthop Res. https://doi.org/10.1002/jor.24535. [Epub ahead of print]

Kunz P, Kiesl S, Groß S, Kauczor HU, Schmidmaier G, Fischer C (2020) Intra-observer and device-dependent inter-observer reliability of contrast-enhanced ultrasound for muscle perfusion quantification. Ultrasound Med Biol 46:275–285

Lakkaraju A, Sinha R, Garikipati R, Edward S, Robinson P (2009) Ultrasound for initial evaluation and triage of clinically suspicious soft-tissue masses. Clin Radiol 64:615–621

Lam F, Bhatia D, Mostofi S, Van Rooyen K, De Beer J (2007) Biomechanical considerations of the normal and rotator cuff deficient shoulders and the reverse shoulder prosthesis. Curr Orthop 21:40–46

Lassau N, Koscielny S, Opolon P, De Baere T, Peronneau P, Leclere J, Roche A et al (2001) Evaluation of contrast-enhanced color Doppler ultrasound for the quantification of angiogenesis in vivo. Investig Radiol 36:50–55

Li HY, Hua YH (2016) Achilles tendinopathy: current concepts about the basic science and clinical treatments. Biomed Res Int 2016:6492597

Lin F, Tsuruta JK, Rojas JD, Dayton PA (2017) Optimizing sensitivity of ultrasound contrast-enhanced super-resolution imaging by tailoring size distribution of microbubble contrast agent. Ultrasound Med Biol 43:2488–2493

Lindau RH, Detwiller K, Wax MK (2013) Buried free flaps in head and neck surgery: outcome analysis. Head Neck 35:1468–1470

Loizides A, Widmann G, Freuis T, Peer S, Gruber H (2011) Optimizing ultrasound-guided biopsy of musculoskeletal masses by application of an ultrasound contrast agent. Ultraschall Med 32:307–310

Loizides A, Peer S, Plaikner M, Djurdjevic T, Gruber H (2012) Perfusion pattern of musculoskeletal masses using contrast-enhanced ultrasound: a helpful tool for characterisation? Eur Radiol 22:1803–1811

Mancini M, Di Donato O, Saldalamacchia G et al (2013) Contrast-enhanced ultrasound evaluation of peripheral microcirculation in diabetic patients: effects of cigarette smoking. Radiol Med 118:206–214

Marenzana M, Arnett TR (2013) The key role of the blood supply to bone. Bone Res 1:203–215

Maretty-Nielsen K, Aggerholm-Pedersen N, Safwat A, Jørgensen PH, Hansen BH, Baerentzen S, Pedersen AB et al (2014) Prognostic factors for local recurrence and mortality in adult soft tissue sarcoma of the extremities and trunk wall. Acta Orthop 85:323–332

McElvany MD, McGoldrick E, Gee AO, Neradilek MB, Matsen FA 3rd. (2015) Rotator cuff repair: published evidence on factors associated with repair integrity and clinical outcome. Am J Sports Med 43:491–500

Mitchell WK, Phillips BE, Williams JP et al (2013) Development of a new Sonovue contrast-enhanced ultrasound approach reveals temporal and age-related features of muscle microvascular responses to feeding. Phys Rep 1:e119

Mouterde G, Aegerter P, Correas JM, Breban M, D'Agostino MA (2014) Value of contrast-enhanced ultrasonography for the detection and quantification of enthesitis vascularization in patients with spondyloarthritis. Arthritis Care Res 66:131–138

Mueller S, Wendl CM, Ettl T, Klingelhoffer C, Geis S, Prantl L, Reichert TE et al (2017) Contrast-enhanced ultrasonography as a new method for assessing autonomization of pedicled and microvascular free flaps in head and neck reconstructive surgery. Clin Hemorheol Microcirc 65:317–325

Novakovic D, Patel RS, Goldstein DP, Gullane PJ (2009) Salvage of failed free flaps used in head and neck reconstruction. Head Neck Oncol 1:33

Ohberg L, Alfredson H (2004) Effects on neovascularisation behind the good results with eccentric training in chronic mid-portion Achilles tendinosis? Knee Surg Sports Traumatol Arthrosc 12:465–470

Ohrndorf S, Hensch A, Naumann L et al (2011) Contrast-enhanced ultrasonography is more sensitive than grayscale and power Doppler ultrasonography compared to MRI in therapy monitoring of rheumatoid arthritis patients. Ultraschall Med 32(Suppl 2):E38–E44

Partovi S, Kaspar M, Aschwanden M, Robbin MR, Bilecen D, Walker UA, Staub D (2016) Quantitative dynamic contrast-enhanced ultrasound for the functional evaluation of the skeletal muscle microcirculation in systemic sclerosis. Clin Hemorheol Microcirc 62:35–44

Pingel J, Harrison A, Simonsen L, Suetta C, Bülow J, Langberg H (2013a) The microvascular volume of the Achilles tendon is increased in patients with tendinopathy at rest and after a 1-hour treadmill run. Am J Sports Med 41:2400–2408

Pingel J, Harrison A, Suetta C, Simonsen L, Langberg H, Bülow J (2013b) The acute effects of exercise on the microvascular volume of Achilles tendons in healthy young subjects. Clin Physiol Funct Imaging 33:252–257

Piscaglia F, Bolondi L (2006) The safety of Sonovue in abdominal applications: retrospective analysis of 23188 investigations. Ultrasound Med Biol 32:1369–1375

Piscaglia F, Nolsoe C, Dietrich CF et al (2012) The EFSUMB guidelines and recommendations on the clinical practice of contrast enhanced ultrasound (CEUS): update 2011 on non-hepatic applications. Ultraschall Med 33:33–59

Praet SFE, Ong JH, Purdam C, Welvaert M, Lovell G, Dixon L, Gaida JE et al (2018) Microvascular volume in symptomatic Achilles tendons is associated with VISA-A score. J Sci Med Sport 21:1185–1191

Prantl L, Geis S, Lamby P, Jung EM (2015) Recommendations for contrast enhanced ultrasound (CEUS) in free tissue transplant monitoring. Clin Hemorheol Microcirc 61(2):359–365

Rees JD, Pilcher J, Heron C, Kiely PD (2007) A comparison of clinical vs ultrasound determined synovitis in rheumatoid arthritis utilizing gray-scale, power Doppler and the intravenous microbubble contrast agent ,Sono-Vue'. Rheumatology (Oxford) 46:454–459

Rizzo G, Raffeiner B, Coran A, Ciprian L, Fiocco U, Botsios C, Stramare R et al (2015) Pixel-based approach to assess contrast-enhanced ultrasound kinetics parameters for differential diagnosis of rheumatoid arthritis. J Med Imaging (Bellingham) 2:034503

Salaffi F, Carotti M, Manganelli P et al (2004) Contrast-enhanced power Doppler sonography of knee synovitis in rheumatoid arthritis: assessment of therapeutic response. Clin Rheumatol 23:285–290

Schueller-Weidekamm C, Krestan C, Schueller G, Kapral T, Aletaha D, Kainberger F (2007) Power Doppler sonography and pulse-inversion harmonic imaging in evaluation of rheumatoid arthritis synovitis. AJR Am J Roentgenol 188:504–508

Shen H-Y, Chen S-F, Wu C-H, Chen W-S, Wang T-G, Chang K-V (2012) Contrast-enhanced sonography for the evaluation of neovascularization in tendinopathic tissues. J Med Ultrasound 20:109–114

Sidhu PS, Cantisani V, Dietrich CF, Gilja OH, Saftoiu A, Bartels E, Bertolotto M et al (2018) The EFSUMB guidelines and recommendations for the clinical practice of contrast-enhanced ultrasound (CEUS) in non-hepatic applications: update 2017 (long version). Ultraschall Med 39:E2–F44

Slaaf DW, Oude Egbrink MG (2002) Capillaries and flow redistribution play an important role in muscle blood flow reserve capacity. J Mal Vasc 27:63–67

Solivetti FM, Elia F, Teoli M et al (2010) Role of contrast-enhanced ultrasound in early diagnosis of psoriatic arthritis. Dermatology 220:25–31

Song IH, Althoff CE, Hermann KG, Scheel AK, Knetsch T, Schoenharting M, Werner C et al (2008) Knee osteoarthritis. Efficacy of a new method of contrast-enhanced musculoskeletal ultrasonography in detection of synovitis in patients with knee osteoarthritis in comparison with magnetic resonance imaging. Ann Rheum Dis 67:19–25

Song Y, Li Y, Wang PJ et al (2014) Contrast-enhanced ultrasonography of skeletal muscles for type 2 diabetes mellitus patients with microvascular complications. Int J Clin Exp Med 7:573–579

Stramare R, Raffeiner B, Ciprian L, Scagliori E, Coran A, Perissinotto E, Fiocco U et al (2012) Evaluation of finger joint synovial vascularity in patients with rheumatoid arthritis using contrast-enhanced ultrasound with water immersion and a stabilized probe. J Clin Ultrasound 40:147–154

Strobel K, Hodler J, Meyer DC, Pfirrmann CW, Pirkl C, Zanetti M (2005) Fatty atrophy of supraspinatus and infraspinatus muscles: accuracy of US. Radiology 237:584–589

Szkudlarek M, Court-Payen M, Strandberg C et al (2003) Contrast-enhanced power Doppler ultrasonography of the metacarpophalangeal joints in rheumatoid arthritis. Eur Radiol 13:163–168

Tamas MM, Bondor CI, Rednic N, Ghib LJ, Rednic S (2015) The evolution of time-intensity curves of contrast enhanced ultrasonography in early arthritis patients with wrist involvement. Med Ultrason 17:345–351

Thomas KN, Cotter JD, Lucas SJ, Hill BG, van Rij AM (2015) Reliability of contrast-enhanced ultrasound for the assessment of muscle perfusion in health and peripheral arterial disease. Ultrasound Med Biol 41:26–34

Timmerman KL, Lee JL, Dreyer HC et al (2010) Insulin stimulates human skeletal muscle protein synthesis via an indirect mechanism involving endothelial-dependent vasodilation and mammalian target of rapamycin complex 1 signaling. J Clin Endocrinol Metab 95:3848–3857

Toro JR, Travis LB, Wu HJ, Zhu K, Fletcher CDM, Devesa SS (2006) Incidence patterns of soft tissue sarcomas, regardless of primary site, in the surveillance, epidemiology and end results program, 1978–2001: an analysis of 26,758 cases. Int J Cancer 119:2922–2930

Walker UA (2008) Imaging tools for the clinical assessment of idiopathic inflammatory myositis. Curr Opin Rheumatol 20:656–661

Wamser G, Bohndorf K, Vollert K, Bucklein W, Schalm J (2003) Power Doppler sonography with and without echo-enhancing contrast agent and contrast-enhanced MRI for the evaluation of rheumatoid arthritis of the shoulder joint: differentiation between synovitis and joint effusion. Skelet Radiol 32:351–359

Weber MA (2009) Ultrasound in the inflammatory myopathies. Ann N Y Acad Sci 1154:159–170

Weber MA, Jappe U, Essig M, Krix M, Ittrich C, Huttner HB, Meyding-Lamade U et al (2006a) Contrast-enhanced ultrasound in dermatomyositis- and polymyositis. J Neurol 253:1625–1632

Weber MA, Krakowski-Roosen H, Delorme S, Renk H, Krix M, Millies J, Kinscherf R et al (2006b) Relationship of skeletal muscle perfusion measured by contrast-enhanced ultrasonography to histologic microvascular density. J Ultrasound Med 25:583–591

Weber MA, Krix M, Jappe U, Huttner HB, Hartmann M, Meyding-Lamade U, Essig M et al (2006c) Pathologic skeletal muscle perfusion in patients with myositis: detection with quantitative contrast-enhanced US – initial results. Radiology 238:640–649

Weber MA, Krakowski-Roosen H, Hildebrandt W, Schroder L, Ionescu I, Krix M, Kinscherf R et al (2007a) Assessment of metabolism and microcirculation of healthy skeletal muscles by magnetic resonance and ultrasound techniques. J Neuroimaging 17:323–331

Weber MA, Krix M, Delorme S (2007b) Quantitative evaluation of muscle perfusion with CEUS and with MR. Eur Radiol 17:2663–2674

Weber MA, Krakowski-Roosen H, Schroder L et al (2009) Morphology, metabolism, microcirculation, and strength of skeletal muscles in cancer-related cachexia. Acta Oncol 48:116–124

Weber MA, Hildebrandt W, Schroder L et al (2010) Concentric resistance training increases muscle strength without affecting microcirculation. Eur J Radiol 73:614–621

Weber MA, Wormsbecher S, Krix M (2011) Contrast-enhanced ultrasound of skeletal muscle. Radiologe 51:497–505

Wei K, Jayaweera AR, Firoozan S et al (1998) Quantification of myocardial blood flow with ultrasound-induced destruction of microbubbles administered as a constant venous infusion. Circulation 97:473–483

Widmann G, Riedl A, Schoepf D, Glodny B, Peer S, Gruber H (2009) State-of-the-art HR-US imaging findings of the most frequent musculoskeletal soft-tissue tumors. Skelet Radiol 38:637–649

Womack L, Peters D, Barrett EJ et al (2009) Abnormal skeletal muscle capillary recruitment during exercise in patients with type 2 diabetes mellitus and microvascular complications. J Am Coll Cardiol 53:2175–2183

Xu Y, Murrell GA (2008) The basic science of tendinopathy. Clin Orthop Relat Res 466:1528–1538

Yanagisawa O, Dohi M, Okuwaki T, Tawara N, Niitsu M, Takahashi H (2009) Appropriate slice location to assess maximal cross-sectional area of individual rotator cuff muscles in normal adults and athletes. Magn Reson Med Sci 8:65–71

Serviceteil

Stichwortverzeichnis – 269

© Springer-Verlag GmbH Deutschland, ein Teil von Springer Nature 2022
U. Teichgräber et al. (Hrsg.), *Praxisbuch Kontrastmittelsonografie*,
https://doi.org/10.1007/978-3-662-61686-4

Stichwortverzeichnis

A

Abdomensonografie 74
Abdominelles Aortenaneurysma (AAA) 128
Abschattung 8
Abszedierung 213
Abszess
– perityphlitischer 174
– subhepatischer 179
ALARA-Prinzip 201
Albumin 201
Albunex® 2
Alternative 200
Amplitudenmodulation 12
Antibiotikaprophylaxe 201
Aortenaneurysma
– abdominelles 130
– Ruptur 130
Aortendissektion 138
– abdominelle 137
apparent diffusion coefficient (ADC) 111
Applikation
– endokavitäre 166, 175
– intrakavitäre 200
– intravenöse 166, 167, 205
– orale 170
area under the curve (AUC) 210, 232
Arzneimitteltherapie 18
Aspergillose 226
Asplenie 80
Atmung 14
Attenuation 9
Aufklärung, intensive 200
Ausdehnung des Verhaltes 173
Auswertung, quantitative 16

B

Bauchdeckenblutung 169
Bauchdeckenfistel 182
Bauchtrauma 208
Benigne Prostatahyperplasie (BPH) 111
Bertini-Säule 212
Blasentamponade 109
Blastemrest, nephrogener 212
Bloodpoolkontrastmittel 3
Bolus 7
Bosniak-Klassifikation 96, 101
BR14 (Bracco) 3
Budd-Chiari-Syndrom 27
Burst-Technik 15

C

Cavazapfen 104
CEUS-Anwendung, intravenöse im Kindesalter 200
Charakterisierung 13

Cholangiozelluläres

Cholangiozelluläres Karzinom (CCC) 41, 43
Computertomografie (CT) 183
Contrast Enhanced Ultrasound (CEUS) 23, 161
– Milz 74
– Pankreas 55
Contrast Harmonic Imaging (CHI) 26
CT-Angiografie (CTA) 146
cut-off value 256

D

Darmerkrankung, chronisch entzündliche 216
Definity® 2
delayed-onset muscle soreness (DOMS) 256
Dermatomyositis 247
Detektion 13
Deutsche Gesellschaft für Ultraschall in der Medizin (DEGUM) 23
Doppelbildmodus 203
Doppelniere 207
Dopplersignal 11
Dosierung 7, 8
Drainage 173
– Einlage 176
– Entfernung 175
– Komplikationen 176
– Leberabszess 181
dual-image display 257
Duktales Carcinoma in situ (DCIS) 192
Durchleuchtung 183
Dynamik des Blutflusses 15

E

Echogenität 11
Echovist® 2, 198
EFSUMB 2017 200
Endoleak 145, 150, 152
endovascular aneurysma repair (EVAR) 140
Endovaskuläre Aneurysmenreparatur (EVAR) 126
Entzündliches Aortenaneurysma (EAAA) 134
Epididymitis 117
Epididymoorchitis 117
Erkrankung, rheumatische 216
European Federation of Societies for Ultrasound in Medicine and Biology (EFSUMB) 24, 127, 161, 200
European Society of Pediatric Radiology (ESPR) 200

F

Farbkodierte Dopplersonografie (FKDS) 93
Farbkodierte Duplexsonografie (FKDS) 30, 74, 126
– im Kindesalter 198
Fettleber 30
Fistelsystem 181
Flash-Technik 15

Focused Assessment with Sonography for Trauma
  (FAST) 158
Food and Drug Administration (FDA) 23
Frühgeborene 199

G

Gas 6
– Ausscheidung 6
Gefäßarchitektur 14
Genitografie 205
Gentherapie 18
Geschichte der Ultraschallkonstrastmittel 2
Gewebedurchblutung 241
Gewebelappentransplantat 243
Gewebslazeration 163
Gonarthrose 246

H

Hämatom
– intraparenchymales 163
– subkapsuläres 162
Halo-Zeichen 89
Hamartom 83
Harnblase 199, 201, 202
– Füllungszustand 108
– intralimnale Tumore 109
– Preset 110
Hepatoblastom 211
Hepatozelluläres Karzinom (HCC) 25, 41
High-Flow-Hämangiome 36
High-MI-Imaging 11
High-MI-Technik 11, 233, 247, 254
Hochdruckreflux 204
Hochenergietrauma 159
Hoden 114
– Hämangiom 121
– Hämatom 114
  Hydrozele 114
– Hyperperfusion 121
– Infarkt 114, 116
– Läsion, zystische 117
– Mikroverkalkung 117
– Narbe 114
– Preset 121
Hodenperfusion 216
Hodentorsion 114
Hydrops fetalis 216
Hydrozele 118
Hyperinsulinämie 240
Hyposplenie 80

I

Injektion 25
– intraoperative 25
Insulin 240
Intraoperatives CEUS (IO-CEUS) 48
Irreversible Elektroporation (IRE) 43

K

Klarzellsarkom 255
Klatskin-Tumor 42, 43
Knochen
– Fraktur 240
– Pseudoarthrose 240
Knöchel-Arm-Index 238
Kochsalzlösung 201
Komprimierung, logarithmische 16
Kontrastanreicherung,
  früh-arterielle 36
Kontrastbild 12
Kontrastierung 8
Kontrastierungsphase 14
Kontrastmittelunverträglichkeit 25
Kosten 221

L

Leber
– ablative Behandlung 44
– Abszess 33, 168, 173
– Adenome 36, 38
– fokale noduläre Hyperplasie
  (FNH) 35
– Hämangiom 32, 35
– Hämatom 158
– High-Flow-Hämangiome 36
– Kapseleinriss 158
– Lazeration 162
– Metastasen 37, 39, 48, 82
– Trauma 158, 159
– Tumorbildgebung 48
– Tumore 29, 45
  zentrale Narbe 35
– Zyste 32
Lebertransplantation
  (LTX) 28
Lebervenenstenose 27
Leitlinien 200
Levovist® 2, 198, 201
Leydigzelltumor 119
Littoralzellangiom 84, 86
loops 208
Low-MI-CEUS 236
Low-MI-Imaging 10–12
Low-MI-Technik 248, 254, 255, 257
Luft 201
Lumason® 2, 27, 198

M

Mamma
– Carcinoma in situ 192
– Fibroadenom 191
– intraduktales Papillom 190
– invasives Karzinom 192
– Karzinom 193
– Kontrastmittelaufnahme 192

– Metastasierung 195
– neoadjuvante Chemotherapie 195
– peripheres Enhancement 192
– Sentinel-Lymphknoten 195
– sklerosierende Adenose 190
– zystische Läsion 191
Marktzulassung 2
mean transit time (mTT) 46
Mechanischer Index (MI) 10, 126, 257
Medianekrose, zystische 137
Mikrobläschen 3, 126, 232
– Beladung 18
– Schwefelhexafluroid- 24
– targeted 18
Mikrobubbles 26
Mikroperfusion
– Gewebe 243
Mikrozirkulation
– Diabetes mellitus 240
– ossäre 240
– Raucher 240
Miktionsurosonografie (MUS) 198, 200, 201
Milz 74
– arteriell-kapilläre Phase 77, 83
– Curved-Array 79
– echoarme 80
– echoreiche 80
– fokale Läsion 77
– Hämangiom 82
– Hämatom 81
– Hämorrhagie 81
– Hamartom 83
– Histologie 75
– Infarkt 81, 82
– Lazeration 163
– Lymphome 87
– Perfusionsphasen 79
– Posttuberkulöse 84
– Pseudoaneurysmata 81
– raumfordernde Prozesse 80
– Rupter 81
– Sättigungsphase 77
– Trauma 158
– Tumore 89
– Ultraschallkontrastmittelanflutung 77
– Zyste 84, 220
Milzgriff 78
Milzpol 78
Milzruptur 80, 158
– Schweregrade 81
Milzsinus 75
Minimalinvasive Plattenosteosynthese (MIPO) 245
Mischtumor, cholangiohepatozellulärer 44
Molecular Imaging 18
Morbus Osler 27
Multidetektor computertomografische Angiografie (MDCTA) 129
Multislice-CT-Angiografie (MS-CTA) 126
Musculus
– deltoideus 245, 257
– supraspinatus 244, 257, 258

Muskelbelastung 235
Muskeldurchblutung 235
Muskelmikroperfusion 235
Muskelperfusion 237, 244, 251
Myopathie, entzündliche 247
Myositis 247
– floride 253

N

Nebenhoden 114
Nebenmilz 76
Nebenwirkung 9, 25
Nephroblastom 212, 214, 221, 222
Nephrostomie 172
Niederdruckreflux 204
Niedrigenergietrauma 159, 160
Niere
– Abszess 94
– autosomal-dominante polyzistische Erkrankung 97
– Blutung 168
– fehlende Kontrastierung 93
– fokale Läsionen 101
– Fraktur 211
– Infarkt 93, 94
– Ischämie 93
– Karzinom 64
– Kontusion 158, 212
– Lazeration 161
– Preset 105, 108
– Pseudotumore 101
– Rindennarkose 93
– Rindennekrose 94, 106
– Thrombose 107
– Transplantation 103, 105
– Trauma 158, 159
– Zyste 96, 98, 100
Nierenzellkarzinom (NZK) 102, 103
Nierenzyste
– Größe 101
– homogenes Hypoenhancement 101
– Kalzifikation 101
– maligne 99
– minimal komplizierte 97
– Septierung 101
– simple, benigne 96
– unklarer Dignität 99
Non-Hodgkin.Lymphom (NHL) 87

O

Off-Label-Use 200, 216
Onkozytom 105
– benignes 104
open reduction and internal fixation (ORIF) 245
Optison® 2
Orchitis 117
Organverletzung, abdominelle 158
Osteosarkom 215
Oszillation 9

P

Pankreas 54
- Adenokarzinom 58, 60
- CEUS 55
- Farbkodierte Dupexsonografie (FKDS) 54
- frühe arterielle pankreatische Phase 55
- Karzinom 55
- Metastasen 64, 65
- neuroendokrine Tumore 58
- Normalbefund 54
- Power-Doppler 54
- Pseudoaneurysma 66
- Pseudozyste 62
- späte Phase 55
- Thrombose 66
- transabdominelle Sonografie 54
- Transplantat 70
- venöse Phase 55
- Zystadenom 59
Pankreatitis 67
- chronische 68
Parenchymkontusion 162
peak enhancement (PE) 46
Perfusion
- Knochen 258
- Muskel 237
- Skelettmuskel 236
Perfusionsreserve 235, 238
peripheral rim enhancement 94
peripheral rim sign 117
Periphere arterielle Verschlusskrankheit (pAVK) 236, 255
Perkutane transhepatische Cholangiodrainage (PTCD) 29, 173
Perkutane transluminale Angioplastie (PTA) 29
Pfortader 27
Phäochromozytom 212
Picture Archiving and Comunication System (PACS) 26
Plateauwert A 234
Polymyositis 247, 252
Polytrauma 159, 222
Power-Doppler im Kindesalter 198
Prostatakarzinom 110
Prostatitis 111
Proteinverlustsyndrom 219
Pseudarthrose 232
- aseptische 245
- infizierte 244
Pulsinversion 12
Pulssummationsverfahren 13
Punktion 171
Pyelonephritis 93, 95, 213

R

Radspeichenmuster 104, 210
Reflexion 9
Refluxklassifikation nach Lebowitz 204
Regio hypochondriaca 74

Region of Interest (ROI) 111, 232
Resistance-Index (RI) 105
RES-Kontrastmittel 3
Resonanzfrequenz 9
rise time 112
Risiko 200
Rückstreuung 9

S

Schallbedingung, schlechte 173
Schulterendoprothese 251
Schwefelhexafluorid-Mikrobläschen 24, 25
Schwenk (Sweep) 14
Second-Harmonic-Imaging 11
Seminom 119
Signalintensität 16
Signalintensitäts-Zeit-Kurve 231, 233
Signalverstärker 11
Skelettmuskel 234
Skelettmuskelperfusion 232
Sonazoid® 3
SonoVue® 2, 3, 25, 27, 127, 166, 198, 199, 201
- Bolusinjektion 7
  Gasmenge 6
- Haltbarkeit 4
- intrakavitäre Injektion 6
- intravenöse Gabe 167
- intravenöse Injektion 4
- Kit 4
- Nebenwirkungen 167
- pro Lebensjahr 205
- Zubereitung 4, 5
- Zulassung 167
SonoVue® 4, 79, 161, 254
Speicherung
- Archivierungsdatenbank (PACS) 15
- Kurzzeit- 15
- von Videosequenzen 26
Splenisches Lymphom mit villösen Lymphozyten (SLVL) 87
Splenomegalie 79
- massive 80
- milde 79
- moderate 79
Sportmedizin 235
Stammzelltransplantation 216, 226
standard time-intensity curve (TIC) 231, 233, 258
Steigerungsparameter ß 233
Sternenhimmelmilz 84, 86
Synovialhypervaskularität 246
Synovialisverdickung 246
Synovialitis 246
System, portal-venöses 27

T

target like 89
Tendinopathie, chronische 247
time-intensity curve (TIC) 106

Time-Intensity-Curve-Analyse (TIC-Analyse) 24
time to peak (TTP) 46, 112, 243
Transarterielle Chemoembolisation (TACE) 43
Transitzeit 16
Transrektale Sonografie (TRUS) 110
Trauma, abdominelles 158

U

Überempfindlichkeitsreaktion 9
Ultraschallelastografie 198
Ultraschallkontrastmittel 2
Untersucherabhängigkeit 221
Ureterverlauf 204
Urethra 201, 203
Urothelkarzinom 109

V

Vaskularisierungsgrad 14, 231
Venenverschlussplethysmografie 251
Verlaufskontrolle 17

Verletzung, retroperitoneale 164
Video-Sequenz 208
VueBox® 16

W

wash-in rate 46
wash-out rate 46
Weichteilsarkom (WTS) 248
Weichteiltumor 249
– Perfusionsmuster 249
Wiederanflutungskinetik 232, 234, 254
Wirkstoff, aktiver 6
World Federation of Ultrasound in Medicine and
    Biology (WFUMB) 200

Z

Zerstörung der Mikrobläschen 10
Zirrhose 27
Zulassung 199